OUVRAGES DU MÊME AUTEUR,

QUI SE TROUVENT A LA LIBRAIRIE DENTU, PALAIS-ROYAL.

PHYSIOLOGIE ET HYGIÈNE DES HOMMES LIVRÉS AUX TRAVAUX DE L'ESPRIT, ou Recherches sur le physique et le moral, les habitudes, les maladies et le régime des gens de lettres, artistes, savans, hommes d'État, jurisconsultes, administrateurs, etc. — *Quatrième édition.* revue et corrigée. — Deux vol. in-8º. Prix : 15 fr., et 18 fr. *franco.*

GUIDE PRATIQUE DES GOUTTEUX ET DES RHUMATI-SANS, ou Recherches sur les meilleures méthodes de traitement, curatives et préservatives des maladies dont ils sont atteints. — *Troisième édition.* — Un volume in-8º. Prix : 6 fr., et 7 fr. *franco.*

ÉTUDES

DE L'HOMME

DANS L'ÉTAT DE SANTÉ

ET DANS L'ÉTAT DE MALADIE,

PAR J.-H. REVEILLÉ-PARISE,

docteur en médecine, chevalier de la Légion-d'Honneur, membre
de l'Académie royale de médecine, etc.

« La recherche de la vérité est la plus noble des occupations,
et sa publication un devoir. »

(Mᵐᵉ DE STAEL.)

TOME PREMIER.

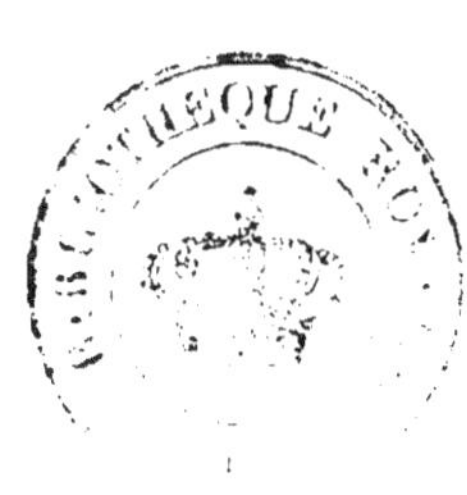

Paris,

CHEZ G.-A. DENTU, IMPRIMEUR-LIBRAIRE,

rue de Bussi, nᵒ 17;

ET PALAIS-ROYAL, GALERIE VITRÉE, Nᵒ 13.

1845.

AVERTISSEMENT.

—◦✝◦—

Ainsi que tout homme qui respecte le public et se respecte lui-même, j'ai toujours écrit dans l'intention d'être utile, dans l'espoir de recueillir et d'apporter un faible tribut au trésor commun de la science. J'ai donc cru pouvoir donner le plus de publicité possible à ce que j'ai écrit, c'est-à-dire à mes réflexions, à mes travaux. Peut-être me suis-je trompé? peut-être ne suis-je venu que pour jeter un peu d'eau dans la mer? Le lecteur en jugera. Je le sais, un bon livre est une bonne action, voilà pourquoi, dira-t-on, ils sont si rares. Mais il y a cette différence qu'une bonne action peut se faire spontanément, par l'élan d'un cœur généreux, tandis qu'il n'y a rien de plus long et de plus difficile à élaborer qu'un bon livre, surtout quand il s'agit de la science de l'homme, c'est-à-dire d'un de ces ouvrages où l'on s'efforce de n'exposer que ce qui est vrai, fondé, nettement dégagé des idées systématiques, des doutes vagabonds du scepticisme ou des hasards de l'empirisme. Voilà le but que j'ai voulu atteindre.

Il y a dans ces deux volumes des morceaux inédits et d'autres qui ont été publiés. Par déférence pour la vérité, pour le public, et par suite de nouvelles recherches, ces derniers morceaux ont été modifiés, changés, et même refaits en totalité. Conformément à l'excellent précepte, j'ai ajouté quelquefois, et souvent effacé. C'est ainsi que j'ai retouché beaucoup de portraits de la *Galerie médicale*, divisée ici en deux séries. Cette galerie, j'ose le dire, est une véritable étude de l'homme, car dans la vie de quelques médecins célèbres de notre époque, j'ai moins cherché des souvenirs qui intéressent que des enseignemens qui profitent et des exemples qui instruisent. Ainsi, à l'imitation de plusieurs de nos contemporains, recueillir ce qu'on a semé çà et là, lier sa gerbe et faire son livre, tel a été mon plan, toujours animé par l'espoir que ce travail sera utile et nécessaire, qu'on pourra le lire avec fruit. A quoi bon sans cela mettre la plume à la main?

Ce livre est le résultat de plus de vingt ans de recherches, d'efforts et de réflexions, bien que les fragmens qui le composent n'aient que des rapports très-indirects, à cause de la variété des sujets traités. Tout en évitant de tomber, soit dans le lieu commun scientifique, soit dans la subtilité paradoxale, j'ai voulu dire hautement et librement mon opinion sur beaucoup de points de notre art, puis la soumettre au bon sens public, à son équité, à son tribunal ordinairement juste et souvent sans appel. A l'affirmation parfois intolérante ou exclusive, j'ai préféré l'examen calme, réfléchi, reposé, la recherche des faits et leur interprétation légitime, du reste bien persuadé qu'il convient tantôt de faire descendre les questions scientifiques des hauteurs de la théorie dans la réalité des applications, tantôt de s'élever à l'aide des faits à la certitude rationnelle; il ne faut pas que la science se matérialise trop, il ne faut pas non plus qu'elle s'évapore en principes trop vagues.

J'ignore quel sera le sort de cet ouvrage, qui n'est soutenu ni par l'autorité d'un nom imposant ni par celle de la position, bien moins encore par un patronage d'école ou de doctrine. Je n'affirme qu'une chose, c'est que, guidé par un sincère amour du bien, je n'ai négligé ni les recherches, ni les soins, ni le temps, ni les vérifications de l'expérience, pour rendre mes travaux dignes de l'attention publique. Puisse ce motif disposer favorablement l'esprit du lecteur et tempérer la sévérité de sa critique!

DE LA SANTÉ.

—⁎—

Le mépris de nostre estre, est la plus
sauvage de nos maladies.

(MONTAIGNE.)

§. Ier.

CONSIDÉRATIONS GÉNÉRALES.

C'est une remarque faite depuis long-temps,
que les idées et les actions des hommes sont
souvent dans une perpétuelle contradiction;
cette vérité des plus constantes et des mieux fon-
dées, peut trouver de nouvelles applications

dans le sujet qui nous occupe. Deux hommes se rencontrent ; ils se saluent, ils se serrent la main ; leur première parole est de s'informer l'un et l'autre, avec une sorte d'empressement, de leur santé, et ils ont raison ; tout part de là dans la vie humaine. Mais suivez ces deux hommes dans leur conduite, dans leurs actes particuliers, ils ne sont plus les mêmes ; non seulement leurs souhaits ou leurs désirs sont tout à fait oubliés, mais ils font très-souvent le contraire, c'est-à-dire qu'ils compromettent facilement leur santé, qu'ils usent leur existence, et jettent en eux-mêmes des germes de maladies qui éclateront tôt ou tard ; et presque tous en agissent ainsi. Qui est-ce qui comprend l'immense bonheur de la santé, quand on se porte bien ?

En effet, si l'on réfléchit sur cette contradiction journalière, on ne tarde pas à en découvrir la cause : c'est que la santé dont les hommes jouissent est un bien dont ils ne sentent la valeur que d'une manière indirecte et comme par réflexion ; elle est en eux comme un trésor qui leur semble inépuisable ; dès lors, ils en usent et en abusent. Que si par hasard ils y pensent, ce n'est guère qu'automatiquement et dans des circonstances passagères, à moins d'une maladie plus ou moins grave. Bien plus, lorsque, dans certaines positions menaçantes, ou lorsque, emportés par les passions, ils ne ménagent ni leurs forces ni leur vie, le médecin les avertit, les prévient des conséquences possibles, ils sourient et n'éprouvent aucun doute sur l'avenir. Ils se sentent bien, donc cet état ne changera pas ; il avait lieu hier, il est aujourd'hui, donc il sera demain, après-demain, toujours. A la vérité, les plus sensés conviennent que notre machine est fragile, que la plus petite altération d'un organe important, dans un ordre aussi compliqué que celui des actes de la vie, peut entraîner de graves dérangemens dans les fonctions ; mais on s'arrête là ; c'est une simple théorie, on se garde d'aller au‑devant des résultats fâcheux par de sages précautions. Cette concession faite tacitement et d'une manière vague de l'importance de la santé, les hommes n'en continuent pas moins d'agir comme à l'ordinaire. N'est-ce pas un phénomène moral véritablement étonnant, que cette indifférence sur la maladie, que cet oubli de la mort dans lesquels nous existons tous ; que cette absence, cette légèreté de réflexion qui nous font avancer dans la vie sans songer ni à son but ni aux moyens de la prolonger, tout en désirant néanmoins de rester sains et bien portans ? Mais les hommes font toujours l'éloge de la santé, sans en faire davantage pour la conserver, comme ils se pillent, s'égorgent et se trompent en faisant sans cesse l'éloge de la douceur, de la probité et de la franchise. Il ne faut pas s'en étonner ; cela doit être dans une civilisation active, extrême, où tout est en excès. Le train commun, les préjugés, les coutumes, le tourbillon journalier emportent éternellement les hommes, et les dirigent dans leurs actions : c'est un courant auquel ils s'abandonnent sans réflexion, et qui a sur eux beaucoup plus d'empire que la raison et le bon sens. Il faudrait que la médecine ou la sagesse, son parfait synonyme, ne dérangeât en rien ni les plaisirs, ni les goûts, ni les habitudes, ni les affaires, pour obtenir leur plein assentiment ; encore ne s'arrêteraient-ils que peu d'instans. Le malheur est que la maladie survient et brise tout cela, qu'elle apporte dans ce laisser - aller un immense trouble avec d'affreuses douleurs, avec la crainte perpétuelle de la mort, quand même celle-ci ne frapperait pas un prompt et dernier coup. Rien donc n'est plus fâcheux pour nous que de souffrir *très-vivement* la perte de la santé, et de ressentir *très-médiocrement* la pleine jouissance de cette même santé ; différence inouïe pour les conséquences : cependant, il n'en saurait être autrement. Dans le premier cas, l'économie étant dans un état anormal, il y a de vives, de pressantes, de douloureuses impressions, tandis que le second, preuve de l'ordre, de la régularité des fonctions, coule et passe, sans avertir autrement le *moi* de son existence que par *le plaisir d'être*, plaisir ordinairement très-limité. L'indifférence des hommes est quelquefois si profonde à cet égard, que la plupart n'y songent en aucune manière; en sorte qu'on pourrait leur dire : « Savez - vous qu'on peut être malade? Ignorez - vous qu'il est possible de souffrir et de mourir? » Ces éventualités ne paraissent que dans le vague, dans une sorte de crainte lointaine presque impossible à se réaliser : aussi les hommes ne font-ils que bien peu de choses, si toutefois ils y pensent, de sensé, de complet, de persévérant pour leur propre santé. Elle est, cela leur suffit; il faut que l'aiguillon de la douleur les atteigne pour qu'ils y réfléchissent d'une manière sérieuse. Il en est de même pour les règlemens sanitaires et l'hygiène publique; l'intérêt, la routine, la force d'inertie les tient, les presse dans l'ornière. C'est souvent à travers des plaintes et des clameurs que l'autorité fait le bien; et comme l'a dit un duc de Sforze :

Les peuples sont comme les enfans, ils crient toujours quand on les torche.

Mais si les hommes, en général, font très-peu de chose pour leur santé, en revanche, ils ne perdent jamais de vue leur intérêt. C'est là où on les trouve prévoyans et prudens, actifs, empressés, habiles et avisés : tout à l'intérêt matériel, telle est leur devise, patente ou cachée. C'est alors qu'ils n'oublient rien, ne négligent rien pour réussir, pour arriver par mille efforts à un but où ils s'imaginent trouver enfin le bonheur. Ce qu'ils ont d'énergie, d'esprit, de sagacité, de persévérance, de courage même, est employé sans relâche à la conquête de la fortune; ici le culte est des plus fervens, et les fidèles ne manquent jamais. Tout ce qu'ils veulent, tout ce qu'ils peuvent, tout ce qu'ils font dérive d'un même principe, cette soif de la richesse qui les dévore dès les premières années et à tous les degrés de l'échelle sociale, le riche comme le pauvre, le vieillard comme le jeune homme, le banquier millionnaire comme le maître de taverne, la femme belle et jeune qui vend sa jeunesse et sa beauté comme la vieille hideuse qui la suit pour trafiquer de l'une et de l'autre : *Rem, quocumque modo rem,* tel est le cri de chaque jour, de chaque instant, le but de l'existence, le ressort puissant et secret de leurs désirs, de leurs pensées, de leurs actions, de leurs crimes avoués ou inconnus. « Le monde, disait hardiment le janséniste de Sacy, est *l'Eucharistie retournée;* partout le démon caché, présent, et qui veut qu'on l'adore. » Or, quel est ce démon? l'argent, qui produit à son tour le désir effréné, la passion, la volupté, la folie, la souffrance, la maladie, la mort. Il est évident, en effet, que les progrès généraux de la civilisation, en excitant sans cesse les désirs, en augmentant la somme des jouissances, ont eu pour résultat direct de diminuer le bonheur réel des individus. Ce mélange de vices sociaux, cette fatale complication de causes permanentes de démoralisation, de misères, d'agitations, de découragement, qui semblent constituer l'état normal des peuples modernes, est un grand obstacle à la félicité réelle des hommes, et surtout à leur santé. La science de l'hygiène, qui apprend à estimer la *mesure des facultés,* en même temps qu'elle apprécie la nature plus ou moins nuisible des objets, est à peine connue dans ses principes, bien moins encore dans ses applications, et d'ailleurs les hommes ne s'en soucient guère. Au premier coup-d'œil philosophique, on croirait que de toutes les questions qui intéressent l'espèce humaine, la plus grave, la plus importante semble la question d'existence et de bien-être. La santé n'est-elle pas, comme on l'a dit, l'*unité* qui s'ajoute à tous les zéros qui composent les autres biens de la vie? cependant, il n'en est rien. La santé se considère comme l'intérêt général qu'on vante, qu'on exalte, et qu'on oublie presque toujours, tandis qu'il en est autrement de l'intérêt personnel le plus minime, du plus petit échec à la fortune. La corde sensible de l'intérêt est la seule qui attire fortement et constamment l'attention des hommes. La santé est le premier des biens; on le dit, et on agit comme si c'en était le plus méprisable. N'est-ce pas un contraste bien étonnant chez les hommes que ce violent amour qu'ils ont de la vie joint à la plus aveugle insouciance pour les dangers qui la menacent? Toujours inconséquens, ils accusent la nature de nous avoir donné une existence trop fragile, et ils agissent comme si elle était inaltérable! d'avoir assigné à notre vie une période trop courte, et ils ne cessent, par leur conduite, d'en accélérer le terme! Ils voudraient être jeunes jusqu'à la dernière heure, et ils hâtent la vieillesse par tous les moyens! Toujours la cupidité l'emporte sur la santé, sur le bien-être, souvent même sur les plaisirs ; ils ont à cet égard une formule très-courte, mais des plus expressives, *les affaires avant tout!* Voilà le grand principe, le constant pivot, la règle invariable de leur conduite, c'est-à-dire, dans la plupart des cas, l'argent, l'ambition, l'égoïsme. D'ailleurs, rien ne semble plus naturel, parce que rien n'est plus commun. La santé, la tempérance, une existence calme et réglée ne comptent pas, ou du moins n'ont que peu de valeur ; en parler même ne semble qu'une bizarrerie, un lieu commun : *les affaires avant tout!* Cependant, attendez, de cruelles déceptions ont lieu, elles sont à peu près inévitables. La maladie survient, et malheureusement, comme l'expérience place toujours son flambeau au bout de la route, il est trop tard ; la constitution se trouve minée, la santé compromise pour la vie. D'où proviennent ces tristes effets? de l'ignorance où l'on est de la science de la vie. Autant l'homme sauvage est au-dessous de l'homme civilisé qui, sous la protection des lois, jouit de toutes les commodités de la vie, autant ce dernier est au-dessous de l'homme vertueux, de ce vrai sage que la raison instruit à modérer ses désirs, à régler ses goûts, à discerner les vrais biens de ceux qui n'en ont que l'apparence. Toutes les professions, tous les états demandent de l'art et un apprentissage ; n'y aurait-il pas aussi un art de vivre ? n'y a-t-il pas des préceptes propres à nous diriger dans les choses les plus importantes ?

Toutefois, si la plupart des hommes vivent dans une indifférence à peu près complète sous le rapport de leur santé, toujours aveugles, toujours confians à cause de l'état présent, il en est d'autres qui donnent dans un excès opposé. Ces individus se trouvent ordinairement dans la classe des riches, des oisifs imprudens et peu réfléchis. A force de soins, de précautions, de délicatesses raffinées, ils ont acquis une telle susceptibilité organique, qu'un rien les fatigue, les incommode, les rend malades. Que font-ils?... alors ils redoublent de soins, de sollicitudes, ils ont recours à toutes les ressources du luxe ; ils passent leur vie à veiller sur leur santé, à maintenir, pour ainsi dire, autour d'eux un cordon sanitaire pour arrêter les causes extérieures, en neutraliser l'effet : aussi, le plus grand nombre devient martyr des aisances et des commodités de la vie, car il y a d'horribles misères vêtues de soie et de pourpre. Ces personnes n'ont pas vu que c'est en elles-mêmes que réside le mal; que des organes trop peu exercés, devenus nécessairement faibles, irritables, sont hors d'état de résister à l'action incessante des agens extérieurs. En proie à une crainte perpétuelle du mal, crainte qui affaiblissant le moral, et par conséquent le physique, augmente encore de beaucoup l'aptitude à la maladie, leurs forces cessent d'être en rapport avec les impressions qui agissent sur l'économie, la pénètrent et l'agitent dans tous les sens. Alors tout devient ennemi à la santé, attendu la faiblesse organique ; on arrive à ce point, qu'une impression légère et fugitive, un bruit un peu violent, la chute d'une porcelaine, la moindre vicissitude atmosphérique, etc., donnent du mal-être, quelquefois même une affection grave. « La *vue seule* d'un bon dîner me fait malade, » écrit Mme de Coulanges à Mme de Sévigné. « Le vent des personnes qui passent à côté de moi dans l'hiver, disait la duchesse de***, suffit pour *m'enrhumer.* » Il n'y a rien là d'exagéré, car les exemples de cette susceptibilité maladive ne sont que trop communs. Cependant, est-ce donc là vivre ? est-ce là être heureux ? personne n'oserait soutenir un semblable paradoxe. Il est certain que l'espèce de culte que beaucoup de personnes riches ont pour leur existence matérielle, leur recherche exclusive des jouissances sensuelles, leur dévotion à l'oisiveté, aux plaisirs énervans, toute cette religion de la chair qui corrompt et pervertit les plus nobles facultés, ôtent également à l'organisme toute sa vigueur et sa force de réaction. Il y a ici une pente insensible, mais qui conduit infailliblement à la souffrance. Vous dînez en satrape, vous échappez sans doute aux grossiers excès, mais vous arrivez à l'inertie organique, à la pléthore, à l'excès de sucs nourriciers; en satisfaisant cette sensualité avide et dangereuse, qui sollicite toujours de nouveaux raffinemens, vous rencontrez à coup sûr la maladie : c'est l'effet immédiatement soudé à la cause. Souvent la maladie n'existe pas encore; mais l'équilibre est déjà rompu, mais l'accord harmonique des organes a cessé en partie; il n'y a plus ce paisible et ravissant bien-être qu'on appelle la *santé*.

On en voit d'autres qui, sans s'abandonner à l'énervante action de l'opulence, croient agir sagement lorsque, calculant tout, ils pèsent leurs alimens, mesurent leurs pas, leurs actes et leurs paroles, en un mot ne font rien qu'avec une rigoureuse ponctualité. Méticuleux, incertains, ils s'effraient de la plus petite fatigue, du plaisir le plus modéré; leur régime est prescrit jour par jour; à heure fixe ils changent d'habit, prennent leurs repas, vont à la promenade, ou se livrent à leurs occupations : la montre, le baromètre, le thermomètre, le vent qui souffle, le nuage qui court sont à chaque instant consultés. Volontiers ils auraient choisi pour vivre l'ancienne Egypte, où, selon Hérodote, tout était ordonné avec la dernière précision, même l'instant de la génération. Le docteur B*** raconte qu'un mathématicien, calculateur morose, était si régulier dans son régime, qu'il avait réglé jour par jour *sa dépense de forces*. Il refusa, dit-on, d'aller voir un de ses amis au quatrième étage, parce qu'il y aurait eu un déficit dans le budget de sa vitalité quotidienne. Admettons un peu d'exagération dans ce fait; il n'en est pas moins vrai que beaucoup de personnes bien portantes s'astreignent à un régime sévère dont elles ne s'écartent jamais; elles vivent, comme on l'a dit, par onces et par scrupules. Qu'en résulte-t-il? que le moindre excès, que la plus petite irrégularité de régime, que l'obligation de rester exposées quelque temps aux intempéries de la saison, se trouvent au-dessus des forces de l'économie; la machine est si bien montée, il y a une telle pondération des actes vitaux, qu'un écart quelconque en trouble aussitôt l'harmonie : de là l'ancien et sage conseil, *desipere in loco*; conseil toutefois qui exige beaucoup de restriction. Toujours est-il que des soins trop minu-

tieux, trop répétés, ne conviennent pas toujours. Il en est du physique comme du moral,
une sagesse extrême n'est qu'une folie sublime.

En ajoutant un degré de plus de craintive
prudence aux personnes dont nous venons de
parler, on arrive à celles qui sont travaillées par
l'hypocondrie, et qu'on appelle si faussement
malades imaginaires. La plupart ne manquent ni
de savoir, ni d'esprit, ni de réflexion ; mais une
crainte exagérée de la maladie et de la mort les
poursuivant sans relâche, ils se condamnent à
un régime et à des habitudes sinon tout à fait
contraires à leur santé, au moins bizarres et in-
solites. Les médecins eux-mêmes ne sont pas
exempts de cette faiblesse ou plutôt de cette maladie morale. On a vu un savant docteur se
croyant constamment menacé d'une congestion
cérébrale, pendant tout le temps qu'il fit des recherches sur la structure du cerveau, n'oser faire
un pas sans se tenir la tête verticalement ; il ne
voulait ni se pencher ni se baisser, dans la crainte
d'une apoplexie hypostatique. Parmi les faits de
ce genre, malheureusement trop multipliés, on
peut rapporter celui d'un de ces infortunés, enre-
gistrant tous les jours et pendant quinze ans entiers, non seulement les sensations qu'il avait
éprouvées, mais les plus petites altérations que

pouvaient apporter les fonctions ordinaires, comme l'alimentation, la respiration, les sueurs, les crachats, etc. On y lisait, sur des colonnes particulières : *Faible, très-faible, mieux, assez bien, passablement,* jamais *très-bien.* Ces remarques faisaient la matière de six gros volumes, dont voici l'épigraphe : VITA INCERTA, MORS CERTISSIMA. Il n'est pas de monument plus triste de la faiblesse humaine. N'est-ce pas, en effet, goûter par anticipation l'amertume de la mort avant l'heure de cellè-ci? *Hic rogo, non furor est, ne moriare, mori?* (Mart., II, 80.) « Dites-moi, je vous prie, mourir de peur de mourir, n'est-ce pas folie? »

Il n'est donc, en réalité, qu'un bien petit nombre de personnes qui sachent gouverner la vie avec prudence, ménager *activement* leur santé, en évitant le double écueil dont je viens de parler. Et remarquons que cette bonne direction indique par cela même une haute et ferme intelligence, parce qu'elle exige le soin de s'étudier, de se connaître, et surtout de se dompter. A son tour, elle influe sur l'esprit et le jugement d'une manière favorable; elle donne une sorte d'équilibre et de vigueur remarquables aux forces morales. L'art précieux de conserver sa santé ne conduit pas indubitablement à la sagesse,

mais il constitue des individus réglés, tempé-
rans, modérés, maîtres d'eux - mêmes; s'il ne
forme pas directement à la vertu par la volonté,
il en rapproche insensiblement par les habitudes. D'ailleurs, il ne faut pas croire que les hommes éminens par l'esprit et le génie arrivent tous
à ce point si désirable de pondération vitale et intellectuelle, il n'en est même qu'un petit nombre;
j'en ai dit ailleurs les causes les plus évidentes (1). Mirabeau, ce prodigue effréné de la vie
comme de toute autre chose, l'homme *qui vivait
à l'heure,* selon l'expression de son oncle, en
est un insigne exemple; aussi mourut-il dans la
force de l'âge. «Vieux fou, vieux misérable, se
disait Diderot, âgé de soixante - deux ans, et
amoureux de toutes les femmes, quand cesseras-
tu de t'exposer à l'affront d'un refus ou d'un ridicule? » Quant à Montaigne, toujours fidèle à
sa devise, il se contredit à chaque instant sur l'u-
sage des plaisirs : tantôt il conseille la tempé-

(1) PHYSIOLOGIE ET HYGIÈNE *des hommes livrés aux travaux de l'esprit,* ou *Recherches sur le physique et le moral, les habitudes, les maladies et le régime des gens de
lettres, artistes, savans, hommes d'État, jurisconsultes, administrateurs, etc.*; 2 vol. in-8°, 4ᵉ édition, DENTU, Palais-Royal.

rance, avertissant que le mal ne frappe qu'après la folie ; d'autres fois il lâche assez facilement les rênes ; lui-même avoue « s'être laissé aller, autant licencieusement et inconsidérément qu'aultre, au désir qui le tenait saisi. » Puis il ajoute, avec une véritable jactance gasconne, *et militavi nec sine gloriâ*. Selon lui, « la goutte, la gravelle, l'indigestion, sont symptomes de longues années, comme des longs voyages, la chaleur, les pluyes et les vents. » (Liv. III, ch. 13.) Sans doute ; mais il y a le plus ou le moins pour les voyageurs imprévoyans, et ceux qui sont prudens ou avisés. Enfin, il dit nettement : « Je me suis volontiers laissé aller aux appétits qui me prenaient. » O Montaigne ! toi qui te piques de franchise et de vérité, à parler comme Rousseau, n'est-ce pas là se placer de gaieté de cœur sur la route du vice, de la douleur et de la maladie ?

Ainsi, tout démontre que les hommes sont ou insoucians sur leur santé, ou qu'ils en sont les esclaves. Néanmoins, un plus grand nombre forme la première classe, surtout à notre époque bruyante, égoïste, affairée, où presque tous, absorbés dans la poursuite ardente du gain et des choses matérielles, se dégradent par cela même. Il est vrai, chacun ne demande pas mieux que de se bien porter; mais s'il en coûte la moindre chose à l'ambition, à l'intérêt, au plaisir, à l'habitude, au train ordinaire de la vie, on y renonce ; la raison, les principes peuvent attendre, partout les hommes sont pressés, ils aiment mieux vivre au jour le jour, dans l'instant présent, tels que la fortune les pousse ou se joue d'eux. Oui, se joue d'eux; car sans la santé, le bonheur n'est-il pas une ombre, la vie une déception, et nos désirs autant de piéges? Qu'est-ce en effet que le bonheur, pris dans son sens le plus vrai, le plus naturel? l'art d'acquérir et de conserver le meilleur sentiment possible de notre existence. Mais qu'importe ces vérités; la grande majorité des hommes n'en continuera pas moins de vivre ainsi, à l'aventure, s'en rapportant aux circonstances journalières : on a même trouvé à cet égard une foule d'objections, de sophismes, de motifs recouverts avec plus ou moins d'adresse d'une certaine apparence de raison, de devoirs et d'obligations. On semble par-là se mettre à l'abri des coups de la nature, ou du moins braver les reproches du bon sens et de la science; mais le moindre examen suffit pour démontrer que ce sont là des erreurs d'autant plus dangereuses et fatales, qu'elles s'opposent à toute combinaison d'une sagesse prévoyante. Jetons un rapide coup-d'œil sur les plus remarquables, on saura peut-être les estimer ensuite à leur véritable valeur.

Ire ERREUR.— *Le temps manque, et on ne peut s'occuper de sa santé.* Il est certain que les hommes totalement livrés à leurs affaires, à leurs plaisirs, n'ont guère le temps de réfléchir sur leur propre existence; il n'y a que la maladie qui ait ce triste privilége, aussi presque tous, et en peu de temps, *ruunt in morbi servitudinem.* Mais une chose fâcheuse à laquelle on ne pense jamais, ou qu'on ignore absolument, c'est que les causes des dérangemens organiques agissent sourdement, et dans une période de temps indéterminée ; on se fait toujours de complètes illusions quand on s'expose aux causes. Le temps nous dupe, et la maladie s'ourdit en silence dans la profondeur des organes et des tissus, puis elle éclate en symptômes formidables. Hippocrate nous en avertit : *Non enim de repente morbi hominibus accedunt, sed paulatim collecti, acervatim apparent (de Diætâ)*: vérité profonde, chaque jour justifiée par les faits.

Au reste, le temps ne manque jamais à qui n'en veut pas perdre. Faites la part des affaires, des occupations de la vie sociale; faites aussi celle des plaisirs, vous aurez encore du temps

pour vous étudier, pour connaître votre constitution, pour marcher dans la règle d'une tempérance qui vous rendra plus propre aux affaires
et aux plaisirs. L'homme prudent doit agir ainsi,
à moins de vivre automatiquement, d'obéir à
cette force aveugle qui, en passant de sensation
en sensation, de désirs aux regrets, de déceptions en espérances, le conduit à la souffrance
et à la mort. Renoncer aux affaires pour ne s'occuper que de sa santé quand elle est bonne, c'est
sottise ou folie, j'en ai fait la remarque ; mais
l'oublier, la négliger parce qu'on est livré aux
affaires, aux plaisirs sensuels, c'est une coupable
imprudence. Pour qui sait l'employer, le temps
suffit à tout. Louis XI, qui ne négligeait rien
d'important, n'ignorait pas ce principe. Quoiqu'il ne fût qu'une *anatomie cheminante,* selon
l'expression du vieux historien Mathieu, il gouvernait son royaume et sa santé avec une prudence et une activité continuelles. Voltaire, Fon-
tanelle, dans les temps modernes, nous en fournissent d'autres exemples non moins remarquables. Ajoutons que dans les affaires, dans la voie
douloureuse de la fortune, de la gloire, de l'ambition, on ne réussit pas toujours ; et ce tard venu,
qu'on appelle *le succès,* ne vaut pas à coup sûr ce
bien-être physique et moral qu'on acquiert avec

certitude, pour peu qu'on sache conduire sa vie avec prudence. L'essentiel est de faire le mieux possible; et c'est ainsi que les altérations de la santé sont parfois combattues, sans qu'on en sache même l'origine. En effet, le point de départ, la véritable cause même du dérangement des fonctions organiques, se trouve au-delà de la portée des sens, et ne peut être soupçonnée que difficilement par l'intelligence. Si l'on concevait parfaitement comment la machine va bien, on connaîtrait indubitablement pourquoi elle va mal; mais nous avons le temps pour prévoir, l'expérience pour éclairer, et la raison pour conclure; et quand les hommes disent que le premier leur manque, ils ne pensent pas qu'ils le perdent en mille choses superflues ou dangereuses. Eh bien! s'ils sont tout à l'industrie, aux affaires, pourquoi le maintien de la santé ne serait-il pas aussi une affaire importante? Pourquoi ne pas faire une industrie de conservation? On peut dire, en se servant des formules du commerce, que la valeur de la santé est sa quantité multipliée par le temps qu'elle donne et les plaisirs qu'elle procure : or, le *produit net* ne serait nullement à dédaigner.

2ᵉ ERREUR. — *On a besoin d'un médecin pour se guider.* En général, les hommes ont pour la médecine le double défaut d'une *crédulité* aveugle ou d'un *scepticisme* déraisonnable; nous en trouvons ici un nouvel exemple : les uns consultent sans cesse le docteur, les autres vivent dans la plus complète indifférence des soins hygiéniques. Le fait est que, dans le très-grand nombre de cas, le médecin est inutile : de la logique, du bon sens, de l'expérience suffisent, et ce principe existait bien avant que Tibère ne l'eût avancé. Personne ne se connaît mieux que soi-même; personne ne sait mieux ce qu'on a été, ce qu'on est, ce que l'on sent, ce qu'on éprouve, ce qui est utile, ce qui est nuisible : la conscience est ici d'accord avec les sensations; il n'y a pas à se tromper. Dès lors, il est facile d'établir le régime le plus convenable, et chacun le connaît, sauf des circonstances particulières. Un homme vécut cent cinq ans, son unique moyen était la diète à propos; lui-même s'étonnait de *s'être ménagé une vie si longue par un art si borné.* Tout dépend de la constitution et de l'expérience; le médecin, même le plus pénétrant, ne se guide, dans les conseils qu'il donne, que d'après les indications qu'on lui fournit. La vie telle qu'elle est, en chair et en os, ne demande donc pas, pour être bien gouvernée, des lumières extraordinaires; il ne faut que s'observer soi-même, et agir d'après les consé-

quences qu'on en déduit. Ceci est surtout applicable aux personnes qui touchent à la vieillesse
ou qui l'ont atteinte. Dès la quarantième année,
on est à un âge où l'on ne doit plus se jouer de
la vie ; il ne faut plus compter sur soi, mais
compter avec soi-même. On voit pourtant des
gens si près du tombeau qu'ils n'ont qu'à lever
le pied pour y descendre, et auxquels sont inconnus les premiers élémens de cette science
expérimentale de la vie ; ils vont parce qu'ils ont
été ; ils se confient au destin, au hasard, aux circonstances ; et comme la vanité fait souvent croire
aux vieillards qu'ils ne sont qu'engourdis et non
usés, il n'en est pas un, même goutteux, asthmatique, catarrheux, etc., qui ne se promette, *in
petto,* une existence séculaire, même au-delà.

3ᵉ ERREUR.—*C'est la marque d'un esprit petit
et étroit de s'occuper sans cesse de sa santé.* Et qui
vous dit d'en faire une occupation continuelle ?
Loin de là, ils sont malheureux et insensés ceux
qui tombent dans ce travers : vivre ainsi, c'est
s'empêcher de mourir, mais ce n'est pas vivre, je
l'ai déjà dit. Mais l'homme raisonnable ne songe à
donner une bonne, une salutaire impulsion à ses
forces vitales, que pour mieux remplir ses devoirs : est-ce donc la marque d'un esprit petit et
étroit ? Les trois quarts des hommes ne perdent

leur santé que parce qu'ils ont perdu leur bon sens ;
c'est une vérité que l'expérience journalière et approfondie des choses humaines rend de plus en
plus évidente. Souvent il arrive qu'un homme néglige sa santé parce qu'il est en tout dépourvu de
logique, de raison, de jugement ; et s'il est vrai
que la justesse de l'esprit ouvre une voie à sa profondeur, on peut assurer par cela qu'un homme
est réglé, modéré, exact dans son régime, il se
distinguera dans une foule de carrières. « Les
hommes, dit un ancien, ont les dieux au-dessus
d'eux et les animaux au-dessous ; ils sont libres
de s'élever à l'état des premiers par la vertu, ou
de s'abaisser par le vice à la condition des seconds. » On voit dès lors de quel côté est la hauteur de l'énergie d'intelligence. D'ailleurs, quand
l'économie est bien constituée, le *modus vivendi*
parfaitement établi, il ne faut qu'un peu de persévérance pour maintenir cette direction ; d'heureuses habitudes sont contractées, et toutes viennent en aide à la nature ; on vit dans une sorte
de milieu qui facilite beaucoup les précautions
adoptées, les règles à suivre. L'essentiel est de
bien voir d'abord, de bien commencer, et de
persévérer : or, il faut ici une intelligence peu
ordinaire ; la première condition de toutes les
vertus est la force d'esprit.

4ᵉ ERREUR. — *Que ceux qui s'occupent beaucoup de leur santé meurent parfois plus jeunes que les autres.* Rien de plus vrai dans quelques circonstances; mais ceci vient de la diversité des tempéramens. Il faudrait comparer les chances de l'homme qui règle sa conduite d'après ce qu'il est et ce qu'il peut, et de celui qui, ayant le même tempérament, néglige les principes d'une saine et bonne hygiène. Tel homme vit soixante ans qui n'eût pas été jusqu'à quarante, s'il se fût abandonné au hasard des circonstances; un autre vit également soixante ans qui aurait atteint un siècle, s'il eût su ménager convenablement son existence. Voltaire écrit au docteur Bagieux : « La nature a donné à ce qu'on appelle *mon âme,* un étui des plus minces et des plus misérables; cependant j'ai enterré presque tous mes médecins, jusqu'à *Lamétrie.* » (*Correspondance,* décembre, 1752.) Du soin, du régime, une exacte observation de lui-même, voilà le secret de cet homme extraordinaire. Certes, on ne dira pas de lui que c'était une intelligence étroite, un petit et faible esprit.

5ᵉ ERREUR.—*Multiplier les soins de la santé, c'est affaiblir le corps, comme on le voit chez la plupart des riches.* Non, certes, ce n'est pas affaiblir le corps; c'est, au contraire, le fortifier;

c'est lui donner des ressorts vigoureux, fortement trempés ; c'est le maintenir dans cet équilibre de fonctions si important à la force du
corps et à celle de l'âme. La vie est l'exercice des
organes, exercice bien réglé, mais continuel;
c'est la lutte, le combat qui ne cesse que par la
mort. L'action, le mouvement sont donc indispensables à la santé, au bien-être ; action et vie
sont synonymes. C'est ainsi que le travail se
trouve pour moitié dans la force, le bien-être,
le bonheur, et que le pain du travail est le seul
béni de Dieu. Prétend-on que soigner sa santé,
selon le préjugé vulgaire, n'est autre chose que
se tenir coi et couvert, s'abriter contre toute in-
tempérie, éviter toute fatigue, se douilletter dans
une molle et béate paresse, ne boire, ne manger, ne dormir, travailler qu'avec poids et mesure? on tombe dans une erreur capitale. En
vertu d'une loi physiologique importante, tout
organe qui s'exerce peu diminue d'intensité vitale, puis de volume, puis il s'atrophie, se réduit
à rien. Il est des gens, en effet, qui croient que
l'apanage du riche est de ne *rien faire* et de
bien s'amuser : malheur à l'homme doué des
dons de la fortune qui agirait en conséquence
de ce beau principe! Bien plus, il ne faut
nullement se dire modéré quand on ne s'a-

bandonne pas à certains excès, à des débauches de lit et de table, *pene et ventre*, comme dit un ancien, quand on ne s'y livre pas autant que la constitution physique ou *la bête* humaine le permet : il convient, au contraire, de vivre avec une énergie aussi complète que possible, de maintenir les organes dans une activité soutenue, quoique jamais au-dessus du degré naturel de leurs forces ; autrement le corps s'amollit, les ressorts fléchissent, et cette impressionabilité maladive qui rend toute sensation douloureuse, à force de sensibilité organique exagérée, s'accroît dans une proportion indéfinie. En fin de compte, il se trouve qu'on a acheté au poids de l'or, de l'impuissance, des regrets et des infirmités. Qu'on se persuade bien, d'une part, que la tempérance est la plus fine et la plus délicate des voluptés ; de l'autre, que la jouissance réelle, c'est-à-dire la mieux sentie, est moins dans l'objet extérieur, que dans la capacité de jouissance donnée à l'individu. Le bonheur d'*avoir faim* de pain grossier se lie nécessairement à un estomac sain, vigoureux, convenablement exercé ; l'homme riche qui veut imprudemment et sottement se plonger dans les jouissances extrêmes, en vient un jour à ne plus dormir sur l'édredon, à s'imaginer que son premier lit de paille ou son grabat d'autrefois, était infiniment plus chaud et plus moelleux. Quel calcul, et surtout quelle déception! Il est certain que beaucoup d'individus,

Hébêtés de mollesse ou vieillis dans le vice,

ont manqué de prévoyance ou plutôt de discernement. Tandis qu'ils croient jouir en paix des douceurs que semblent leur promettre des précautions infinies, ces individus rencontrent précisément le mal qu'ils voulaient éviter. « Il faut être riche, dit-on, pour gouverner sa vie; » principe décourageant, s'il n'était absurde et sans fondement. Les gens opulens la gouvernent souvent plus mal que les autres; car si ces derniers manquent par les privations, les autres péchent par les excès, par l'abondance excessive. Riche ou dans une condition médiocre, le fait est qu'il ne s'agit, je le répète, que d'avoir un peu de jugement et de bon sens pratique. Toutes choses étant égales d'ailleurs, de deux artisans, l'un se conduisant sagement, modérément, évitera ainsi une foule de maladies, quoique assujéti chaque jour au plus rude travail; l'autre, imprudent, étourdi, tombera dans la crapule, dans l'ivrognerie, et périra de bonne heure dans la douleur et la misère. Il en est de même à tous

les degrés de l'échelle sociale. Dira-t-on maintenant qu'il faut être riche pour gouverner sa vie?
Il y a des moyens de se perdre et de se sauver
dans toutes les conditions. Le culte du bien-
être, du confortable *raisonné*, demande donc
plus d'intelligence que d'argent. Ceux qui ont
de la fortune sont trop enclins à se laisser aller
aux charmes des plaisirs sensuels et de l'oisiveté; puis ils se repentent de n'avoir pas vu de
bonne heure les épines cachées dans ce sentier
coulant et fleuri. Le célèbre gastronome M. de
C***, si bien nommé *la première fourchette de
l'Europe*, se reprochait souvent de n'avoir pas
assez ménagé son estomac, il vivait dans une
crainte perpétuelle de l'apoplexie. « C'est là, disait-il, par anticipation, mon rocher de Sisyphe. » D'ailleurs, les riches comptent en vain
sur les ressources de la médecine, quand leur
santé est ruinée; mais que peut-elle si la nature est sans pouvoir? Cheyne dit, dans son *Art
de conserver la santé*, que les Anglais regardent
les médecins comme ils font de leurs blanchis-
seuses, à qui ils donnent leur linge à blanchir
dans l'intention de le salir de nouveau. Ceci est
une plaisanterie plutôt qu'une remarque sérieuse.

6e ERREUR. — *A tout prendre, il n'en est*

guère ni plus ni moins. S'agit-il d'exceptions? on a raison; mais si l'on parle d'après les principes, et surtout d'après l'expérience, l'erreur est palpable et démontrée. Ni un ange ni un médecin ne peuvent ajouter une minute aux minutes que l'ordre éternel de la nature nous destine irrévocablement : mais les rapports des choses établissent des moyens qui contrebalancent ou neutralisent certaines causes ; contre l'oisiveté, il y a l'exercice ; contre la fatigue se trouve le sommeil ; contre les fièvres, il y a le quinquina; contre la pléthore, la diète et la saignée, etc. Il faut donc toujours partir d'un principe, et non d'un fait particulier, qui peut - être n'est qu'une exception. Un homme fut renfermé cinquante-huit ans dans une maison de force, à Gand, et il y jouissait d'une très-bonne santé : est - ce là un régime qu'on peut adopter ou rejeter indifféremment? En 1835, il mourut, à Puisieux, une femme âgée de cent ans et trois mois ; cette femme n'avait jamais été malade, et s'éteignit sans souffrance ; elle attribuait sa vieillesse et sa bonne santé au café et à l'eau-de-vie, dont elle fit un long abus : or, qui oserait conseiller un pareil régime pour vivre longuement et sainement? On en convient, il y a des longévités qu'atteignent difficilement la tempérance et la

vertu, mais toutes sont exceptionnelles. Richelieu, Lauzun et quelques autres, quoique ayant
abusé de tous les plaisirs, ont poussé très-loin
leur carrière ; ira-t-on les imiter par principe de
santé ou dans la même espérance? Il y a des
coutumes bizarres, auxquelles certains hommes
résistent, sans qu'on puisse en expliquer la raison. Le docteur Chovet, de Philadelphie, qui a
vécu jusqu'à l'âge de quatre-vingt-cinq ans, était
dans l'habitude, pendant plusieurs années avant
sa mort, de coucher dans une chambre à poêle,
sous huit couvertures de laine et un couvre-pied.
(Odier, *Principes d'hygiène*, p. 575.) Il est peu
de vieillards capables de résister à une pareille
coutume. Selon un ancien axiôme de la médecine,
pessimâ methodo medendi, non omnes trucidantur,
« la plus dangereuse manière de traiter les maladies ne tue pas tout le monde. » Cette vérité peut
s'appliquer à tous les régimes possibles. Le mieux
sera toujours d'adopter ce qui est conforme à la
raison, à l'âge, au tempérament, et aux aptitudes
originelles de l'organisme.

7e ERREUR. — *Courte et bonne!* Nous avons
tous reçu, en naissant, notre portion de vie et de
santé : quelques-uns la ménagent, ne la dépen-
sent qu'avec mesure et discrétion ; d'autres ou-
vrent la main, jettent leur part au vent, et dissi-

pent en peu de temps ce qui leur avait été remis pour leur existence entière, ce qui s'appelait jadis *faire folie de son corps et de son âme.* Il est évident que ces derniers agissent en vertu d'une logique timbrée et hors de sens, ou plutôt qu'ils se conduisent au gré d'une exubérante et brutale sensualité. Que veut-on de plus pour prouver que le principe énoncé ci-dessus est tout à la fois absurde et faux? Dès la première heure de notre existence, la vie et la mort cheminent ensemble; il dépend certainement de nous de hâter ou de retarder leur marche; mais quand on a épuisé radicalement les forces de l'organisme, il est démontré que la vie n'est *ni courte ni bonne,* elle est longue, triste, douloureuse, insupportable. La nature n'a donné aux ressorts de l'économie qu'une force relative et déterminée : quand cette force est à peu près usée, l'existence peut encore se prolonger, mais sans énergie, sans puissance : tel est le point où arrivent ceux qui, par irréflexion, se livrent aux terribles conséquences de l'erreur que nous signalons. Ces hommes croient mourir, et ils ne font que languir et vieillir; ils ont des plaisirs très-courts et de longs repentirs. Les libertins, les bons vivans, les gastronomes imprudens, les rouge-trognes, les individus à larges et rubicondes faces, qui

mènent la vie bon train et le plus joyeusement
possible, en présentent de nombreux exemples.
En général, il en est de la vie comme de nos autres biens ; on abuse, on dissipe quand on se
croit de grands fonds ; l'économie ne devient
exacte que pour ménager ce qui reste. Cependant, avec un peu de prévoyance, on pourrait
aller loin ; mais dissiper ou dévorer ce même
fonds en peu de temps, exciter, aviver continuellement la sensibilité, vivre pour vivre le plus tôt
et le plus vite possible, condenser pour ainsi dire
l'existence dans un espace de temps très-limité,
et croire la scène aussitôt terminée, c'est s'abuser
étrangement. Loin de là, plus de *fascinatio nuga-
citatis,* plus d'illusions; le plaisir est parti, mais la
douleur survient, persiste avec le regret, souvent
même avec le désir. Ces infortunés arrivent à ce
point de ne connaître ni repos, ni jouissance, ni
espérance; toute leur félicité, si c'en est une, est
de savoir qu'ils existent, qu'ils ont le fardeau de
la vie depuis tant d'années, qu'ils ont été, mais
qu'ils ne sont plus propres ni au plaisir, ni au
travail, ni aux efforts de l'intelligence, ni aux
plus nobles affections de l'âme : ils végètent.
Ce qu'il y a de remarquable, et l'on peut en
croire les médecins observateurs, c'est que l'insensé ayant dit *courte et bonne,* et qui agit en

conséquence, se rattache très-souvent à l'existence, toute pénible qu'elle est. Ce fanfaron de vices craint souvent la mort beaucoup plus que le sage qui, vivant régulièrement, a fait un usage libre et modéré de tous les biens de la nature et de la fortune, sans pour cela s'assujétir à une sobriété de brachmane. Le premier, ne pouvant jouir de rien, languit, murmure, se plaint sans cesse; mais quand arrive l'heure de partir, quand il faut dire adieu à ce monde qui n'a paru brillant que peu d'instans, il se cramponne à l'existence, il s'efforce de ne pas la quitter; après n'avoir pas su vivre, il ne sait pas mourir. Celui qui a dit : « La plupart des hommes vivent comme des fous et meurent comme des sots, » a proféré une affligeante vérité, quoique trop générale ; toutefois, il convient de chercher les derniers parmi ceux qui ont vécu sans mesure. Avouons pourtant qu'il faut une violation des lois de la nature poussée à l'extrême, pour amener un certain état de dégradation physique et morale. Énerver son corps par la débauche et son esprit par le sophisme, n'a lieu que dans certains foyers de corruption, notamment dans les grandes villes. Le corps humain est certainement très-faible, très-délicat, très-compliqué dans sa structure : mais si on considère à quels excès, à quelles folies, à quelles épreuves on le soumet, on sera étonné d'y trouver encore tant de vigueur et de force pour le faire durer une vie ordinaire : jugez de ce qu'on obtient quand on est prudent et modéré. Selon Hippocrate, la vie est en nous une puissance d'abord *formatrice*, ensuite *conservatrice*, enfin *médicatrice*. Sans doute ; mais les deux dernières ont d'infranchissables limites. L'essentiel est donc de ne pas dissiper dès la jeunesse ce riche fonds de la vie dont la nature a doté l'homme à cet âge. Il est dans les décrets de la Providence que celui qui gaspille les fleurs ne recueille que des fruits amers. Malheureusement l'emportement juvénile, trop de fois secondé par un sang ardent, par les avantages de la fortune, ne conçoit rien, et prévoit encore moins ; le présent dévore l'avenir. Mirabeau le savait bien ; aussi, dans un court intervalle de ses fougueuses passions, il écrit à sa sœur : « Mes premières années, comme des ancêtres prodigues, ont déshérité les dernières. Si je ne compte pas cela au nombre de mes remords, je le mets au premier rang de mes repentirs ; car pour tout faire, et surtout le bien, la santé est le premier des outils : il est bien difficile de conserver une âme saine dans un corps cacochyme. »

Au reste, le dangereux et sot axiome, *courte et bonne,* ne s'entend pas toujours, dans ses conséquences, des plaisirs pris outre mesure et avec une coupable irréflexion : il s'entend encore d'une ambition effrénée, impatiente et impétueuse, qui veut d'abord tout conquérir; de ces travaux usans et irritans qu'on s'impose pour apaiser la soif d'être ou de posséder encore plus, comme si chercher le bonheur sans la santé, ce n'était pas lâcher la proie pour courir après l'ombre ; de ces fatigues excessives auxquelles on est condamné par le désir d'une célébrité bien ou mal fondée, mais toujours exigeante, toujours acquise au prix du repos, aux dépens des forces de l'économie. D'autres fois, on sacrifie à des idées, à des opinions particulières, extrêmes, souvent mal comprises. Ainsi, l'homme religieux et enthousiaste n'hésite pas à se condamner à des macérations extraordinaires, à se briser le corps par des excès d'austérité et de jeûne désapprouvés par l'Eglise, selon le principe janséniste, *il ne faut pas trop donner à la nature,* et il la prive de ce qui lui est indispensable. Quoi de plus déraisonnable ! Se condamner aux servitudes de l'animalité, c'est bassesse d'esprit; mais vouloir s'élever au-dessus de la condition humaine, est orgueil et folie.

Qu'on ne couronne pas la matière, soit; mais qu'on ne la nie pas. Plus d'une fois les misères de la chair engendrent les misères de l'esprit (1). Du reste, la nature, indifférente aux affaires, aux opinions humaines, a irrévocablement attaché la *souffrance* à l'infraction de ses lois; des maux sans fin ne tardent guère à se prononcer. Ajoutons que ces maux sont d'autant plus difficiles à guérir, que l'organisme manquant d'une force réactionnaire suffisante, les ressources de l'art sont par cela même impuissantes.

Tels sont une partie des sophismes ou des erreurs que font valoir les gens du monde, dans l'intérêt d'une conduite peu calculée et compromettante pour la santé. Toujours on y remarque cette éternelle contradiction, qui fait que les actes ne répondent souvent ni aux paroles ni aux vœux en apparence exprimés. Pour l'homme, au désir d'être bien se joint celui d'être mieux, et à ce dernier le désir d'être toujours, ou du moins le plus long-temps possible. Le bien être, le mieux être, le toujours être, tel est l'espoir de chacun; mais la vie, les habitudes, les actes de

____

(1) Aussi disait-on aux jansénistes exagérés : « Il vous est facile de comprendre l'homme que vous avez créé; mais celui qui est, vous ne le connaissez pas. »

toute espèce déposent continuellement contre cette intention : on perd toujours de vue cette importante règle de médecine et de philosophie : *Omnibus in rebus, videndum est quatenus.* (Sénèque.) Quant à moi, après un long exercice de ma profession, je suis convaincu que ce dont les hommes parlent le plus est la santé, et que c'est ce dont ils se soucient le moins ; les *affaires avant tout,* comme je l'ai dit, parce que je l'ai vu. Nous avons tous un procès avec la nature, qui sera terminé dans peu de temps, et presque personne n'examine convenablement les pièces de cet important procès. Pourquoi cela? c'est qu'on oublie éternellement ce grand principe, qu'il est cent fois, mille fois plus facile de prévenir les maladies que de les guérir. Qu'on laisse donc cette folie à ceux qui comptent toujours sans *la souffrance et la vieillesse,* ils ne seront que trop tôt détrompés. Voyons maintenant s'il n'est pas possible d'établir un principe général relativement à l'harmonie des fonctions, principe qui en contienne toutes les applications, et que chacune d'elles fasse reparaître ; en un mot, une base unique et fondamentale sur laquelle reposent toutes les règles de la santé, et peutêtre du bonheur.

§. II.

PRINCIPE FONDAMENTAL DE LA SANTÉ.

> Je demande seulement de la santé, comme Ajax
> demandait du jour.
>
> (VOLTAIRE.)

Ce que je viens de dire prouve évidemment,
il me semble, combien les hommes se soucient
peu en réalité de la santé, que cependant ils désirent et vantent sans cesse. Il n'en est qu'un
bien petit nombre qui sache, en effet, régler sa

vie avec prudence et ménagement ; encore, ne connaissant pas les lois de l'économie, la plupart tombent souvent dans de graves erreurs. Tantôt ils négligent d'importantes précautions, d'utiles préceptes ; tantôt ils se livrent à un excès de soins minutieux : le vrai fil directeur de la vie leur échappe à chaque instant. Jusqu'à un certain point, ils ont l'expérience d'eux-mêmes, grand et salutaire appui ; mais comme le corps humain varie selon les âges, selon les maladies, selon une foule de circonstances, il en résulte que les mêmes préceptes cessent d'être applicables, ou exigent du moins de grandes modifications, n'étant plus conformes à l'état actuel de la santé et de l'économie. Combien il serait à désirer de trouver un principe qui puisse servir dans tous les cas de règle générale, de *criterium* presque infaillible pour se guider ! Eh bien, ce principe existe dans la science, dans les lois physiologiques ; il ne s'agit que de le connaître et de l'appliquer : un peu d'attention suffira pour convaincre de la vérité de cette assertion.

Quels que soient le nombre et l'étonnante variété des organes qui composent le corps humain, tous sont aptes à être excités, tous jouissent d'une propriété particulière inhérente à leur nature, qu'on appelle *excitabilité*. Cette propriété, quelle que soit sa nature, *une* et *indivisible* ou particulière à chaque organe, est elle-même susceptible d'abaissement et d'élévation, de diminution et d'accroissement à des degrés difficiles à calculer avec précision. Toutefois, en la considérant dans son *minimum* et dans son *maximum*, on trouve une latitude assez étendue, capable d'être déterminée jusqu'à un certain point. . C'est dans cette propriété que sont placées radicalement les forces inconnues de la vie ; c'est là où elles résident dans des proportions relatives aux élémens formateurs des tissus, à la nature des organes et à leurs fonctions.

Cette propriété serait pourtant inerte et impuissante, si ses actes n'étaient provoqués par une autre force presque toujours extérieure qu'on appelle, dans son ensemble, l'*excitation* ou l'*excitement,* force qui elle - même varie dans des proportions infinies. Ainsi, d'une part, l'excitabilité, de l'autre l'excitement, toujours en jeu, toujours en activité, continuellement en rapport, déterminent les phénomènes de la vie ; ils les manifestent, ils les règlent, ils les balancent et les expliquent. Quand ils cessent, la machine se dissout ou se *déconcerte,* si l'on peut ainsi dire, et ses différentes parties passent à d'autres combinaisons dans l'immense laboratoire de la nature.

Chaque organe a son stimulant particulier; mais les organes étant solidaires dans leur action, en vertu du *consensus* général, il en résulte que les fonctions de l'économie s'exercent de la manière la plus exacte, la plus convenable à la santé. Le grand ressort, dans une horloge, n'est pas fait pour le balancier, ni celui-ci pour le premier, mais chacun d'eux pour l'autre, et l'un et l'autre pour montrer l'heure : il en est de même dans l'économie animale, où tous les actes vitaux se réduisent à l'*unité* harmonique de l'organisme.

C'est précisément dans cette unité que consiste le principe fondamental de la santé, autrement dit, dans un rapport constant, exact, autant que possible, entre l'*excitabilité* et l'*excitement* de chaque organe en particulier; d'où résulte l'accord parfait de l'ensemble, le bien-être, la vie pleine et sans entraves.

On sait que c'est sur cette base physiologique que John Brown éleva, dans le dernier siècle, un système entier de médecine; mais quoique les applications pratiques n'aient pas répondu à beaucoup près aux vues originales du médecin écossais, et qu'elles aient subi de grandes modifications, surtout en Italie, il n'en est pas moins démontré que c'est dans l'excitabilité et l'excitement, dans leurs rapports mutuels, quelque nombreux, quelque variés qu'ils soient, que réside le phénomène de l'existence. Haller avait dit, avant Brown, *tota vita quanta est, consistit in stimulo*. Sa conclusion était juste, pourvu toutefois que l'aptitude à être stimulé se manifeste, c'est-à-dire qu'il y ait réaction.

Il faut donc admettre que les rapports multiples, et dans des proportions très-variables, de l'excitabilité et de l'excitement, constituent les différens états du corps humain, et par conséquent de la santé. Cependant, pour mieux les concevoir, il ne faut pas perdre de vue que l'excitabilité peut s'accroître dans chaque organe, par défaut de stimulant. Au contraire, si ce dernier a lieu, tout aussitôt la vie s'exerce: elle s'étend même et se fortifie en raison de l'accroissement du stimulus. Mais le point de rapport parfait une fois atteint, si le stimulus continue et s'accroît, l'excitabilité diminue, elle s'épuise, l'organe s'altère, et par suite la santé générale. Les deux termes extrêmes sont donc incompatibles avec une bonne et ferme santé. Dans le premier cas, l'excitabilité étant en excès, l'excitement en défaut, il y a faiblesse que Brown appelait *directe:* dans

le second, diminution et épuisement de l'excitabilité par l'excès et la continuité du stimulant,
il y a faiblesse, mais *indirecte ;* disposition bien
autrement grave et dangereuse pour la santé
que la première, parce que l'excitement peut
toujours se reproduire ; il est à la disposition
de l'homme, tandis que l'excitabilité, épuisée
par des excès ou par l'âge, ne se régénère plus;
la vie est consumée. Ces lois ont lieu pour
tous les êtres doués de la vie; mais dans le
corps humain elles acquièrent une force, une
précision et, j'ose dire, une évidence remarquables; ce qui vient de l'intervention d'un système nerveux perfectionné formant pour ainsi
dire, par ses divisions et subdivisions infinies,
une atmosphère nerveuse dans laquelle se trouve
placée l'ensemble de l'économie. De cette manière, les stimulations sont plus fréquentes, plus
variées, plus énergiques, mais aussi plus dangereuses, plus capables de porter le trouble dans
les fonctions.

Ainsi, l'*excitabilité* en excès, la faiblesse directe, ou bien l'excitabilité épuisée par l'abus de
l'excitement, faiblesse indirecte, sont incompatibles avec la santé, quoique les conséquences
diffèrent sur plusieurs points. Rendons plus
évidentes encore ces importantes lois de la vie

par un petit nombre d'exemples. Si un homme ayant de bons yeux se plonge et reste dans l'obscurité, le stimulant naturel de l'organe de la vue, la lumière, manquant, les yeux tombent dans un état d'excitabilité extrême ou de faiblesse; alors ils sont sensibles au plus petit rayon lumineux : peu à peu ils s'y habituent, ils supportent la lumière convenable à leur état actuel, il y a *rapport;* mais la lumière augmente d'intensité, de continuité, d'activité; bientôt l'œil se fatigue, son excitabilité s'épuise par excès de stimulant, sa structure s'altère, ses fonctions se troublent ou cessent, s'il n'y a pas interruption d'excitement. Remarquons que ces derniers effets ont lieu avec d'autant plus de rapidité que le stimulant a été prompt et subit, c'est - à - dire si l'œil a passé brusquement de l'obscurité profonde à une lumière vive et continue. Autre exemple : Un homme souffre depuis long - temps de la faim ; l'excitabilité est dès lors accumulée dans l'estomac ; une forte dose d'alimens serait néanmoins pernicieuse, car le stimulant naturel se trouverait hors de proportion avec l'excitabilité : mais peu à peu, par des alimens gradués, la différence s'efface, l'excitement et l'excitabilité sont en rapport; par conséquent, état naturel, complet, bien - être.

Mais si, par l'effet de l'intempérance, par l'action des *irritamenta gulæ*, la dose des alimens est augmentée, leur saveur exaltée et variée, l'organe subit alors une activité extrême; plus il donne et fournit de forces réactives, plus il s'affaiblit. Ses fonctions se font ensuite d'une manière imparfaite, il diminue d'énergie, puis la santé générale se trouble, parce que l'équilibre a cessé entre l'excitement et l'excitabilité; il n'y a plus qu'une susceptibilité maladive, mais sans réaction contractile : aussi l'organe principal de la digestion est-il d'une sensibilité d'autant plus grande et presque morbide, qu'il est plus faible et plus déshabitué au travail digestif. On voit ici comment l'estomac est tout à la fois le soutien et le destructeur de la santé, le protecteur ou le gouffre de la vie, selon que la raison domine ou bien que la tête est l'esclave du ventre. Un célèbre gourmand remarque avec justesse que très-peu de gens savent ce qu'ils font quand ils digèrent; ignorance qui souvent coûte cher, et qu'il serait si aisé de prévenir.

Il est certain que l'estomac qui digère le moins est celui qu'on a voulu contraindre à digérer davantage. Ce que l'on vient de dire peut s'entendre de tous les organes de l'économie; toutefois il en est trois principaux qui semblent influer d'une manière immédiate sur la santé, le bien-être et le bonheur des hommes : ce sont le *cerveau*, l'*estomac*, les organes *générateurs*. Bien plus, il est facile d'appliquer cette loi de proportion entre l'excitabilité et l'excitement à l'organisme pris dans son ensemble ; il ne s'agit plus que de le considérer aux deux époques les plus éloignées de la vie. Ainsi dans l'enfance, du jour où l'on naît, abondance d'excitabilité, faiblesse directe qui se corrige par l'augmentation progressive et mesurée des stimulans, développement de la vie ; dans la vieillesse, au contraire, diminution de l'excitabilité organique, besoin prononcé des stimulans, faiblesse indirecte, déclin de la vie : d'où l'on voit que le *bis pueri senes* n'est que dans l'apparence. La vieillesse, triste contrefaçon de l'enfance, présente en effet des phénomènes tout opposés à cette dernière : l'une marche à la vie, à la force ; l'autre s'avance, dans la faiblesse, vers le dernier terme de l'existence. On peut vieillir enfant ; mais il manque toujours au physique l'énergie, au moral l'innocence.

Si l'on réfléchit à ce que nous venons de dire, on pourra tirer de ces principes des résultats aussi importans que multipliés pour la conservation de la santé ; nous n'en faisons pourtant ressortir que trois principaux.

1° Tout organe stimulé, exercé convenablement dans les *proportions* de son *excitabilité*, se fortifie ; sa vie gagne en intensité, en développement : de là l'indispensable nécessité de l'exercice organique ; la vie, la santé ne sont qu'à ce prix. Il est évident que la force la plus grande est celle qui met l'homme en état, sans dérangement dans ses fonctions, de supporter le mieux les extrêmes, et de s'accommoder le plus promptement, le plus aisément aux vicissitudes de l'existence ; c'est là le *summum* d'énergie organique. Toutefois, il faut remarquer que cette force ne s'acquiert que graduellement, ce qui donne, comme on l'a observé, une suite composée de trois périodes différentes : la première offre une progression croissante pendant le premier développement de la force ; la seconde est une suite uniforme de termes égaux ; enfin, la troisième constitue une progression décroissante.

2° Chaque organe, dans son action ordinaire, n'emploie toujours qu'une partie de ses forces ; mais il tient comme en *réserve* une autre partie dont il ne se sert que dans les cas extraordinaires, c'est-à-dire lorsque l'excitement devient extrême et incessant. C'est ce qu'on appelle *vires in actu*, la force en activité ; puis *vires in posse,* la force en puissance, développable seulement dans quelques circonstances. Toutefois, l'excitement et l'excitabilité peuvent s'exercer dans une latitude plus ou moins grande, établie sur une moyenne proportionnée à l'état organique considéré selon l'âge et l'état présent des forces. On conçoit aisément l'importance des résultats d'une loi physiologique aussi claire que positive, combien il en découle de conséquences graves, heureuses ou fatales au bien-être. Du moment que l'organe, ayant dépensé sa force habituelle, est obligé de recourir à sa force latente et en *réserve,* le danger s'approche, la maladie est en germe. Ce qu'on nomme *la nature,* c'est-à-dire l'ensemble des êtres et de leurs lois, a posé des bornes que l'homme tend sans cesse à franchir; la modération est toujours un effort, une vertu. Nous sommes d'une exigence telle envers cette même nature, par la continuelle action du mouvement social et des excitations qu'il entraîne, qu'on lui arrache ce qu'elle refuse en quelque sorte d'accorder; mais elle se venge inévitablement, car, dans la plupart des cas, la souffrance et la douleur proclament son inflexible justice.

3° Plus un organe a été stimulé, excité, et par conséquent avec diminution plus ou moins grande de l'excitabilité ou du besoin réel, plus il y a tendance à réitérer le stimulus, et même à en augmenter les doses. L'excitation mène à l'excitation, et celle-ci très-souvent à la surexcitation; le besoin l'augmente par cela même qu'il semble satisfait. Mais la satiété n'est que momentanée, elle passe ; l'impression s'efface, le besoin reparaît, et l'organe sollicite de nouvelles excitations d'une énergie croissante toujours dangereuses, en ce qu'elles tendent directement à consumer de plus en plus l'excitabilité, et par suite à rompre l'ordre des fonctions, l'organe épuisé n'apportant plus dans l'harmonie organique son contingent d'énergie et de force.

De ce simple exposé physiologique, auquel il serait très-facile de donner plus d'étendue, on peut donc déduire, comme principe fondamental, que *la santé réside dans* L'ÉQUILIBRE NORMAL DE L'EXCITEMENT ET DE L'EXCITABILITÉ ORGANIQUES. D'après les différentes dispositions de l'économie, en-deçà ou au-delà d'une certaine limite de cet équilibre, la santé se trouve menacée. Toutefois cette limite n'est facile à déterminer que par l'expérience individuelle, car, en général, si l'excitement est moindre, ou s'il est plus qu'il ne doit être, une sorte de fatalisme providentiel dans les corps vivans, tend sans cesse à ramener la force vitale au *tenor virium medio-*

cris et constans, à moins que le stimulant ne
soit extrême et continu. Après des excitations
plus ou moins violentes, si l'on s'arrête, le type
régulier de l'excitement et de l'irritabilité renaît, l'équilibre se reproduit, la secousse n'a été
que passagère. On a dit dans ce sens : « Les
plus courtes folies sont les meilleures ; » toujours est-il que l'harmonie se rétablit par les
rapports mieux proportionnés entre l'excitement et l'excitabilité. On se tromperait toutefois
en croyant qu'il est possible d'arriver à une
constante absolue ; l'*eucrasie* ou la santé parfaite, l'idéal physiologique, n'est pas possible ;
ce serait la résultante harmonique d'actions et
de réactions des organes dans une mesure toujours exacte, ce qui amènerait une pondération
extrême dans toutes les fonctions, et par conséquent un bien-être permanent. Les lois de la
vie, et les phénomènes qui en sont la manifestation, ne comportent pas, au moins pour nous,
une si rigoureuse précision. On approche plus
ou moins de ce *summum* de perfection vitale,
mais on ne l'atteint jamais. L'homme chez lequel nul organe ne prédominerait, dont toutes les fonctions s'exerceraient de la manière
la plus exacte, la plus rigoureusement *proportionnelle*, est encore à trouver : il y a toujours

des variations, des différences qui influent sur l'ensemble. La vie exercée entre l'excitement et l'excitabilité se représente par les oscillations d'un pendule qui passe et repasse sur un point mathématique de la ligne verticale, mais ne s'y arrête jamais.

Si je me suis expliqué avec une clarté suffisante, on doit concevoir maintenant en quoi consistent l'essence et la nature de la santé ; comment la loi physiologique qui en fait la base se retrouve dans tous les actes vitaux ; comment chaque puissance organique, en particulier, concourt au maintien de cette force unitaire qui constitue l'existence individuelle et complète; comment les organes, loin d'être maintenus dans l'inertie, ont besoin d'activité ; comment il est nécessaire d'étudier la mesure de l'excitement et de l'excitabilité de ces organes; comment enfin il faut les maintenir ou les rappeler autant que possible dans une justesse proportionnelle d'action, dans cet ἄριστον μέτρον, cette *excellente médiocrité* si recommandée par les anciens, qui n'est autre chose que le grand art d'obtenir du bonheur à peu de frais, *on ne le tire point des veines du Potose.* Qu'on cesse donc de dire que bien soigner sa santé, c'est se condamner à la paresse, à l'oisiveté; rien au contraire de plus opposé. Des organes bien exercés, c'est-à-dire dans une mesure convenable à leur excitabilité, réagissent avec vigueur, et se fortifient d'autant plus. Le torse et les membres de l'athlète, les jarrets d'un danseur, le cerveau des penseurs en sont des preuves incontestables ; le point essentiel est la mesure et la proportion ; *exciter* l'organe ou l'*excéder*, c'est là où se trouve la démonstration du principe énoncé ci-dessus : prolonger ou continuer l'excitement d'après les résultats, avoir surtout la force de s'arrêter à propos. N'est-il pas certain que tout ce qui contraint l'homme dans une certaine limite le fortifie ? Il ne peut obéir à la loi physiologique, au sentiment de la raison, sans se perfectionner ; et par cela seul qu'il se surmonte, il est meilleur.

Remarquons d'ailleurs qu'en augmentant le stimulant outre mesure , vous n'augmentez pas dans les mêmes proportions la force de l'organe ni la vigueur individuelle. Ainsi, de la nourriture prise en excès n'augmente nullement les forces en proportion, la digestion même fût-elle complète : de là cette admirable distinction faite par Hippocrate entre le *moles alimenti* et *potentia alimenti.* Le capitaine Ross (*Voyage dans les régions arctiques*) remarque que les Canadiens et les Esquimaux, qui mangeaient d'une

manière démesurée et sans en être incommo-
dés, sont incapables de supporter les travaux,
les privations d'un matelot anglais, qui n'en
mange pas la sixième partie. Toujours est-il
que l'activité organique, au moyen d'un excitement convenable, est indispensable pour maintenir l'équilibre des forces. Un homme, par
ignorance, par laisser-aller ou faux calcul, s'a-
bandonne au luxe, à la bonne chère, à l'oisiveté, à une recherche étudiée de jouissances
sensuelles, énervantes; il passe laborieusement
sa vie à ne rien faire : qu'arrive-t-il? l'impressionabilité extrême, c'est-à-dire une sensibilité
presque morbide se manifeste, un léger stimulant acquiert alors des proportions extrêmes, le
tissu musculaire s'amollit, les organes s'affai-
blissent ou ne réagissent pas suffisamment, une
hypersécrétion de graisse augmente bientôt ce
fatal état de débilité. Si cet homme ne s'arrête
pas, ruminant mollement sa pâture de bien-être
matériel; s'il tombe, comme disait le cardinal de
Richelieu, « dans cette nature terrestre et por-
chine qui se repose dans son lard, » il est certain que par ce régime inerte d'une part, abon-
dant et surazoté de l'autre, il arrive à une pléthore morbide, à une prostration vitale, source
infinie de douleurs. Or, la maladie est un rude

pli aux feuilles de roses sur lesquelles de pareils imprudens aiment à s'étendre ; et ces obèses chargés de ventre et d'infirmités en sont de tristes, d'irrécusables preuves. Combien une pareille disposition est loin de celle où l'on remarque une lutte victorieuse de l'organisme contre ses agens modificateurs ; lutte qui donne un corps robuste à quiconque, étant doué d'une activité puissante et bien réglée, l'exerce pleinement, hardiment, quoique toujours dans des limites compatibles avec la santé ! Le mot *s'endurcir,* si énergique et si vrai, exprime parfaitement cet état d'énergie constante d'un homme sobre et actif qui porte les preuves d'une vigoureuse complexion sur ses membres, comme souvent aussi la gaieté dans son cœur, le calme dans sa raison. La force, la santé inaltérable, s'il en est, sont les conséquences naturelles de cette activité *mesurée,* qu'on ne doit pas cesser de conseiller. Ce principe s'étend à tout, aux travaux comme aux plaisirs ; car il ne faut pas croire, ainsi que le prétendait un homme d'esprit, que bien régler sa santé « se réduit à ne pas manger de truffes, de peur de crampes d'estomac. » Non, il faut en toutes choses apprécier nettement la vie, et la calculer au plus vrai. Suivant la véritable et bonne manière de compter, le bonheur n'est que la somme des plaisirs, quand on a retranché les maux. Je crois qu'on doit être très-satisfait du calcul, si le résultat est zéro.

Au reste, en parlant d'excitement et d'excitabilité, et des quantités respectives de ces deux élémens dans l'état sain, il ne faut pas perdre de vue l'excessif penchant des hommes à tout ce qui peut les émouvoir et les agiter ; c'est un besoin sans cesse renaissant et à toutes les époques de la vie.

Les globes ne gravitent pas plus constamment vers le centre de leurs orbites, que l'être animé ne cherche les fortes excitations, les commotions extrêmes. Il est certain qu'elles avivent pour ainsi dire l'existence ; mais trop souvent aussi elles la consument et la poussent à sa destruction. Et qu'on ne croie pas que ce dernier motif, toujours puissant, serve de frein ; presque toujours il est oublié, écarté par l'espérance de résister. Et puis, qui ne répète en soi-même : « Si vivre n'est qu'exister, qu'avons-nous besoin de vivre ? Être et persister sans émotions, c'est trouver sans mourir l'état où l'on n'est rien. » Alors, on court au-devant des excitations, on les cherche, on les provoque, parce qu'elles donnent un vif et profond sentiment de l'existence, ce qui en fait précisément le danger. L'émotion vive et soutenue est vraiment le démon tentateur de l'espèce humaine : or, le démon rit et flatte sans cesse; il cache l'abîme sous des fleurs. Mais on ne voit qu'un ennemi à combattre, l'ennui, *inane*, c'est-à-dire un excès d'excitabilité, une diminution de la vie. Alors, il n'est rien qu'on ne fasse pour le vaincre et l'écarter ; les travaux du corps ou de l'esprit, les plaisirs sans mesure, les stimulations les plus puissantes, les plus variées, les plus étranges, sont employées; l'imagination se tourmente sans relâche pour inventer des moyens d'activer la vie, et très-certainement de l'abréger, de nous délivrer rapidement de nous-mêmes : de là ces transports d'enivrement, ces emportemens, ces fougues du tempérament qui n'ont de bornes que par l'impuissance et la maladie. Au physique, *le jeu, le vin* et *les femmes,* cet irritant symbole des jouissances matérielles, cette fatale trinité qui résume en trois mots les plus ardens appétits de l'homme; au moral, les calculs, les combinaisons, l'ivresse fiévreuse de l'industriel, les veilles brûlantes de l'ambitieux, les angoisses et les travaux du père de famille que cette fée cruelle et maligne, la Destinée, se complaît souvent à persécuter. Où trouver maintenant, dans ces violentes agitations, la juste pondération de l'excitement et de l'excitabilité, cette éternelle loi physiologique sur laquelle reposent le bien-être et la santé? Toutefois, qu'on ne s'y trompe pas; on aura beau inventer, chercher dans les arts, dans l'industrie, dans le luxe, ce sera toujours un insoluble problème que celui de se condamner à des travaux excessifs ou de jouir des plaisirs sans épuisement, du repos sans langueur, et de l'oisiveté sans ennui. Comment ne pas voir que nos organes n'ont qu'une puissance conditionnelle et relative, physiologiquement parlant, une mesure d'excitabilité, par conséquent qu'il n'est pas dans la nature de l'homme de sentir vivement, constamment, sans que l'économie en éprouve de funestes atteintes? Il nous faudrait, dit un poète érotique,

> Pour l'heure présente,
> Toujours un plaisir;
> Pour l'heure suivante,
> Toujours un désir.

Si telle est la condition du bonheur, il faut décidément y renoncer, à moins d'acquérir une puissance d'organisation égale à l'immensité des désirs. L'homme est l'esclave de ses orga-

nes, de ses viscères, plus qu'il ne le croit ; c'est
donc une œuvre de Titan que chercher à combattre la nature, qui à son tour condamne l'insensé ayant épuisé les courtes joies de la passion à en subir les longues tortures..... Mais les
passions ne calculent pas, et, à tout prendre,
c'est peut-être leur meilleure chance, leur profit
véritable n'étant que dans l'enivrement. Quoi
qu'il en soit, les effets de la loi énoncée ci-
dessus n'en ont pas moins lieu. Vous stimulez
énergiquement, vous montez les ressorts à un
degré excessif, attendez-vous à un résultat funeste et infaillible. La faiblesse, la prostration,
l'espèce d'anéantissement passager qui ont lieu
après de violentes surexcitations (quelles qu'en
soient les causes), en sont des preuves mani-
festes. Ces effets sont toujours proportionnés à
l'intensité des causes, à la durée de toute action,
comparées à l'état des forces organiques en excitabilité. Or, c'est précisément cette comparaison qu'il s'agit de faire. On pourrait presque
définir la maladie comme le vice, un faux calcul
de probabilités, une estimation erronée de la
valeur des plaisirs et des peines.

En continuant à rechercher, en général, tout
ce que peuvent sur l'économie l'exactitude ou le
défaut de rapport entre l'excitement et l'excitabi-

lité, nous trouvons que, bien que les causes des maladies soient en apparence innombrables, il est néanmoins possible de les réduire à trois principales, *les blessures*, *les poisons*, et *la surexcitation organique* physique ou morale. Ces causes peuvent agir isolément ou simultanément ; mais il faut considérer la dernière comme la plus dangereuse et la plus fréquente : la raison en est aussi simple qu'évidente. L'homme fuit les premières autant qu'il est en lui ; mais il court souvent au-devant de la dernière, sans réfléchir qu'en multipliant l'intensité de l'excitement par les jouissances ou les travaux, on n'a point trouvé le secret de faire suivre en proportion égale notre capacité organique. L'attrait du plaisir est surtout l'écueil où l'on échoue. L'homme, ce grand enfant conduit par la folie, semble toujours dire : *Donnez-m'en trop*. De là ce besoin perpétuel de sentir, d'exalter la vie sous toutes ses formes et par une immense variété d'impressions ; de là encore l'influence corrosive du sybaritisme de la vie opulente mal dirigée ; car de la satisfaction outrée d'un besoin naît un besoin de plus ; c'est l'antique fable du tonneau des Danaïdes, ce résultat déjà signalé de la loi physiologique dont nous avons parlé : aussi est-il plus que douteux, pour quiconque réfléchit, qu'il y ait aujourd'hui au fond des âmes plus de contentement, plus de vrai plaisir que dans les temps anciens, quoiqu'il y ait incomparablement plus de luxe, de recherche, de *comfort* dans nos maisons, dans nos vêtemens, plus de raffinement dans notre régime, plus d'instruction dans nos têtes. La nature de l'homme n'a pas changé ; cela est si vrai que l'expérience ne corrige point : on a tous les jours des millions de preuves du danger de la surexcitation organique, mais, passant inaperçues, elles sont frappées d'inutilité. Quelle peut être la cause qui pousse ainsi l'homme dans l'abîme ? D'une part, le désir toujours actif d'être ému ; de l'autre, c'est que le danger ne devient jamais immédiat. Selon Montaigne, pourquoi ne met-on pas sa main au feu ? c'est que la brûlure se fait aussitôt sentir ; mais il n'en est pas de même dans les écarts et les passions de la vie humaine. Le châtiment est néanmoins tout aussi certain, si on ne s'arrête pas ; et comme dit excellemment Plutarque, « nous appelons RETARD dans notre ignorance, *le temps que la justice divine emploie à soulever l'homme pour le précipiter.* » Cette réflexion d'un ingénieux philosophe de l'antiquité est en tout applicable à la justice de la nature ; c'est aussi une *Némésis* qui, comme celle de l'antiquité, peut accorder du délai, mais n'acquitte jamais le coupable. Les lois qui prononcent le châtiment sont celles mêmes de l'organisme; elles ont été la condition de l'existence bien réglée; elles appliquent la peine à l'existence anormale. Ces lois constituent la nécessité ou la nature des choses, contre laquelle il ne peut y avoir d'appel.

Et pourtant il est un avertissement que la nature nous donne de la violation de cette loi physiologique, dont nous cherchons à déterminer les conséquences hygiéniques, c'est la satiété. Le pouvoir qu'a l'économie de s'habituer aux différentes impressions, est comme un remède mis en réserve par la nature, dans notre organisation, contre la plupart des maux accidentels que l'action des agens extérieurs peut amener : tantôt c'est un remède naturel contre la douleur, dont la perception est moins vive par sa durée; tantôt c'est une sorte de contrepoids au désir permanent de stimulation qui est dans l'homme, à la vérité trop souvent insuffisant. Quoi qu'il en soit, quand l'excitement a lieu jusqu'à un certain point, et qu'il se répète, la sensation ou l'émotion ne tarde pas à s'émousser. Ce qu'on appelle le piquant de la nouveauté, la fraîcheur de l'impression qui en résulte disparaît ; mais si l'excilement continue, bientôt aussi l'indifférence, la répulsion, puis le dégoût et le *surgit amari* de la volupté commencent à se manifester. Alors, de deux choses l'une : ou l'on s'arrête, et, se conformant à la loi physiologique, on attend le retour de l'excitabilité, autrement dit et moralement parlant, on réveille l'appétit par la privation; méthode sûre, excellente, véritable économie de la vie et du bonheur : ou bien on continue imprudemment l'excitation; dans ce cas, et en peu de temps, l'organisme se met en rapport avec cette dernière; il ne peut s'en passer sans produire aussitôt un sentiment pénible, indice que quelque chose nuit ou manque à la conservation de notre santé et du bien-être qui l'accompagne; sentiment qu'on cherche à écarter par de nouvelles stimulations. *Voilà l'habitude,* source continue d'actes inaperçus et involontaires; état singulier, bizarre, incompréhensible pour quiconque n'a pas étudié les lois de la vie. Avant cette disposition, l'homme, par l'excès d'excitabilité, sent la nécessité du stimulant, c'est *le besoin naturel;* mais s'il continue le premier, si même il en augmente la dose ou l'intensité, il est obligé d'y recourir presque contre sa volonté; c'est *le besoin factice,* dont les formes se multiplient à l'infini dans l'état social. Cette disposition est pour le moins aussi dominatrice de l'homme que la première ; ce qui fait que les habitudes forment pour ainsi dire le tissu de notre vie, ourdi par nous autour de nous : c'est, comme on l'a dit, une seconde nature ajoutée à la première, tout aussi puissante et tyrannique. En effet, cette seconde nature qui, devenue générale dans l'économie, prend le nom de *tempérament acquis*, ne laisse très-souvent aucune force à la raison ; le besoin factice, importun, exigeant, renaît à chaque instant, en vertu de cette loi physiologique, qu'un organe étant excité, devenu par cela même plus excitable, sollicite le retour fréquent de l'excitation, et cela dans une progression infinie : mais si la force d'une volonté supérieure, ou des circonstances étrangères ne changent ce besoin né de l'habitude, on peut tomber dans la faiblesse indirecte ou épuisement par excès de stimulation, surtout en s'abandonnant aux grossiers instincts de l'animalité.

Il reste donc prouvé que la vivacité, la continuité des impressions, même avec la tolérance de l'habitude, ne peut se prolonger au - delà d'une certaine mesure ; il faut s'arrêter, se limiter, *se faire une raison*, sous peine de souffrances multipliées : néanmoins, chez beaucoup d'hommes il n'en est pas ainsi. On sait que rien ne coûte pour écarter l'ennui : la faim, la soif, les extrêmes fatigues, les flots de la mer, les canons foudroyans, la maladie, la mort sont autant de secours pour apaiser le monstre ; les folies, les crimes, les prodiges des arts, les dévouemens, la misère n'ont souvent pour origine que la terreur de l'ennui ; que n'a-t-on pas fait pour le combattre ? Il est des hommes qui craignent même l'affreuse monotonie d'un bien-être perpétuel ; ils veulent de l'agitation, ils savent qu'un siècle de vie *sans ennui* ne serait qu'un moment. Qu'on juge alors quand il y a des habitudes *enracinées!* quand un second tempérament est pour ainsi dire superposé au premier ! La douleur, l'épuisement, la maladie, la hâte de la mort sont des digues tout à fait impuissantes ; c'est ce qu'on remarque chez les joueurs effrénés, chez les individus habitués aux liqueurs fortes, à fumer le tabac, et surtout l'opium, etc. La même remarque est en tout applicable au moral, car il se lie toujours aux excitations organiques ; la chair est la complice et l'instrument de l'esprit, dans le mal comme dans le bien. D'après Larochefoucauld, « on peut trouver des femmes qui n'ont point eu de galanterie, on n'en trouvera pas qui n'en ait eu qu'une. »

Un homme d'esprit de notre époque a dit avec raison : « Le châtiment de ceux qui ont trop aimé les femmes est de les aimer toujours. » On connaît d'ailleurs la maxime de la présidente Drouilhet, « *que le meilleur moyen, peut-être, de vaincre la tentation est d'y succomber.* » Sans doute pour recommencer. Il est aisé de voir dans ces exemples, très-faciles à multiplier, la force d'une excitation prolongée, d'où naît l'habitude, et par suite les mœurs et le caractère.

Une autre conséquence non moins frappante du *besoin factice* et irritant produit par l'excitation répétée, prolongée aux dépens de l'excitabilité, c'est que l'impression physique perçue par le moi ou la conscience est dans la dépendance *organique*. Outre qu'il manque toujours quelque chose, car celui qui a dix besoins n'est pas heureux quand il y en a neuf de satisfaits ; ce qu'on éprouve semble infiniment au-dessous de ce qu'on attendait, le plaisir est constamment surfait par l'espérance. C'est ici qu'il est donné au médecin philosophe de considérer la lutte entre l'idée, la conception et la réalité ; lutte si connue dès la plus haute antiquité, décrite avec tant de force et de charmes par les poëtes et les moralistes. Ce qui échappe aux sens a une supériorité décidée sur la perception immédiate, toujours soumise aux conditions matérielles des phénomènes physiologiques. L'imagination s'élance bien au-delà, puisqu'elle étend pour nous la mesure des possibles. Qui ne sait que la beauté devinée est plus séduisante que la beauté visible? Quel homme n'a remarqué que la femme qui se détermine à satisfaire l'œil plus que l'imagination, manque de goût encore plus que de sagesse? Plutarque nous apprend qu'il y avait un temple dédié à Vénus la voilée; « car, dit-il, *on ne saurait entourer cette déesse de trop d'ombres et de mystère.* » Quoi que l'homme fasse, la part de l'illusion mentale sera plus grande que celle de l'effet immédiat organique; il y aura toujours un énorme déchet du plaisir *senti* sur le plaisir *imaginé,* surtout quand on a émoussé l'acutesse première des sens et des organes. Tout plaisir s'efface, toute volupté diminue, toute impression s'émousse. César dit de l'empire du monde : « N'est-ce que cela? » Vespasien s'ennuya de la longueur de son triomphe. Non, le plein contentement de l'âme ne nous sera point donné; jamais la vaste capacité de nos désirs ne sera remplie. Au sein même des plus exorbitantes sensations, des délices les plus excessifs, le cœur plus irrité qu'assouvi, en demande sans cesse de nouvelles pour réaliser le type que les désirs ont inventé. Cette réalisation ne peut jamais avoir lieu ; *la loi physiologique,* dont ces réflexions ne sont que le développement, le démontre avec la dernière évidence.

Cependant, cette loi se trouve violée à chaque instant dans le mouvement social qui nous entraîne ; fasciné par la passion, détrompé par l'expérience, et surtout par la maladie, l'homme prouve, en raison de ses souffrances, que cette violation n'a pas lieu impunément. Toutefois, en considérant la multitude de ces infractions à une loi si formelle, si positive, il faut être encore plus étonné de la santé que de la maladie, de la durée de notre existence que de sa brièveté. Les *forces conservatrices* de l'économie ont certainement plus d'étendue que nous le supposons, et néanmoins elles ont des bornes. C'était un axiome reçu parmi les anciens, que les maladies aiguës venaient du ciel, et que les maladies chroniques venaient de nous-mêmes. Il y a du vrai dans ce dogme sacro-médical. Ainsi le trait fatal part, il est vrai, des régions supérieures, mais c'est nous qui l'empoisonnons. On voit qu'en toutes choses, il faut en revenir à la nature de l'homme, à ses actes vitaux, et aux lois qui les régissent. Si l'on considère, en effet, que, parmi cette foule d'individus livrés à de violentes surexcitations, il en est très-peu qui reviennent au point indiqué par la prudence, on cessera d'être surpris des innombrables maux qui nous accablent. Qu'y a-t-il de plus vrai, que l'homme doué de ce beau et fatal privilége qui lui est donné, de conserver ou d'enfreindre les lois de son être, penche constamment vers ce dernier point par la faiblesse radicale de sa volonté, bien qu'il sache que l'harmonie n'est que l'ordre dans le sens le plus élevé? Poussé par cette disposition instinctive que tout organe excité devient par cela même plus excitable, il se laisse aller à des excès dont les résultats sont infaillibles, quoique d'abord inaperçus et dans les futurs contingens. La surexcitation, *mater sæva cupidinum,* parvient bientôt à un degré où il n'y a plus d'équilibre possible entre l'excitement et l'excitabilité; la santé est dès lors à jamais compromise : c'est à ce point désastreux où arrivent les débauchés, les voluptueux imprudens, sans calcul, sans ménagemens, sans réflexion. Dire métaphysiquement *la chair est faible,* c'est exprimer en même temps le besoin d'excitation inhérent à l'organisme, et les dangers de la surexcitation; car si la chair est faible, l'esprit n'est pas toujours prompt, c'est-à-dire que les déterminations instinctives l'emportent trop souvent sur la raison ou la force intellectuelle.

Ce qui vient d'être dit peut s'appliquer également à de grands travaux, aux profondes méditations, à des fatigues corporelles extrêmes, quoiqu'utiles et indispensables. Les austères voluptés de la science elles-mêmes, ne garantissent nullement des effets de la surexcitation; elles sont aussi dangereuses que les autres, quand la prudence n'en pose pas les bornes, n'en limite ni la force ni la durée. La passion du savoir, celle de l'art, est une passion qui dévore comme les autres, quoique plus noblement; les agitations, les mécomptes qu'elle fait éprouver ont toute l'apparence et surtout les effets de l'amour ou de l'ambition extrême. Pourquoi en serait-il autrement? La loi physiologique étant la même, les conséquences ne doivent-elles pas être identiques? Qu'importe la cause honorable de ces excitations prolongées; elles existent, et l'économie en est profondément altérée; seulement l'organe surexcité est spécialement le cerveau; et il ne faut pas perdre de vue que le danger n'en devient que plus imminent, car cet organe est le principe et le dispensateur de toute sensibilité. Toutefois, les excès par les jouissances matérielles sont plus fréquens en général ; le grand courant des passions humaines porte de ce côté, et souvent l'on s'y livre sans retenue. Bientôt on est blasé au physique et au moral ; l'organe répond à peine à des provocations, à des sensations qui ébranlent, qui accablent l'économie par leurs secousses réitérées ; le gigantesque, l'extraordinaire, l'horrible amènent, à une époque plus ou moins éloignée, mais certaine, une intolérable existence de dégoût et de néant. Il y a des aspects sous lesquels la nature humaine est tout à fait la nature animale : on peut faire cette remarque chez certains individus qui, par suite d'une vie licencieuse poussée à l'extrême, n'ont ni force dans les organes, ni désir dans le cœur, aucune aspiration dans l'âme : l'animal a tué l'homme. Le rayon divin ayant disparu, et avec lui la force, l'énergie, il ne reste que le corps, mais chétif, usé, sans énergie vitale : puis ces hommes disent à la philosophie, et surtout à la médecine, *guérissez-moi*, comme s'il était possible de refaire de la vie là où manque l'étoffe dont elle est faite. Ce qu'il y a de certain, c'est que les maladies se multiplient : car si le vice s'appelle LEGION, la chaîne des infirmités se lie et se multiplie par cela même que l'organisme est épuisé, sans réaction sur les agens modificateurs de la vie; le moral suit exactement la même diminution d'énergie. A peu d'exceptions près, rien de plus lâche qu'un voluptueux épuisé; personne de plus morose, de plus triste, de plus difficile à vivre qu'un vieux débauché. On a cité l'exemple d'un Anglais riche et âgé qui avait donné à chacune de ses maladies, *la goutte, le catarrhe, le rhumatisme,* les noms de ses héritiers collatéraux, afin de les maudire plus souvent et plus énergiquement. On pourrait rapporter nombre de faits plus ou moins analogues et tout aussi démonstratifs; faits qui prouvent une vérité bien connue, c'est que la sagesse arrive souvent par impuissance, et non par une raison supérieure. Nos passions durcissent avec nos os, plutôt que de décliner avec notre âge; la force seule fait défaut.

Que les poëtes viennent maintenant, dans leur langage menteur et fleuri, vanter les jouissances de la volupté, ce chant de syrène n'est que trop écouté par les hommes; mais la médecine présente un funeste-revers à ces tableaux mensongers. Quand Anacréon, dans une de ses hymnes, si belle, dit un ancien, que Vénus ne croyait pas trop la payer d'une de ses colombes, engage les humains à n'écouter que la voix des plaisirs, il ignorait ou feignait d'ignorer les maux qui en sont la suite inévitable. Il est agréable d'entendre, dans son *Triclinium* de Tibur, Horace dire à Sestius : « Cueillons les myrtes et les fleurs; la brièveté de la vie vous défend les longues espérances; soyez heureux : quand vous serez parmi les ombres, vous ne tirerez plus aux dés la royauté du festin. » Sans doute; mais ces festins répétés, ces plaisirs sans fin ne hâtent-ils pas le moment d'être précipités chez les ombres? Horace lui-même en est peut-être un exemple, car sa santé fut toujours assez délicate; il mourut à cinquante - sept ans. Et cependant qui mieux que ce poète, d'un bon sens exquis, a si bien marqué à la faiblesse humaine ce point glissant au-delà duquel nous ne savons que nous emporter et décliner? Parmi les poètes modernes qui ont joint l'exemple au précepte, on peut citer l'illustre abbé de Chaulieu; c'était bien là un de ces fous spirituels qui ne vivent que pour le plaisir, et chassent obstinément l'avenir de leur pensée : mais le temps marche, cet avenir devient le présent, et toujours avec de terribles accompagnemens. En voici la preuve. Ce voluptueux, cet aimable, ce charmant prosélyte des doctrines du plaisir sans fin, écrit à la duchesse de Bouillon : « Je suis paralytique des deux jambes ; *les eaux de Vichy* m'ont fait tout le mal que vous pouviez désirer et que je devais craindre. Je ne dors plus ; j'ai des vapeurs, des duretés de prunelle, et quatre rhumatismes nouveaux. » Dans une autre lettre, il écrit à la même personne : « J'ai la goutte à ne pouvoir remuer dedans ma chaise ; et si cela continue, je n'aurai l'honneur de vous saluer qu'en ôtant mon bonnet de nuit de dessus ma tête avec *une poulie, comme Scarron.* » (*OEuvres,* édition de 1757.) Voilà l'état d'un homme qui a dit et répété :

> Parlons de plaisir et d'amour,
> C'est le conseil de la sagesse.

Plaisante sagesse que celle dont le résultat est cette dernière lie qui reste au fond de la coupe, quand la volupté est éteinte! Mais que penser de cette verte fatuité d'un vieillard qui effeuille sur sa tombe, en racontant ses douleurs, quelques roses fanées des plaisirs d'autrefois? Bientôt la vérité cruelle se découvre en peu d'années, et s'explique par les lois physiologiques, celles que Dieu a faites, et par cela même immuables et éternelles. Rappelons encore une observation déjà faite, c'est que l'esprit étendu, l'intelligence la mieux cultivée, les talens supérieurs ne garantissent pas toujours des excès, ni de cette nature dégradée qui dispose sourdement de la vie des hommes, et leur fait placer le bonheur plus bas qu'eux-mêmes. Un peu de jugement dirige mieux la vie très-souvent qu'une imagination hardie, fougueuse, intempérante ; en général, on ne sait pas assez combien il y a d'esprit dans le bon sens. Du reste, on remarquera que parmi les hommes qui ont vanté le plaisir comme la fin de toute vraie philosophie, je n'ai point parlé d'un célèbre philosophe de l'antiquité : c'est que les *pourceaux d'Epicure* n'en sont pas les vrais sectateurs ; aucun d'eux n'a compris sa volupté spirituelle ; son petit jardin, le morceau de fromage dont il faisait ses délices, sa vie frugale n'étaient nullement capables d'exalter outre mesure la sensibilité, d'épuiser par un *excitement* extrême, continué, multiplié, la force vitale ou l'excitabilité organique. Le *chasseur de fantômes,* qu'on appelait encore αὖτο διδάσκαλος, *maître de soi-même,* ne voulait qu'une seule chose, l'éloignement de la douleur, et non se plonger dans la fange de la débauche. C'est lui qui a dit : « S'il est de l'essence des dieux de se passer de tout, il est du caractère des sages de se contenter de peu. » Ses vrais sectateurs ont donc eu raison de déclarer que sa volupté était aussi sévère que la vertu des stoïciens, et que, pour être débauché comme Epicure, il fallait être aussi sobre que Zénon. Certes, il y a loin de ces principes à l'épicuréisme des mœurs de la Régence et du siècle suivant.

Toutefois, on ne peut nier que cette vie mêlée de philosophie, d'amour et de vin, dont parle La Fontaine, n'est plus dans nos mœurs. Sans être plus sages que nos aïeux, il y a, dans les classes bourgeoises bien élevées, plus de sobriété, plus de retenue qu'autrefois : cependant, c'est le petit nombre, car le culte de l'*orgie* est encore en honneur dans le peuple et parmi beaucoup de jeunes gens. D'ailleurs, il est d'autres excès que ceux d'une gastronomie exubérante et malfaisante ; et sous ce rapport, la modération ne paraît nullement entrer dans les calculs du mode actuel de vivre. En effet, ce qui use et ronge l'existence à notre époque, ce qui l'affaiblit et l'épuise, c'est le poignant désir de s'enrichir, et le plus tôt possible, au risque même de ne pas jouir de ce qu'on a gagné, obtenu, accumulé. Aujourd'hui, les aiguillons de la personnalité pressent l'homme de toutes parts, et ne lui laissent ni répit, ni délai, ni repos. Or, croit-on que l'activité dévorante, l'es-

prit tracassier, ardent et impitoyable des affaires ; que se tourmenter sans cesse du présent et
de l'avenir, s'agiter vivement sous le fouet des
intérêts, regarder le superflu non comme nécessaire, mais comme un impérieux besoin; se hâter de vivre pour acquérir, chercher à tout prix
la fortune, à l'étreindre corps à corps en s'expo-
sant aux chances terribles et aléatoires de l'industrie ; faire de continuels et violens efforts pour
grandir, pour se placer sur un échelon supérieur,
sans consulter ses forces, ne voir enfin que ce
qu'on désire et non ce qu'on peut, en comptant
toujours sur le bonheur de *demain* qui n'arrive jamais, croit-on que tout cela puisse maintenir cet
équilibre salutaire de l'excitement et de l'excitabilité, ce type de modération vitale qui donne
à la santé de l'égalité, de la constance et de la
durée? La société est comme un vaste champ de
bataille où l'on est aux prises avec l'ennemi; il
faut être continuellement en garde, prudent et vi-
gilant, se cuirasser contre les intérêts opposés. Il
y a certainement, dans cette force impulsive d'une
civilisation extrême, quelque chose qui tend fa-
talement à la faiblesse, à la détérioration organique, et les effets ne répondent que trop bien aux
causes. C'est bien pis lorsqu'on vit habituelle-
ment dans l'atmosphère enflammée des passions

politiques : alors on dirait que le sort, constamment ennemi, se joue des hommes comme des évènemens : en tous cas, les premiers y perdent deux choses bien précieuses, le repos et la santé. Qu'y a-t-il de plus propre à exalter le principe vital, à briser les ressorts de l'économie, que les alternatives des revers et des succès, que les soucis de l'intrigue, les veilles de l'ambition, la déconvenue de l'orgueil, les angoisses, les mécomptes de l'amour-propre, et le fiel corrodant de l'envie? Quelle folie de prendre sur sa vie, sur son être, pour ajouter à un bien-être futur et imaginaire! Il est vrai que dans ces vicissitudes de l'existence, les excitations morales, élevant les forces au-dessus de leur mesure ordinaire, semblent en augmenter l'énergie ; mais leur secours est d'une utilité passagère ; il est même dangereux, puisque la force organique tenue en réserve est provoquée, activée dans la plupart des cas. Mais qu'importe ! les hommes aimeront toujours mieux se plaindre que guérir, et surtout que prévenir les maux qui les atteignent. Il en fut ainsi dans tous les temps, dira-t-on, l'on ne corrigera personne. L'expérience, cette grande institutrice de tout ce qui vit, n'est pas toujours écoutée, rien de plus vrai ; mais il y a le plus ou le moins, et jamais on ne vit à un tel degré que maintenant, le désir, l'ardeur de gagner, de s'enrichir pour accumuler et laisser. Aussi a-t-on remarqué que certaines maladies, comme les anévrismes du cœur, les congestions cérébrales, les affections morbides du système nerveux, les aliénations mentales, etc., étaient infiniment plus fréquentes aujourd'hui qu'autrefois, notamment dans les grandes villes ; il y a ici des chiffres effrayans. Au moins, dans certains excès, la prudence combat, l'âge intervient ; chez l'homme doué d'un peu de bon sens, la raison ne lâche pas complètement les rênes, quoiqu'elle semble parfois les laisser flotter : mais quand il s'agit d'ambition, d'honneurs, de gain, d'avarice, le trop n'est jamais assez. L'âge ne tempère jamais, la maladie arrête à peine ; il n'y a que la mort qui puisse dire : « Ici est la borne, » *non procedes ampliùs*. Mais soit qu'on se livre à des voluptés peu mesurées, et qu'on s'expose par-là aux grossières servitudes de l'animalité, soit qu'on s'adonne non moins follement à des travaux excessifs d'esprit et de corps dans un but d'intérêt et de lucre, il n'en est pas moins vrai qu'en s'élevant au-dessus comme en restant en-dessous du type normal de l'*excitement* et de l'*excitabilité*, la santé reste compromise à des degrés relatifs aux

excès et aux différences de constitutions individuelles. En y réfléchissant, on voit que la sagesse ou la conduite réglée, et l'art de guérir, ont
le même langage, une direction identique. Quand
Montaigne dit avec tant de raison : *Défiez-vous
de la trahison de vos plaisirs*, il n'exprime, sous
une autre forme, qu'une vérité physiologique qui
confirme mon assertion, c'est-à-dire que la médecine ne fait que changer en certitude les vraisem-
blances de la philosophie. La première, en effet,
se servant des lois mêmes de la vie, indique
clairement et directement la voie ; elle demande
seulement si, par la jouissance goûtée aujour-
d'hui, il ne faudra pas payer un jour un intérêt
usuraire et intolérable ; elle veut que l'on puisse
savourer tout à la fois le bien-être d'une bonne
conscience et d'une bonne digestion, et ainsi
de tous les plaisirs ; elle avertit que la sanction
des lois de la nature se trouve dans les douleurs, dans les maladies qu'attire leur infraction ;
elle soutient que les passions n'en appellent qu'à
ce qui *est,* tandis que la réflexion et l'expérience
pensent à ce qui *sera;* enfin, elle désire que la
prudence de calcul qu'un homme sage applique
à ses affaires journalières, soit apportée à la plus
importante, celle du bien-être et d'une longue
vie. Toutefois, la médecine se perdrait dans une

foulé de règles, de préceptes, de principes et d'inductions, si on pouvait établir une loi fondamentale qui les contînt implicitement : or, sans grande audace paradoxale, je crois l'avoir trouvée dans les rapports exacts, proportionnels de l'*excitement* et de l'*excitabilité,* soit dans chaque organe en particulier, soit dans l'ensemble des fonctions de l'économie; loi physiologique bien connue, mais non appliquée dans toute son étendue. Appuyé sur cette base, on conçoit la vérité, la solidité de tous les préceptes : c'est une sorte d'*hygiène dynamique* qui rend parfaitement raison des phénomènes vitaux et de l'action des agens modificateurs; on peut la considérer comme le point d'appui le plus réel, le guide le plus sûr que l'on puisse choisir. Cependant, les applications de cette loi sont multiples, variées, et même difficiles dans certains cas. Voyons donc ce que la science, ce que l'expérience et des résultats positifs nous apprennent sur cet important sujet; c'est une partie de la vie humaine placée sous le contrôle de la médecine.

§ III.

CONSÉQUENCES ET APPLICATIONS
DU PRINCIPE FONDAMENTAL DE LA SANTÉ.

—•|•|•—

> Je n'obéis point aux dieux, je me trouve seu-
> lement d'accord avec eux.
>
> (*Un philosophe stoïcien.*)

Naître, vivre et mourir sont les trois termes
nécessaires de toute existence humaine ; mais
vivre sans douleur, mourir le plus tard possible, c'est là le but que tous les hommes se
proposent d'atteindre, et pourtant qui n'est

réservé qu'à certains favoris de la nature. Quoi qu'il en soit, à toutes les époques, et malgré leur indifférence réelle pour la santé, les hommes ont cherché les moyens de conserver leur santé, de prolonger leur existence ; malheureusement, ce fut toujours dans des compositions, dans des substances médicamenteuses ou dans des pratiques bizarres. Que voulait-on ? une *panacée* universelle, qui pût tout à la fois guérir nos maladies et augmenter la somme de nos jours : de là cette multitude d'élixirs, de poudres et d'arcanes, ces longues formules de médicamens dont Apollon lui-même, dit Huxam, n'aurait pu deviner l'intention, trouvés par les alchimistes, prônés par le charlatanisme, acceptés par l'ignorance et la crédulité publiques. Depuis le *lilium* de Paracelse jusqu'au baume de Cagliostro et de tant d'autres, c'est une suite non interrompue d'inventions mystérieuses qui prouvent tout à la fois le profond désir de vivre long-temps et l'incapacité de l'esprit humain pour y parvenir. Tous les métaux et leurs composés ont joui, sous ce rapport, d'une confiance prolongée jusque dans les derniers temps ; on les a donnés sous toutes les formes : mais le médicament le plus célèbre, sous ce rapport, est sans contredit l'*or potable*, maintenant si dé-

laissé, si ignoré. Comme on l'a dit ingénieuse-
ment, on a fini par comprendre que l'or, en
nature du moins, *doit se donner* du malade au
médecin, et jamais du médecin au malade. Les
médicamens préservatifs, pas plus que les amu-
lettes, ne sont guère de mode à notre époque ;
les hommes sensés de toutes les classes, paraissent bien convaincus que la véritable panacée,
ce remède universel, s'il en existe, se trouve
dans l'étude approfondie des lois de l'économie
et dans l'action bien connue des agens modificateurs de cette économie ; les résultats obtenus
sont donc la base ou le code des véritables lois
de l'hygiène. Tel est le seul moyen de résoudre
ce difficile et important problème, vivre le plus
sainement et le plus longuement possible.

Si l'on réfléchit, en effet, combien le principe que nous avons posé est simple, évident et
fécond, celui de l'exact rapport entre l'*excitement* et l'*excitabilité*, soit dans l'ensemble, soit
dans un ou plusieurs organes, on comprendra
avec quelle sûreté, avec quelle certitude chacun
peut dès lors établir pour soi l'hygiène la plus
convenable. Sans doute tout est pour le mieux
avec la meilleure des organisations possibles ;
mais l'équilibre ne tarde pas à se rompre si,
par une confiance imprudente, on cesse de

veiller sur le principe fondamental du bien-être.
C'est ce qui arrive aux personnes robustes qui
se jouent de leur santé ; preuve formelle qu'une
attention raisonnée sur soi - même ne doit jamais être mise en oubli. Aussi rien de mieux
démontré que, jusqu'à un certain point, il est
au pouvoir du sage d'éloigner le terme de la vie,
comme il est donné à l'insensé de l'avancer.
Dieu « a laissé l'homme libre entre les mains
de son propre conseil. » (*Ecclés.*, **xv**, 14.) Mais
la loi d'équilibre entre l'excitement et l'excitabilité est non seulement la base essentielle de la
santé, elle en constitue encore le prototype et
le caractère. Quels sont en effet, dans les livres de
médecine, les signes caractéristiques de la santé ?
presque toujours ceux qui constituent le tempérament sanguin, c'est-à-dire avec prédominance
du système artériel, les membres vigoureux, le
teint fleuri, la vivacité des mouvemens, etc.
Mais n'est-il pas évident, d'une part, que c'est
prendre la partie pour le tout ; de l'autre, que
cette disposition organique ou tempérament,
poussée à l'extrême, ce qui arrive souvent, conduit à la pléthore morbide, source d'une infinité
de maladies ? De là l'origine du proverbe italien :
È morto, perche era troppo sano... On voit au contraire des individus grêles, assez chétifs en ap-

parence, et qui jouissent d'une longévité remarquable. Fontenelle, Mallebranche, Kant, Voltaire, surtout, qui se déclarait le plus *maigre* Suisse des treize cantons, étaient dans ce cas, pour ne citer que des exemples connus, et ils ont vécu de longues années. Il faut donc chercher un caractère plus général de la santé; on le trouve évidemment dans la loi physiologique dont nous avons parlé. Quel que soit, en effet, le degré d'énergie de la force évolutrice organique, à partir de l'état de fœtus, dès l'instant que cette loi n'est pas violée, l'équilibre se maintient, et avec cet équilibre le sentiment du bien-être; il en est toujours ainsi à toutes les périodes de la vie, que l'individu soit faible, délicat, robuste, grand, petit, d'un tempérament sanguin, bilieux, lymphatique ou nerveux. Mais à quoi reconnaît-on que cet équilibre n'est point troublé? non seulement à la santé qui existe, mais à ce que, dans l'immense série des organes de l'économie, nul ne donne avertissement à la conscience, au MOI, de son existence. Chacun d'eux restant paisiblement dans la sphère de ses fonctions, sans abaisser, sans élever le ton de sa sensibilité, il en résulte un ensemble régulier d'actions vitales, base, principe et *caractère* d'une parfaite santé. Ainsi on pourrait définir cette dernière, *cet état où l'on ne se sent pas vivre,* tant la vie est égale, pleine et harmonique : on n'éprouve qu'une chose, le calme heureux du bien‑être. Au contraire, la moindre des maladies, un léger dérangement se fait sentir d'une manière plus ou moins pénible. *L'indifférence normale des organes,* dans leurs fonctions, est donc le type par excellence de l'ordre dans la république organique. Que l'un d'eux s'altère, que sa sensibilité se modifie, tout aussitôt il éveille la crainte, il attire sur lui l'attention, il oblige le *moi* à le surveiller jusqu'à ce que l'état moyen ou sain soit rétabli. C'est ainsi que la douleur est la gardienne sévère, quoique toujours juste, de notre bien‑être et de notre bonheur.

On voit donc combien il importe, dans le cours de la vie, de ne jamais perdre de vue la loi physiologique donnée comme base, comme *criterium* dans les fonctions ou l'action des organes. J'ose le dire, cette loi contient la raison d'un grand nombre d'actions humaines caractérisées par le bon sens ; car le moyen et le but sont aussi évidens que palpables. On peut dévier jusqu'à un certain point de la ligne indiquée ; mais à moins d'une insigne folie ou d'une implacable nécessité, la réflexion, l'expérience ramèneront au point de départ, surtout quand on a fait une étude sérieuse et loyale de soi-même. C'est là aussi où l'on peut trouver un refuge contre les désirs infinis du cœur, contre les fantômes d'une imagination inquiète, un point d'appui pour la réaction morale, pour le *moi* recteur, contre l'impulsion organique. Je comprends la force initiative du sang, les empiétemens de l'instinct sur la raison ; je sais que le feu qui dévore les entrailles peut embraser aussi les ressorts de l'imagination ; mais je comprends également que cette loi physiologique, bien conçue dans ses rapports et ses résultats, doit conduire à des conclusions d'une logique positive, c'est-à-dire qu'il faut écouter la nature sans lui commander des efforts, et bien moins encore sans l'obliger à faire des avances : que le *violent sentir*, physique et moral est contraire au bien-être, en ce qu'il enfreint la loi qui maintient l'ordre et le caractérise ; que les passions, qui tendent toujours des piéges à la raison, à l'être moral, n'en tendent pas moins à la santé ; enfin que l'homme malade, déshérité d'une partie de son existence, perd par cela même une partie de ses droits aux avantages de la société. Selon Epicure, « nous pouvons vivre si la nature le veut, et ne pas vivre si nous voulions : » vérité redoutable, qui prouve tout à la fois la grandeur et la faiblesse de l'homme. Mais la nature veut toujours que nous vivions, au moins dans la mesure du temps qui nous est assignée; nous le voulons aussi, quand il n'y a pas démence : cependant, qu'on se garde de violer la loi d'équilibre d'excitement et d'excitabilité organique ; c'est le seul moyen de nous conserver dans l'être et le bien-être ; c'est là le but de tout homme sensé, parce que, dans un être raisonnable, la même action qui est conforme à sa nature l'est aussi à sa raison.

Plus on méditera les principes énoncés précédemment, plus on en tirera de conséquences importantes à l'existence bien entendue. Je me bornerai seulement à quelques-unes ; elles suffiront, je l'espère, pour démontrer que la vraie morale, que les règles d'une bonne conduite et les préceptes de la médecine ne diffèrent en rien. Il n'en peut être autrement, car leur source est la même, c'est-à-dire la connaissance de l'homme et de ce qui lui convient le mieux dans le sens le plus étendu.

1re CONSÉQUENCE. — *La modération en tout.* Il s'agit du *ne quid nimis* si vulgairement connu, mais si rarement appliqué pour un être aussi faible que l'homme. C'est une très-ancienne et très-excellente maxime, qu'en tout l'exagération ou l'excès est contraire à sa nature : malheureusement l'ennui, ce dangereux ennemi qui pousse à exciter la vie et à la consumer, agit dans un sens opposé ; on veut non seulement sentir la vie, mais la sentir avec force. Toujours est-il néanmoins que la modération, autrement dit, le type moyen d'*excitement* sur l'*excitabilité*, est une conséquence directe de la loi physiologique constitutive de la santé. Pour prolonger l'existence, il ne faut pas tendre trop violemment les ressorts de l'économie, vivre trop vite, contraindre l'organe à fournir la partie de forces qu'il tient en réserve : loin de là, que la vie coule autant que possible lentement, doucement, paisiblement ; qu'elle ne ressemble pas au torrent écumeux, bruyant et passager. Connaissez les vraies limites de votre puissance vitale : allez jusqu'ici, gardez-vous d'aller jusque-là ; souvenez-vous que toute surexcitation doit être consentie par la nature, ratifiée par le tempérament. En fin de compte, que la modération et la sobriété produisent un intérêt immense, employé lui-même à grossir le trésor de nos félicités ; songez que la souffrance est l'inévitable expiation des transgressions multipliées de notre loi physiologique ; qu'il convient de se renfermer dans la sphère des besoins réels, clairement indiqués par la nature ; faites en sorte que le plaisir ne

soit pas empoisonné par la crainte et le mélange
impur de la douleur à venir; que la borne soit
posée de manière à braver la maladie, placée
au-delà. Quelle qu'en soit la définition, n'est-il
pas prouvé que le vrai bonheur est toujours
égal, sans accès ni relâche, sans ardeur ni fris-
son? C'est un état calme, qu'on retrouve le lendemain comme aujourd'hui, parce qu'il n'est,
à tout prendre, que l'état bien réglé de l'économie, l'équilibre de la puissance et du désir bien
dirigés. On juge du plaisir par son intensité, et
du bonheur par sa durée. Le temps, la fortune,
nous pressent de vivre; mais la raison nous dit de
vivre lentement. Notre corps ne s'accommode, ne
se règle que par une succession calculée de mouvemens harmoniques. La surexcitation consume
le principe de vie, dont la restauration ne s'o-
père ensuite que peu à peu. Or, le sage ne saurait prendre sur son être pour ajouter à son
bien-être; il connaît les lois de l'économie, il
se conduit d'après l'ordre établi : c'est ainsi que
son opinion se trouve, selon un ancien philosophe, conforme avec la volonté de Dieu.

On ne peut nier que cet agent éminemment
perturbateur qu'on nomme *civilisation*, cette
ardente vie sociale, tantôt un jeu au *plus fin*,
tantôt un combat au *plus fort*, et toujours un

mouvement violent, ne permet pas de suivre, en bien des circonstances, la ligne tracée comme la meilleure : que souvent il n'est pas donné à l'homme de réaliser les conditions d'existence qui lui conviendraient le mieux ; en un mot, que mille causes de troubles, d'écarts, de désordres, de plaisirs, de travaux, de devoirs, de nécessités, de petites passions gaspillant les forces de la vie, éprouvent le pauvre corps humain. La fortune met du sien en toutes choses ; mais on avouera également que la raison jette aussi son poids dans la balance. Loin d'être un *trouble-feste*, comme l'assure Montaigne, n'est-ce pas elle qui neutralise souvent le venin que la folie a jeté dans la coupe ? Au reste, qu'on le veuille ou qu'on résiste, qu'on le puisse ou non, la loi n'en est pas moins la même, immuable, éternelle, comme toutes celles de l'organisme. Beaucoup de causes morales, importantes à l'ordre social, sont nulles pour la nature : on lui refuse de l'activité, elle refuse de la vigueur ; on exagère le stimulant, le travail, le plaisir, elle énerve et épuise. Ainsi, que pouvons-nous contre ses lois ? Le plus grand roi de la terre et l'homme placé au plus bas de l'échelle sociale ne sont que des insectes éphémères, vivant quelques instans sur un globe perdu lui-même dans l'immensité des

espaces célestes. Le plus sûr n'est-il pas de se conformer à la loi de modération gravée sur chacun
de nos organes? Or, cette loi prescrit une certaine lenteur dans la vie, de rechercher le bien-
être dans l'économie des jouissances. La raison
dit aussi d'éviter, autant que possible, les occasions de surexcitations; elle signale l'écueil où
l'on échoue tant de fois. Tel homme a succombé
parce qu'il s'est cru fort : il est même des cas
où il faut fuir sans balancer, être toujours prêt
à lâcher son manteau. On a dit dans l'antiquité : *Sæpè excitata Venus, rarò peractata;*
rien de plus dangereux, la pente est trop incli-
née, trop glissante; il ne faut pas jouer avec le
feu, et la *Venus victrix* a bien souvent puni les
imprudens qui osaient ainsi la braver. Mais si
la modération a lieu dans les actes vitaux, si les
proportions entre l'excitement et l'excitabilité
sont conservées, ou du moins ramenées à leur
type naturel après qu'elles en ont été éloignées,
il en résulte au physique une pondération de
forces, c'est-à-dire une santé forte, égale, constante: et au moral, cette satisfaction intérieure,
premier degré pour obtenir le bonheur sans trop
de réflexion, le bonheur qui ne se fait pas, qui
ne se pense pas, mais qui permet de jouir pleinement de la vie, sans trop en risquer le frêle

capital. En général, il faut à nos jouissances un peu de laisser-aller, une certaine progression, et quelque incertitude dans leur terme. On ne jouit pleinement du présent que lorsqu'on attend un avenir au moins égal; mais qu'espérer de cet avenir quand les ressorts sont affaiblis, usés? de l'ennui, de la mélancolie, du désespoir, des maladies.

On a, dans tous les temps, remarqué la suprême influence du physique sur le moral, et l'on remonte ici à la cause physiologique d'un fait incontestable ; car sans pousser trop loin ce principe qui arriverait à l'absurde, sans admettre que la bonne ou mauvaise santé *fait notre philosophie*, toujours est-il qu'elle y contribue beaucoup : le tempérament de l'âme se gâte comme celui du corps. Quand un homme a de l'humeur, qu'il est violent, capricieux, irascible, haineux, on peut assurer qu'il souffre dans quelque partie de son être ; et son régime, bien ou mal établi, augmente ou diminue cette disposition (1). Il est certain que la bonne santé

(1) Selon la remarque de Haller, *in pauperibus, solo victu vegetabili utentibus, sanguis flavus, absque rubore* (*Élém. phys.*, tom. II, pag. 143), il est à croire que ceux dont le sang est aussi *pauvre*, sont incapables

dispose à la bienveillance, aux qualités du cœur : la sobriété entretient le silence des passions : elle laisse à la raison plus de netteté, au jugement plus de justesse, au bonheur plus de profondeur : la gêne de la douleur n'obscurcit point l'intelligence, dès lors l'esprit voit mieux, plus vite et plus loin. C'est une remarque faite par ceux qui ont observé avec soin les effets des *sociétés de tempérance*. On a encore noté qu'une vie réglée augmente les chances de longévité. En comparant la durée de la vie chez les quakers et chez quelques autres religionnaires plus turbulens, on a trouvé que la vie moyenne des premiers était très-supérieure à celle des autres. Ainsi, l'amour de l'ordre et de la santé est le bon sens de l'amour de soi-même.

La violence et l'âpreté douloureuse de la sensation, les jouissances répétées, âcres et piquantes sont donc les écueils de la santé. Par crainte de la maladie, sous peine de mort, il faut en revenir à la loi de l'équilibre de l'excitement sur

d'actions énergiques. Horace ne dit-il pas résolument de Jupiter : *det vitam, det opes, animum æquum mi ipse parabo?* Aimable poète de Tibur, vous vous trompez, c'est la santé qui donne cette égalité d'âme, et malheureusement la santé ne dépend pas toujours de la volonté.

l'excitabilité, autrement dit à la modération physique et morale. Qu'y a-t-il au reste de mieux connu, de plus répété que cette vérité? elle est vulgaire et triviale; elle retentit, à travers les siècles, dans les philosophies et les religions; toutes disent : *Desideria naturæ restinguere, non implere.* (Sénec., *de Vitâ beatâ*, cap. 20.) *Omne nimium naturæ inimicum.* (Hipp., *Aph.*) *Immodicis brevis est ætas et rara senectus.* (Martial.) « Gardez-vous dans la vie du trop plein et du trop vide. — Peu de plaisirs et courts plaisirs.—*Glissez, n'appuyez pas.*—Cause de jouissance, cause de souffrance. — L'intempérance *mord comme le serpent, et pique comme un basilic.* (Salomon.) — On lance des deux mains un filet tissu de réseaux d'or et de plaisirs, et l'on amène cent maladies. (Proverbe chinois.) La sagesse des nations s'est toujours exprimée dans ce sens; mais comment se fait-il que, pour le plus grand nombre, cette voix crie dans le désert? c'est que d'une part, le démon de la cupidité, qui condamne l'esclave de sa fortune à un travail perpétuel, et, de l'autre, la crainte de l'ennui, idole à laquelle on sacrifie son bien-être et sa vie, combattent sans cesse les bonnes maximes, c'est-à-dire le résultat constant de l'expérience. Qui veut s'en assurer doit, comme le médecin observateur, voir les hommes de près, analyser leurs folies et leurs malheurs; alors de tristes vérités se découvrent de toutes parts. Voulez-vous des jouissances sans crainte, sans regrets? arrêtez-vous à temps, même dans l'intérêt de vos jouissances. « Celui qui a moins de plaisirs les sent plus vivement; il en sent une infinité d'autres que les autres ne sentent plus ou n'ont jamais sentis; et à cet égard, la nature fait assez son devoir de mère commune. (Fontenelle.) »

2ᵉ CONSÉQUENCE. — *L'exercice actif des organes.* C'est une remarque déjà faite, et sur laquelle j'insiste à dessein. Conserver le type modéré de l'action vitale, ce n'est pas rester dans l'inertie; loin de là : par un défaut d'action convenable, de graves accidens, une santé débile ne tardent pas à se déclarer, mais dans un ordre inverse à ceux que j'ai précédemment signalés. Deux causes y contribuent, l'augmentation contre nature d'excitabilité; puis, par une conséquence immédiate, la langueur organique, le faible degré de réaction contre les agens modificateurs de l'économie. Des précautions excessives et multipliées, voilà l'erreur d'une foule de personnes qui méconnaissent la véritable base de la santé : aussi, qui n'a remarqué la susceptibilité morbide de ces mêmes personnes, la frêle délicatesse de ces fleurs cultivées en serre chaude, auxquelles il faut ménager avec soin les rayons du soleil, la température de l'atmosphère, et jusqu'aux caresses de la brise. Mieux vaut cent fois maintenir la force organique et la santé par une activité soutenue, réglée, bien conçue. Partir de ce point, qu'il y ait rapport entre les agens modificateurs extérieurs ou intérieurs et la force vitale individuelle, que l'organe réagisse dans une proportion convenable au stimulant qui le provoque, c'est trouver le secret d'une bonne et ferme santé, c'est acquérir toutes les probabilités de la longévité (1).

3ᵉ CONSÉQUENCE. — *L'étude de soi - même.* Cette modération, base et principe de la santé, dont je viens de démontrer les avantages, ne

(1) Le profond Pascal avait bien senti ce que peut l'inactivité. « Rien, dit-il, n'est insupportable à l'homme, que d'être dans un plein repos, sans passion, sans affaires, sans application, sans divertissement ; il sent alors son néant, son abandon, son insuffisance, sa dépendance, son impuissance, son vide : incontinent il sort du fond de son âme l'ennui, la tristesse, la noirceur, le chagrin, le dépit, le désespoir.

« Quand un soldat se plaint de la peine qu'il a, ou un laboureur, etc., qu'on les mette sans rien faire. » *Pensées.*

doit pourtant pas être prise d'une manière absolue. La force est identique et proportionnelle à
l'organe, rien de plus vrai; aussi le tempérament est-il le sol dans lequel les germes des
maladies sont jetés. Qu'en doit-on conclure?
qu'il faut mesurer la sphère d'activité organique
individuelle, et s'y tenir; mais on ne peut en
connaître l'étendue que par une étude approfondie de sa constitution. Suivant la judicieuse
maxime d'Apollon pythien, il faut *se connaître*
soi-même pour user de soi. Il n'est pas deux estomacs qui digèrent de même, deux cœurs dont
les battemens soient parfaitement égaux, deux
cerveaux d'une aptitude égale à la pensée. Adop-
tera-t-on une marche uniforme dans le régime?
un tempérament à sang-froid, à pouls égal, une
constitution moralement et physiquement fougueuse, exubérante, contenant en germe toutes
les passions: un esprit calme, réfléchi, qui se
possède, et ces esprits ardens, inquiets, mobi-
les, n'ayant pas la force de donner un centre
d'unité à leurs pensées, ni une ferme direction
à leur volonté, n'exigent-ils pas une conduite
opposée? On naît *centenaire,* ou bien on est dé-
voué à la mort dès sa jeunesse; la ténacité de
la vie se remarque dans certaines constitutions;
d'autres sont, au contraire, frappées d'une fai-

blesse radicale : de là le défaut des règles trop générales, et qui ne s'appliquent que difficilement. *Faire comme les autres* est donc, presque toujours, un principe destructeur de la santé. Pourquoi cela? c'est que le *ne quid nimis*, si justement vanté, est tout à fait relatif. Un stimulant, très-énergique pour l'un, devient modéré pour un autre ; tel marin supporte des fatigues et des influences atmosphériques, que le citadin énervé ne supporterait pas un jour : on sent dès lors la nécessité de s'étudier, de s'examiner, de s'approfondir; car si les hommes se connaissaient bien, ils sauraient à peu de chose près ce qui doit leur arriver, par la raison que tout dépend de l'organisme, de sa force, de son énergie. L'effet des agens extérieurs n'est jamais absolu, il est toujours relatif au mode de réaction organique : c'est l'espèce de son rendu, qui appartient plus à l'instrument qu'à la percussion qui le provoque. Quiconque aurait le pouvoir de calculer des tables exactes de *minima* et de *maxima* de la capacité ou force organique, pourrait établir un *hygiomètre* pour chacun de ses organes, comme pour chacune de ses actions : c'est la plus grande découverte que l'homme puisse jamais faire pour son bien être et son bonheur. Jusqu'à présent, il faut que chacun s'en rapporte à l'expérience intime de soi-même, autrement à la règle de l'utile et du nuisible, à ce que la raison indique, ce que la conscience approuve, ce que la nécessité exige. Or, il n'est pas d'homme doué d'une certaine portion de bon sens pratique et expérimental qui n'obtienne ce secret de lui - même; seulement il est à regretter qu'on l'oublie trop dans l'occasion d'une impétueuse conflagration des désirs, ou lorsque le stimulant d'un travail forcé, indispensable, ou d'un plaisir présent, pressant, immédiat, l'emporte sur la crainte vague et faible d'un mal à venir. C'est ici qu'il faut étendre la vue intérieure par la prévoyance, discerner avec soin *ce qui se discerne spirituellement;* c'est par-là aussi qu'on assure la puissance de l'être supérieur sur l'être inférieur, sur la passion ou l'instinct exigeant et actif.

Admettons donc, comme règle importante du maintien et de l'amélioration de la santé, la précaution de se conformer à la disposition actuelle de l'organisme, soit dans son ensemble, soit dans chaque partie: puis de comparer, d'évaluer l'action des causes extérieures sur cet organisme. De cette manière, on aura *l'esprit de son âge,* l'esprit de son tempérament, l'esprit de sa fortune, de sa profession, de sa position sociale, etc.: on comprendra que le *vivamus dum vivimus*, offre des aspects bien différens de conduite et d'action, d'après la constitution individuelle. Ainsi chez les vieillards, pour en citer un exemple, le système veineux devient prédominant, la capacité et l'énergie pulmonaires sont amoindries; il en résulte que la vitalité des artères et du fluide qu'elles contiennent ayant diminué, il se développe moins de chaleur, il se fait un sang moins riche, moins vivant : aussi l'homme âgé est frileux, il a besoin de vêtemens chauds, d'une atmosphère douce et tiède; c'est en été qu'il se trouve le mieux. La mort, chez les vieillards, arrive le plus souvent dans les hivers rigoureux, principalement vers la fin; c'est aussi en raison de leur faiblesse qu'ils recherchent une alimentation un peu énergique: et le vin, ce *dulce levamen curarum*, a été justement appelé le *lait des vieillards*. Mais en même temps que chez eux la chaleur baisse, par la diminution incessante du courant sanguin artériel, la turgescence, l'énergie vitale, tout ce qui constitue la force, disparaissent graduellement. Rien de plus évident qu'il faut adapter son hygiène à ce mode de l'organisme: agir autrement, c'est provoquer la maladie et hâter sa fin. Croyez-moi, on n'a pas le cœur jeune impunément, quand le corps a cessé de l'être : toutefois, les règles qu'on peut et qu'on doit adopter, présentent encore de notables différences entre les vieillards eux-mêmes. Ainsi, à soixante ans, à cet âge qui déjà inquiète et menace la vie, où le *chut!* de Fontenelle, en parlant de la mort, a déjà tant d'à-propos, il s'en faut que les hommes se ressemblent ; beaucoup ont encore une étonnante verdeur d'existence. Mme de Sévigné s'étonne du petit Coulanges, ami du plaisir, de la bonne chère, qui se trouvait si jeune à soixante ans, qu'il soupçonnait quelque *grosse erreur* dans son extrait de baptême.

Aussi l'hygiène convenable à un vieillard, quoique ayant des règles fondamentales, ne convient-elle à un autre vieillard que sous peu de rapports. Lessius ne put supporter le régime plus que pythagoricien qui avait si bien réussi au Vénitien Cornaro. Un centenaire avait écrit la note suivante à observer pour arriver à son âge :

Premier repas. Un verre d'eau pure à neuf heures du matin, et un morceau de pain rassis ;

Deuxième repas. Un potage, un rôti, une compote, un verre de vin vieux, à deux heures de l'après-midi ;

Troisième repas. Un tour de promenade sans fatigue, à quatre heures du soir ;

Quatrième repas. Un peu de riz au lait, un verre d'eau sucrée, à neuf heures du soir, et se coucher à dix.

Cette note portait pour épigraphe : *Experto crede.* Toujours est-il que ces *quatre* repas conviendraient à fort peu de gens.

Un de mes confrères, âgé de 83 ans, ramenait aux trois points suivans l'hygiène qui a prolongé sa carrière : « Je mange peu, je marche beaucoup, et je suis gai. » Un autre octogénaire assurait s'être toujours borné à ce principe : peu de nourriture, beaucoup d'exercice, du reste, un *sou* de vin dans un *sou* d'eau. Le maréchal de Richelieu, à 86 ans, soupait avec une pêche à demi cuite dans l'eau et saupoudrée de sucre, ou bien avec une pomme, selon la saison. Ces divers régimes, bons en eux-mêmes, sont néanmoins très-susceptibles d'êtres diversifiés, bien qu'il soit nécessaire de les baser sur des règles générales. Ainsi, diminuer la somme des alimens, préférer ceux qui se digèrent facilement, relâcher le ventre, transpirer modérément, porter aux urines, mêler des végétaux à sa nourriture, des légumes frais, des fruits doux et bien mûrs, s'exercer dans la mesure de ses forces, voilà de quoi se préserver de bien des maux, notamment de cet embonpoint incommode et trompeur que l'on contracte par l'oisiveté et un excès de nourriture. En général, le défaut d'exercice, le trop manger et le trop dormir sont des écueils où le grand nombre des vieillards échouent. Comme *le bon vieux temps* est toujours le contemporain de la jeunesse de chaque homme, on songe trop au passé, et trop peu au présent; on ne voit pas que la même dose d'alimens, nécessaire à une époque de la vie, produit, à une autre, la pléthore, la goutte, l'apoplexie, etc.

Il est surtout un point d'hygiène essentiellement relatif à l'état de l'organisme, c'est celui des plaisirs de l'amour. L'énervation subite et profonde, le danger certain qui suit souvent l'acte vénérien, doit surtout donner beaucoup à réfléchir à l'homme qui a vécu. *Turpe senilis amor,* grand et beau précepte proclamé par l'antiquité, et que l'expérience confirme journellement. Si l'on réfléchit, en effet, que dans la production d'un être par deux êtres, ceux-ci perdent presque autant de vie que le nouvel être en acquiert, on comprendra qu'il faut avoir une surabondance de force pour en communiquer l'excédent à un autre; il y a donc des dispositions organiques qui imposent sur ce point une extrême réserve, ou la privation absolue. C'est ici qu'il faut bien connaître l'état des forces vitales, en calculer l'étendue et l'énergie; car le stimulant est violent, il secoue l'arbre nerveux jusque dans ses racines. Plus il est extrême, et plus la prostration qui suit offre de dangers. Un aphrodisiaque mal administré fut, dit-on, la cause de la mort du poète Lucrèce et de son amie Servilie. Malheureusement la plupart des hommes, et même des vieillards, font, sous ce rapport, une fausse estimation d'eux-mêmes, ce qui les conduit dans un abîme de maux. Toujours poussés par les idées du passé, par quelques retours passagers de jeunesse et d'imagination, quelques fois par un amour-propre qui tient à l'aveuglement, ils osent risquer leur existence par des efforts que réprouvent la sagesse et la prudence; ils s'abusent eux-mêmes, mais pour bien peu de temps (1). La vieillesse, qui demande surtout des soins particuliers, *imbecilla volet tractari mollior ætas,* se brise à jamais contre l'é-

___

(1) Un homme d'esprit a cité le trait suivant : « Le vieux prince T*** usé, contrefait, ayant l'air d'être tombé sur la tête, d'un troisième étage, se promenait à pied dans les Champs-Élysées, péniblement soutenu par un domestique. Il rencontra un de ses amis qui

cueil que nous venons de signaler; il y a toujours folie de vouloir transiger avec des cheveux blancs. Au reste, le *connais-toi toi-même*, cette grave conséquence de la loi physiologique de l'excitement et de l'excitabilité mis en rapport, est le même pour tous les âges, pour toutes les dispositions organiques. Dans l'âge viril, la force habituelle est une quantité à peu près constante dont on peut régler l'emploi sur une échelle peu variable. Dans les âges suivans ou du déclin, l'estimation de la force doit se composer de la mesure de force restante, puis de celle qu'on doit perdre encore par le progrès des années et la détérioration des organes. Ainsi, à toutes les phases de l'existence, pour user de soi, il faut posséder la science de soi-même, science précieuse, qui procure tant de bien et fait éviter tant de maux: bien plus, il est important, de temps à autre, de refaire cette étude de sa propre vie, d'en constater l'état présent. Par l'effet de l'action vitale, il

lui dit : Eh bien! que faites-vous de G*** (maîtresse fort connue du prince en question)? — Ma foi, mon cher, répond le prince en toussant, son regne est passé; le cœur n'y est plus pour rien : il n'y a plus entre nous que l'amour physique. »

se fait un double mouvement de composition
et de décomposition organique, qui jamais ne
s'arrête, et dont les proportions varient suivant
les âges. Il y a pour chaque jour comme une
sorte de vie différente ou renouvelée qui, à la
longue, amène de notables changemens organiques. Dans un temps donné, nous n'avons ni
le même sang, ni les mêmes fibres, ni les
mêmes idées ; nous ne sommes plus réellement
et physiquement la même personne. D'après
le calcul de Jean Bernouilli (*de nutritione,*
p. 294), l'homme perd les deux tiers de son
corps dans l'espace d'une année, par le changement continuel de la matière ; au bout de
deux ans, il n'en reste plus que la quinzième
partie ; et un homme qui a quatre-vingts années, se renouvelle vingt-quatre fois pendant ce
laps de temps. On conçoit alors la nécessité
d'observer à distance les mutations de l'économie, et d'y conformer son mode de vivre.
De cette manière, on peut se tracer, sans trop
s'y astreindre, un régime convenable, adopter, rejeter, modifier certaines précautions. On
doit en tout, et continuellement, observer la
nature ; elle ne fait rien chez l'homme sain,
que dans une bonne direction ; mais il faut l'é-
tudier, la pénétrer, la comprendre, suivre ses

indications : dans chacun de ses actes, ne semble-t-elle pas dire à l'homme : *aide-toi, et je t'aiderai?*

4e CONSÉQUENCE.— ***L'étude spéciale des organes prépondérans.*** Chaque individu a sa forme particulière d'organisation, connue sous le nom de tempérament ; il y a là une virtualité physiologique particulière imprimée par le sceau de l'hérédité. Ce n'est pas tout, dans un tempérament, il est souvent encore des *spécialités* plus étroites d'organisation, autrement dit, des idiosyncrasies qu'il faut connaître. Le retard de développement d'un organe, ou sa prééminence hâtive, influent sur le reste de la vie, et décident parfois de la destinée. Il est des constitutions froides, dont la vie passe et coule sans effort, qui contrastent singulièrement avec cette nature passionnée de certains hommes, menaçant continuellement la vie et la santé, comme la tranquillité morale. En cherchant bien, on arrive presque toujours à trouver un organe, ou un appareil d'organes qui pèche par excès de force ou par une faiblesse radicale. Si l'excitement n'est pas en rapport avec l'excitabilité, il est certain que la santé ne tardera pas à s'altérer. Il faut donc porter une attention toute particulière sur ce que Van Helmont nomme si bien, *inæquale partium robur;* car de la dissonance même des organes bien conçue, bien dirigée, peut résulter l'harmonie de l'ensemble, et, par conséquent, un ferme et constant bien-être. C'est ainsi qu'on voit des personnes dont le tempérament, les fonctions vitales, les habitudes, sont des plus étranges, et qui, cependant, poussent loin leur carrière. Le temps, ce terrible adversaire qui n'est jamais vaincu, ne fait même qu'augmenter ces dispositions originelles; le but à atteindre est de s'opposer à leur exagération, de les ramener, autant que possible, au mode d'action le plus ordinaire. Tel degré d'excentricité organique peut encore être compatible avec la santé, tel autre qui touche de près celui-là, brise l'harmonie et produit la maladie.

5ᵉ CONSÉQUENCE. — *Éviter la vie trop uniforme.* Physiologiquement parlant, il est bon de descendre et de remonter au-dessus et au-dessous du type moyen de la vitalité. L'excitement et l'excitabilité sont deux échelles opposées, à graduations infinies, mais dont les zéros, à quelque hauteur qu'on les place, ne se rencontrent que rarement, et beaucoup moins encore restent-ils stationnaires. Réduire l'existence à une monotonie géométrique, la conte-

nir dans une direction unique, vivre sous cloch
pour ainsi dire, ne pas souffrir le plus petit dérangement dans son régime, dans ses goûts,
dans ses habitudes, c'est s'exposer à des per-
turbations dangereuses. Il ne faut donc pas trop
s'effrayer des oscillations de l'*excitement;* ces
différences contenues dans de certaines bornes,
aident à la vie par de douces et salutaires secousses, avivent et soutiennent les forces organiques.
Oui, sans doute, la sagesse, c'est de s'abstenir,
de ne pas trop vivre; c'est d'étouffer en soi les
germes des passions extrêmes, même des goûts
trop prononcés; c'est d'envelopper souvent son
cœur, s'il est possible, d'une couche d'indifférence; de veiller armé, de marcher avec précaution : mais c'est aussi la sagesse de vivre
avec énergie, selon le devoir, l'obligation, la
nécessité; de satisfaire ses penchans naturels,
d'écouter même la voix du plaisir, quand celui-
ci répond à des besoins réels, à des satisfac-
tions légitimes. La nature n'a-t-elle pas donné
des passions au sage? mais elle y a joint en
même temps une volonté ferme, durable, qui
les règle et les gouverne. L'art de *se dompter
soi-même* est si précieux et si rare! Pourquoi
la jouissance extrême et répétée dépose-t-elle
au fond de l'âme une certaine lie d'amertume?

c'est qu'on a le sentiment d'avoir franchi les bornes, d'avoir exigé de l'organe ce qui n'est point en lui, une force inépuisable. Nous abusons de tout; aveuglés par le plaisir présent, nous ne savons jamais prévenir la satiété, nous arrêter à propos, combiner, prévoir et calculer; mais tôt ou tard on est puni de cette imprévoyance, car la volupté, comme l'abeille, porte avec elle son aiguillon; à peine a-t-elle donné quelques gouttes de miel, que cet aiguillon menace ou se fait sentir. Il n'en est pas de même si l'on a mesuré l'intensité du stimulant à la force organique; alors on éprouve la vérité de ce principe : C'est qu'en fait de plaisir, quand on est modéré, il n'y a rien de si aisé que d'avoir le superflu. Montaigne, adoptant un principe de l'antiquité, répète souvent : « Nostre bien-estre n'est que la privation d'estre mal. » Je crois que c'est aller trop loin; ce serait réduire le bonheur réel à un malheur moindre. Il n'en est pas moins vrai que la volonté fait beaucoup dans l'état de bien-être de l'économie. « Heureux, dit-on, les gens qui ne sont malades que quand ils veulent! » Sans doute, mais lorsqu'ils savent faire marcher la prudence avec la force, le désir et la faculté. Toujours est-il néanmoins que, dans certaines occasions, il ne faut pas se condamner à des précautions infinies, minutieuses, méticuleuses ; c'est outrepasser les préceptes. Par volupté, on entend tout amour du plaisir non dirigé par la raison : eh bien! la médecine n'en a jamais blâmé d'autre, récusant cette sagesse intraitable qui damne l'amour et la gaieté, sagesse qui voudrait l'impossible. Elle rappelle que, si l'excitement extrême compromet la santé, le défaut d'excitement ne la détruit pas moins. Il y a souvent du danger à manger trop, il n'y en a jamais à manger un peu moins que l'appétit ne l'exige, sans contredit; mais descendez quelques degrés au-dessous, et vous rencontrerez la maladie. Qui ne sait que des jeunes femmes se livrent follement à une abstinence rigoureuse, dans la crainte d'un embonpoint disgracieux ? Ne voit-on pas des personnes qui, dirigées par des principes religieux mal compris, se condamnent à des jeûnes prolongés, perdant ainsi une santé si importante pour le travail et les bonnes œuvres? Est-ce donc ainsi qu'il faut entendre la loi de Dieu? évidemment non ; elle serait trop opposée à celle de l'humanité. Encore une fois, ne peut-on pas dire à ceux qui s'adonnent à ce genre d'excès, ce qu'on disait aux rudes solitaires de Port-Royal : « Il vous est facile de comprendre l'homme que

vous avez créé ; mais celui qui est, vous ne le
connaissez pas? »

Ainsi, comme moyen d'entretenir la santé, il
ne faut pas que l'existence soit trop monotone,
trop constamment uniforme, car elle finit par se
détériorer ; en un mot, on ne doit pas trop se regarder vivre. La gastronomie même, « proscrite
par les farouches amis des raves et des droits de
l'homme (Fourrier), » ne doit pas être fière-
ment dédaignée ; car faire son ordinaire de pain
et d'eau pour arriver au suprême bonheur, est
une rêverie des stoïciens ou de certains mysti-
ques que la vraie sagesse condamne. La vie est-
elle donc assez longue pour que nous hésitions
à savourer le peu d'ambroisie qu'elle nous offre?
Attendrons-nous, pour vivre agréablement, que
nous ayons perdu la verdeur de la jeunesse,
la fraîcheur de la pensée, la force de l'âge mûr?
Le grand secret de la vie est de tirer tout le
parti possible des âges par lesquels nous pas-
sons, d'avoir les fleurs et les fruits. La modération n'est pas la privation, sobriété n'est pas
disette : être délicat et modéré, voilà le sublime
de l'art gastronomique. Dans l'admirable peinture que Celse fait de l'homme sain, vivant pleinement et largement, il n'oublie pas de dire :
Modo plus justo, modo non ampliùs assumere

(lib. I, sect. 2), tantôt s'écarter de la mesure stricte du régime, tantôt y revenir et s'y restreindre; conseil excellent, qui peut s'appliquer à tous les tempéramens comme à toutes les conditions sociales. Mais voici la grande difficulté : dites-nous donc le point juste où il faut s'arrêter? quelle est la proportion de ce *modo plus justo,* qui veut certainement dire UN PEU PLUS QUE DE RAISON? Si, comme l'assure un poète moderne, même au manteau de la Sagesse la Folie attache un grelot, n'est-il pas à craindre que le son de ce dernier n'étouffe la voix de la première? Les hommes ont un tel penchant pour les sensations vives, extrêmes, qu'ils ne savent guère s'arrêter à propos. Viennent ensuite les goûts prononcés, impérieux, les habitudes tenaces. Si j'ai bien compris et mesuré la force de cette objection, il me semble que la réponse est aussi simple que péremptoire. Un homme étant donné, ou c'est un insensé qui, ignorant que la loi du corps est la loi des brutes, se livre à des écarts sans fin, à des passions effrénées. Qu'arrive-t-il? d'affreuses douleurs, de longues maladies, une mort prématurée; la loi est positive, l'expiation certaine. Au contraire, cet homme est doué de sens et de jugement, il a l'expérience de lui-même; dès lors il s'arrête où il faut; il sait se ménager, jouir avec cette ingénieuse et sage économie qui, dans le plaisir même, écarte ce qu'il peut y avoir d'âcre et de sensuel: on voit dès lors la cause de la différence des résultats. Nature marâtre! s'écrient les imprudens, pourquoi n'avoir pas donné à notre raison et la force et le charme que possèdent les passions? parce que cette raison suppose toujours le calme et le discernement. Que dans le monde on examine les prodigues, les libertins, les gourmands, les viveurs, et beaucoup de gens malades, souffreteux, languissans, presque toujours on trouvera qu'ils ont commis des excès de travail ou de jouissance, parce qu'ils n'ont su ni voir ni prévoir, en un mot parce qu'ils ont manqué de bon sens. Il est en outre digne de remarque que si la monotonie de l'existence se rompt par le plaisir, qui, poussé à certain degré, peut compromettre la santé, des travaux excessifs, toujours dans une même direction, y portent une atteinte pour le moins aussi funeste. Il y a ici une règle de fer imposée par l'âpreté du gain, permettant seulement de rares et courtes distractions. Que de principes d'hygiène, que d'excellens conseils, que de bonnes résolutions ensevelies sous le courant journalier des affaires et des intérêts! Au-

cun relâche, nul point d'arrêt, jamais de repos.
Aujourd'hui, comme au temps de Perse, *surge,
inquit avaritia... eia!* « *Debout! dit l'avarice...*
—Mais j'ai des biens en foule...—On n'en peut
trop avoir, etc.* » Comment espérer une santé
ferme avec de semblables écarts, avec un pareil
rocher de Sisyphe? Quant à moi, d'après
l'expérience que je crois avoir des hommes,
j'affirme qu'il leur est cent fois plus aisé de se
modérer dans les plaisirs sensuels que dans la
cupidité. Outre les influences de l'âge, les préjugés
sociaux y sont d'un certain poids. Un
homme qui ruine sa santé par des excès de
jouissances matérielles, passe pour un insensé ;
un homme réglé, *positif,* qui se tue pour augmenter
des richesses dont il n'a que faire, acquiert
de l'estime, de la considération : or, lequel
est le plus fou des deux? à coup-sûr, ce
n'est pas le premier.

Au reste, en déterminant comme une conséquence
de la loi physiologique de l'*excitement*
sur l'*excitabilité,* le soin d'éviter la vie trop monotone,
je n'ai eu d'autre but que d'entretenir
l'activité des organes. Sans cette activité contenue
dans les bornes indiquées par la loi dont il
s'agit, la santé sera toujours chancelante et incertaine.
C'est surtout quand la vie est sur son

déclin, qu'il convient de maintenir une douce
et continuelle excitation de l'économie ; rien
ne prolonge davantage l'existence. Un vieillard actif, laborieux, jovial, songeant au *carpe
diem*, aimant les plaisirs en rapport avec son
âge et ses forces, a mille chances de vie que
n'a pas le vieillard chagrin, humoriste, envieux de la jeunesse, qui voit avec un poignant regret les années s'écouler et la mort
s'approcher. L'exercice du corps est notamment efficace pour la longévité. On lit dans
Pline le jeune des détails pleins de charmes sur
le mode de vivre du vieux Spurina; c'est un
véritable modèle d'hygiène sénile ; l'exercice en
fait surtout la base. Spurina consacre certaines
heures aux repas et à l'étude ; « de là, dit Pline,
il va jouer à la paume long-temps et violemment ; par ce genre d'exercice, *il combat* encore
contre la vieillesse..... Par-là il a conservé, à
soixante-dix-sept ans, la vue et l'ouïe parfaitement saines, un corps agile et vigoureux ; il n'a
rien de la vieillesse que la seule prudence (1). »
Malheureusement, beaucoup de gens âgés ne

(1) *Deinde movetur pilâ, vehementer et diù. Nam hoc
quoque exercitationis genere, pugnat cum senectute..... Inde
illi, post septimum et septuagesimum annum, aurium ocu-*

se conduisent pas ainsi ; tantôt ils sont inactifs, paresseux, livrés à la bonne chère ; tantôt, se rappelant trop leur jeunesse, ils ne songent pas que le temps a marché ; ils voient encore moins que quand la maladie se présente chez un vieillard, elle tient la mort par la main : il peut y avoir du délai, mais il n'est jamais bien long.

6e CONSÉQUENCE. — *Qu'il n'y ait jamais plusieurs excitations vives et simultanées.* La mauvaise santé est une partie de la mort, elle en est le grand commencement, rien de mieux démontré ; mais il ne l'est pas moins qu'on peut hâter ou précipiter le mouvement vital ; or, c'est là où se trouve le danger ; toutefois, il y a proportion et mesure. Une excitation vive, continue, profonde, use l'excitabilité ou la vie en fatiguant les organes ; mais que sera-ce lorsqu'à celle-ci se joignent d'autres surexcitations non moins actives, et par cela même non moins dangereuses ? Un homme se livre à des études profondes, *première* cause d'excitation ; il s'abandonne en même temps aux plaisirs de l'amour, *seconde* cause d'excitation ; enfin il s'adonne à la bonne

lorumque vigor integer ; indè agile et vividum corpus, solidque ex senectute prudentia. (PLIN. jun., *Epist.*, lib. 3, epist. 1.)

chère, aux boissons spiritueuses, *troisième* cause d'excitation. Est-il possible qu'en prodiguant la vie de cette manière, en faisant une si énorme dépense d'excitabilité, les ressorts de l'économie puissent long-temps résister? N'est-ce pas l'attaque la plus violente, la plus méthodique contre la santé, le moyen le plus sûr de presser les périodes de l'existence, d'en finir avec elle? *Brûler la chandelle par les deux bouts* est une expression vulgaire dont l'énergique trivialité atteste par cela même la vérité. De pareils insensés sont rares, dit-on : pas autant qu'on le croit, surtout dans les grands foyers de civilisation, quand l'homme est placé sous la double impulsion du plaisir et de l'intérêt. N'est-il pas vrai qu'entre la volonté qui fléchit et la conscience qui proteste, les circonstances, le train habituel des choses finissent toujours par l'emporter? Il n'en est pas moins certain que cette grande infraction aux règles de l'hygiène, *l'action simultanée* de plusieurs surexcitations, détruit radicalement la santé, et il est facile d'en concevoir la raison physiologique. « La vie est comme le vin, dit le chevalier Temple; si vous la voulez boire pure, ne la tirez pas jusqu'à la lie. » Or, le moyen qu'il en soit autrement quand l'économie est exposée aux effets de plusieurs

excitations réitérées, successives ou simultanées; lorsque l'existence est continuellement
agitée, violente, fiévreuse, et qu'une sorte d'irritation est l'état habituel et journalier?

On reproche aux médecins, comme aux moralistes, de juger les passions avec la désolante
raison d'un cœur refroidi; c'est qu'il n'est pas
d'hommes qui en constatent mieux les cruels
effets sur l'économie. Ce n'est pas, il faut le
dire, que les résultats soient toujours prochains,
immédiats; souvent aucune maladie ne brise
violemment l'organisme : mais tantôt l'épuisement, d'un pas lent et sûr, mine sans cesse les
ressorts; tantôt la santé n'est qu'apparente; la
plus petite cause morbifique, jadis bravée impunément, produit tout à coup une maladie
grave et mortelle depuis long-temps en germe.
On conçoit que les ressources de la nature consumées d'avance, quand vient l'heure du danger, une réaction suffisante ne peut avoir lieu.
Rien n'est comparable à ces excitations multipliées et simultanées, rien de destructeur comme
cet accord de causes malfaisantes sur l'économie. Au physique, un affaiblissement radical
des forces : au moral, cette satiété profonde qui
dégoûte de tout, qui gâte tout, qui flétrit tout;
plaisirs des sens, plaisirs de l'esprit, plaisirs du

cœur, tout est épuisé ; on a perdu ce que l'espérance et l'imagination décoraient de leurs plus douces, de leurs plus riantes conceptions. Exister ainsi, c'est tolérer la vie, ce n'est plus en jouir ; et comme l'a dit un illustre poète,

> On meurt deux fois, je le vois bien,
> Cesser d'aimer et d'être aimable ;
> Cette mort est insupportable,
> Cesser de vivre, ce n'est rien.

Je ne citerai pas d'exemples, ils seraient trop nombreux. Il n'y a qu'à étudier les hommes philosophiquement et médicalement, connaître et juger leurs actions, leurs folies, leurs douleurs, pour se convaincre des tristes vérités signalées dans tous les temps, et toujours méconnues par le grand nombre. Combien peu mettent en pratique la maxime du grand Scipion : *Vince animum!* La première victoire de l'homme est celle de lui-même.

7ᵉ CONSÉQUENCE. — *Après de vives excitations, rétablir l'équilibre par des intervalles de repos proportionnés aux excitations qui ont précédé.* Qu'est-ce que, dans ce cas, rétablir l'équilibre ? évidemment donner à la nature le temps de recueillir ses forces, de réparer ses pertes,

de remettre dans un salutaire rapport l'*excitement* avec l'*excitabilité*. De pareils résultats ne
peuvent avoir lieu que par la cessation complète
ou momentanée de l'hyperstimulation. C'est
une règle fondamentale d'hygiène ; et l'on ne
saurait croire, quand on l'observe avec discernement, combien il est possible de prolonger
des efforts, des plaisirs ou des travaux. Un
homme est las, il se repose, ses forces renais-
sent : un autre a fait un excès de bonne chère,
il fait diète ou vit de peu pendant quelque
temps, sa puissance digestive revient à son niveau : dans ces deux cas, l'équilibre est rétabli,
parce qu'on a mis une mesure de repos calculée en raison de la durée de l'excitation précédente. Ainsi, quand les écarts et les irrégularités
de régime ont été au-dessus du type moyen de
la vitalité, il faut ou faire des réserves sur quelques autres parties du régime, ou bien suspendre l'action stimulante en raison du degré de
forces que les organes ont été obligés de déployer. En résumé, on doit considérer dans
toute excitation,

1° L'intensité de l'excitement ;

2° La durée de cet excitement :

3° La disposition individuelle sur laquelle
s'exerce l'excitement.

Faisons ici deux remarques : la première, que le temps d'arrêt devient moins indispensable, et surtout d'une moindre nécessité de prolongation, si l'on n'a pas exagéré l'excitement. Loin de forcer l'organe à développer toute sa puissance, il ne faut pas même suivre la nature jusqu'où elle peut aller; mieux vaut se tenir en-deçà des bornes qu'elle a prescrites, que de les dépasser; l'équilibre se rétablit plus promptement. C'est ainsi qu'on est toujours récompensé de l'avarice qu'on a pour un plaisir. La seconde remarque est que ce qui a lieu facilement dans les actes ordinaires de la vie, devient plus difficile quand l'homme, excité, aiguillonné par un ardent désir, s'élance en aveugle, sans rien voir ni calculer; et voilà ce qui arrachait à Bossuet cette plainte amère : « Quoi! le charme de sentir est-il si grand que nous ne puissions rien prévoir! » Toutefois, la règle n'en est pas moins immuable; c'est-à-dire, quand on a franchi la limite déterminée par l'état habituel, il n'y a qu'à revenir en-deçà, s'y maintenir quelque temps, et tout est réparé, à moins que la folie n'ait tout à fait brisé les ressorts; car, dit Charron, « l'ordre de la nature est que les voluptéz entrent au corps, soient désyrées par luy, et puis de là montent en l'esprit. » (*De la Sagesse*, liv. III.)

En observant ces préceptes, non seulement les forces se réparent, mais, par un bienfait de la nature, la sensation reprend, à peu de chose près, sa vivacité première, véritable raffinement de la volupté par la privation. Dans l'emportement, on goûte peu, on n'apprécie rien ; dans la modération, au contraire, rien n'échappe au sentiment, même pour les objets les plus ordinaires. Donnez du pain grossier à un homme sensuel, difficile, habitué à une chère délicate, il le repousse, son estomac peut-être ne pourrait le digérer ; mais attendez jusqu'au soir, alors *panem illum tenerem et siligineum, fames ipsi reddet;* la faim a rendu ce pain délicieux, l'estomac l'accepte avec délices. De là le proverbe : « **L'appétit fait le bon repas, et non le mets friand.** » Mais que s'est-il passé ? l'excitation précédente a cessé, l'excitabilité a augmenté, le besoin réel s'est prononcé, l'organe est tout prêt à agir avec une pleine vigueur ; de plus, la sensibilité acquérant une exquise finesse, un développement extrême, donne un goût relevé, varié même, aux saveurs les plus communes (1). Telle est la différence réelle entre

(1) C'est l'histoire du petit Savoyard, faisant l'éloge de son cabaret, et disant avec admiration qu'on y

ces appétits prolétaires qui se contentent de tout, et ces appétits irréguliers, vagabonds, nés dans un cercle de fantaisies. La table est un autel élevé à la sobriété; quiconque ne comprend pas cela est voué d'avance à la maladie, et n'a que de très-courts plaisirs. Rien de plus facile à expliquer au moyen de la loi physiologique, dont ces réflexions ne sont que le développement. Par un excitement continuel, l'organe, forcé d'employer chaque jour la force qu'il tient en réserve pour les cas extraordinaires, s'affaiblit et s'épuise; le goût lui-même s'émousse et se blase. Alors, que fait l'imprudent sybarite? deux choses également fatales : il augmente graduellement l'excitement, puis il le varie; les *irritamenta gulæ* sont ses ressources ordinaires. En effet, n'est-ce pas dans la saveur très-relevée des mets et leur extrême variété que consiste le perfide talent de la cuisine? «Mon art, disait Carème au prince de Talleyrand, est d'exciter votre appétit; il ne m'appartient pas de le régler;» et l'artiste avait raison. Selon Boerhaave : «Voulez-vous savoir les causes des maladies? *coquos numera,* comptez les cuisiniers.»

mangeait cinq sortes de viande, à savoir : du cochon, du porc, du lard, du jambon et du salé.

Aussi les amateurs outrés de la bonne chère, les goinfres, les gourmands, les chercheurs de franche-lippée, jouissent-ils rarement d'une bonne et ferme santé, parce qu'ils confondent toujours l'appétit, ou plutôt l'irritation du palais, avec les besoins de l'estomac, auquel ils imposent un travail énorme de digestion. Les fins et judicieux gastronomes savent, au contraire, se posséder pour mieux jouir et savourer ; ils connaissent l'art d'empêcher les alimens de fournir des matériaux aux maladies. On peut être sobre sans être délicat ; mais souvenez-vous qu'on ne peut jamais être délicat sans être sobre. Il ne s'agit pas de flatter et de béatifier sans cesse toutes les puissances dégustatrices, il faut encore les proportionner aux facultés organiques ; dès lors n'est pas gastronome qui veut, les motifs en sont évidens. La vraie gastronomie est l'expression d'une organisation distinguée, qui n'existe pas sans cette exquise modération qui mange avec réflexion, et non pour satisfaire au pur instinct de l'animalité : ne la cherchez donc pas parmi ceux qui vivent pour manger, digérer s'ils le peuvent ; gens chez qui le palais parle plus haut que l'estomac. Qu'attendre de l'homme dont on peut dire, *animus sanguine et adipe suffocatus,* tombé dans la déchéance misérable de sa double nature? Il n'est pas toujours possible de suivre à la rigueur le conseil de Socrate, éviter de prendre du goût pour ces alimens que l'on mange quand on n'a pas faim, et pour ces liqueurs qu'on est tenté de boire quand on n'a pas soif. Mais on peut neutraliser cet inconvénient par d'autres moyens : le plus sûr est de mettre dans les plaisirs de la table, que je prends ici pour exemple, des intervalles plus ou moins prolongés, qui deviennent par cela même la source de nouveaux plaisirs. On sait qu'un homme de lettres allant de temps en temps à Londres, obligé pour ainsi dire de faire de longs et laborieux dîners, prévenait toute incommodité en faisant diète un jour de la semaine. L'homme prudent, qui *raisonne* son existence, agira toujours et en tout de cette manière. J'aime ces paroles d'un célèbre gastronome : « C'est l'estomac qui reçoit les truffes, mais c'est la conscience qui les digère. » Voilà une incontestable vérité médicale, en ce sens que les vrais plaisirs existent avec le suffrage de la raison, qu'il faut toujours dégager les voluptés de l'inquiétude qui les précède et du dégoût qui les suit.

Les travaux de l'esprit, poussés trop activement, exigent surtout des intervalles de repos

qui rétablissent l'énergie de l'organe cérébral (1).
Bien plus , si les excitations de la pensée vous
font une sensation trop impétueuse, trop irritante et dangereuse, arrêtez-vous, ou du moins
faites que l'intelligence, outre des intervalles
de repos, de rémission, se reporte souvent sur
des objets qui ne peuvent la fatiguer. C'est ainsi
qu'un administrateur célèbre, obligé à de rudes
et longs travaux, sous Napoléon, mettait, comme
Daubenton, *son esprit à la diète*. Ce qu'il préférait à tout étaient les spectacles gais, d'un co-
mique vulgaire, où se trouvent bon nombre de
lazzis, de ces amusantes niaiseries qui font rire
et digérer.

Ainsi, une des conséquences formelles de la
loi physiologique, base du bien-être, consiste
dans des intervalles de repos succédant à de
vives excitations organiques. Quand celles - ci
sont extrêmes, il faut, aussitôt que l'esprit est
revenu chez lui (2), combiner un système de
repos en raison directe de la perte des forces
précédente et de celle qui doit suivre : qui songe

____

(1) Physiologie et Hygiène *des hommes livrés aux
travaux de l'esprit, etc.*, 4e édition, tome II, page 239.

(2) *Quò major est voluptas, eò magis mentem a suâ
sede et statu dimovet.* (Cic., *Paradox.* 1.)

à la déperdition ne doit pas oublier la répara-
tion. C'est là, dira-t-on, une sagesse forcée,
qui, dans bien des cas, ne ressemble en rien à
celle du dévouement et du sacrifice. J'en conviens, aussi je la place à son rang ; et pourtant
cette sagesse de bon calculateur a aussi son mérite. N'est-ce donc rien que d'établir les rapports nécessaires de l'organisme avec les agens
extérieurs, de conserver la santé, de soutenir
les forces, et par-là de se rendre apte à remplir
ses devoirs, ses obligations de père de famille
et de citoyen?

Quant à la durée des intervalles d'excitation,
on sent qu'elle doit être proportionnelle, d'une
part, à la nature même de l'excitation, à la
quantité de forces consumées ; de l'autre, à l'é-
tat des forces de l'individu. Posons pourtant,
comme règle générale, que plus l'excitement a
été violent, continu, plus il exige un repos prolongé, la restauration se faisant plus lentement.
Un ancien a dit : « La vigne porte trois sortes de
fruits, le *plaisir,* l'*ivresse* et le *repentir.* » Il est
évident que la première de ces trois périodes
n'exige que peu de repos ; mais la seconde,
quand on y arrive, infiniment plus, sous peine
de tomber dans la troisième, véritable synonyme de douleur, de souffrances et de mala-

dies. Ce qui revient à dire, usez de vos facultés, n'en abusez jamais; ne sacrifiez pas de longs jours à de courtes jouissances; les voluptueux sont les seuls qui meurent en calomniant la nature. L'essentiel surtout est la disposition individuelle; car, ainsi qu'il a été dit précédemment, ce qui est modération chez l'un, doit compter pour excès chez un autre. En veut-on un insigne exemple? nous le trouverons dans les plaisirs vénériens. Ici la nature va jusqu'au *summum* de ses efforts; tout, dans l'économie, participe tellement à cet acte de vitalité excessive, qu'il ne pourrait durer sans tuer en peu d'instans. C'est alors que la médecine et la sagesse, dans leur plein accord, conseillent une privation égale à la violence qui a précédé; quelquefois même un éloignement total, absolu de ce plaisir dangereux, *a jucunditate pestiferâ*, comme dit un Père de l'Eglise. Cependant, quoi de plus commun que des hommes que rien n'arrête sur cette pente fatale! Il en est qui sans prudence, sans réflexion, courent en insensés, en furieux, à la détérioration de leur être, à un abîme de maux et de repentir. On voit même des vieillards, organisations plus ou moins décrépites, rêver encore des voluptés un pied dans la tombe, tâcher d'effeuiller des roses sur un linceul, mais ce n'est jamais impunément. Un médecin a établi que l'âge le plus propre à se livrer aux plaisirs vénériens était de vingt-cinq à quarante ans ; c'est ce qu'il nomme *le méridien générateur* de la vie. Cette époque peut certainement se prolonger, pourvu que la sagesse tienne constamment les rênes. Alors, que penser de ces Lovelaces énervés par l'âge, qui, oubliant qu'il faut avoir *trop* de vie pour essayer de la communiquer à d'autres, osent enfreindre la loi physiologique dont nous avons tant de fois parlé? Mais, d'une part, l'excitement violent ; de l'autre, l'excitabilité organique presque épuisée, ce qui en reste suffit à peine pour entretenir la vie : dès lors, le danger est aussi évident, aussi frappant qu'il est immense. C'est bien pis encore lorsque l'imagination déprave les sens ; lorsque le désir parlant encore quand la nature se tait ou refuse, on a recours à des surexcitations artificielles ou naturelles, on paie cher de pareilles folies. Aussi il est bien rare qu'un vieillard, épousant une jeune fille, prolonge sa carrière ; la raison et la nature ont prononcé l'arrêt. Selon le proverbe : « A barbon gris, jeune souris ; » mais le vieillard imprudent et libertin qui le met en pratique ne tarde guère à en éprouver les cruels effets. Certes, la veille de ses noces, on peut lui dire avec un vieux poëte français, nommé Hardy :

On ne se servira que d'un même flambeau,
Pour te conduire au lit, et du lit au tombeau.

Cherchez maintenant, parmi ces fous à cheveux blancs, la gravité, le jugement, la prudence que donne l'âge, et pourtant seuls capables de maintenir ce bien-être physique et moral sans lequel il n'est ni santé ni bonheur ; c'est l'inverse du vœu de Juvénal : *Mens sana in corpore sano.* Ne vaut-il pas mieux s'abandonner au cours régulier de l'existence, consulter ses forces, s'abstenir à propos, savourer ses vieux jours sans les prodiguer, sans les user, en un mot, jouir modérément de la vie, qui est peu de chose, sans craindre la mort, qui n'est rien ?

8ᵉ CONSÉQUENCE. — *S'habituer ou se déshabituer graduellement.* Si la nature est ennemie de tout extrême, elle ne répugne pas moins à ce qui change brusquement l'ordre continu, habituel de ses actes ; il ne faut donc pas les interrompre quand ils existent, même lorsqu'ils sont nuisibles à un certain degré. Ces actes ou habitudes s'exercent même sans réflexion ni avec conscience de leurs efforts : mais il n'en est pas de même de leur cessation subite, alors il y a perturbation dans l'économie. Il est certainement plus aisé de sevrer un enfant du lait de sa nourrice, que de *sevrer* de son tabac un homme âgé qui en a la longue habitude. Ce n'est que par une grande force de caractère qu'on peut se dompter soi-même ; mais cette force, combien peu la possèdent ! Pourtant il est des cas où une brusque et violente interruption peut avoir des avantages, mais rien n'est plus rare, et il convient ici de bien apprécier les résultats probables. Le mieux est donc d'agir graduellement, avec constance, sans jamais rétrograder; autrement, on perd tout aussitôt le terrain déjà conquis. Avouons pourtant que cela est bien difficile : vouloir détruire une habitude enracinée dans l'organisme, est peut-être ce qu'il y a de plus difficile au monde, car c'est presque lutter contre la nature. L'habitude des liqueurs fortes, de fumer du tabac ou de l'opium, l'homicide masturbation, plus fatale à l'humanité que la peste et le choléra-morbus, etc., réunis, en sont des preuves incontestables. Une habitude est un aiguillon qui pique sans relâche, et force l'homme d'agir dans une direction tracée, une fatalité qui l'entraîne même où il sait que le malheur l'attend.

Une chose digne de remarque, c'est que la

plupart des habitudes les plus funestes ont été
contractées originairement pour maintenir la
santé. On a pris du vin pour se fortifier, on a
essayé du tabac, de l'opium, du bétel pour se
désennuyer, on a joué pour se distraire : mais on
ne s'est pas arrêté à temps, on a augmenté la dose
de l'*excitement;* bientôt l'habitude a lieu, le rets
est fermé, rien de plus difficile que d'en sortir.
On trouve encore des hommes qui ont contracté
des habitudes graves et non moins dangereuses : tantôt c'est une sobriété excessive, une
continence rigoureuse, des privations mal cal-
culées; tantôt de manger, de travailler, de dormir à des heures fixes, dût le corps en souffrir
de mille manières. Il y a tel système du bien-
être qui fait redouter jusqu'à la pluie, au vent
léger qui souffle, au nuage qui passe, etc. Il est
aussi des habitudes bizarres, liées à de faux
principes. Suétone nous apprend que Domitien
regardait *assiduitatem concubitus, velut exercitationis genus;* CLINOPALEM *vocabat.* (*In Do-
mit.,* cap. 22.) Mais cet exercice du lit, *clinopalem,* est un précepte d'hygiène qui certainement ne convient qu'à très-peu de personnes.

Quelquefois néanmoins on contracte de bonnes habitudes par un principe de vanité, et les
résultats n'en sont pas moins profitables à la

santé. Ainsi le maréchal de Richelieu, livré de
bonne heure à la plus volupteuse existence, vivant pour ses sens et dans la religion de son
corps, se résigne étant vieux, pour conserver
un reste de vigueur, une apparence de jeunesse,
à la sobriété la plus remarquable. Il est vrai que
les bains de lait, les tranches de veau frais et
cru sur la figure, et mille autres superfluités de
ce genre, annonçaient que c'était moins la raison que la folie qui avait dicté ce régime fru-
gal. Qu'importe le motif, si les résultats sont
utiles? Une jeune dame, par une prévoyance hygiénique toute particulière, n'avait-elle pas écrit
sur son album : « ..... Toute une semaine se
coucher à dix heures, se lever à huit, prendre
des bains, manger peu, éviter les émotions, être
douce, patiente, donner raison à son mari, pour
ne pas s'échauffer le sang, avoir un teint frais
et reposé dans la brillante soirée de M. ***. »
Tout cela se conçoit ; les hommes si épris de
la sagesse et pourtant si loin de la sagesse, se
dirigent quelquefois bien par des motifs d'intérêt personnel. Le *connais - toi* de Socrate et
l'*abstiens-toi* d'Epictète sont des préceptes qui
ne reposent pas toujours sur la doctrine du sacrifice dans le sens élevé de ce mot.

Toujours est - il que les habitudes une fois

contractées, le stimulant qu'elles supposent nécessairement ne doit être diminué qu'avec mesure, car l'excitabilité ou le *besoin* du stimulant
se fait aussitôt sentir avec une pénible anxiété.
En toutes choses, une marche graduelle n'est-
elle pas indiquée par la nature elle-même dans
ses opérations? il faut donc l'imiter encore
sur ce point. Si la vieillesse est arrivée, peut-
être vaut-il mieux conserver ses habitudes que
de les combattre ; le danger serait imminent,
car, à cet âge, toute perturbation vitale n'est
pas sans danger ; on ne change pas impunément son mode de vivre, quel qu'il soit. Puis,
comme on l'a remarqué, la Providence semble
avoir donné aux personnes d'un certain âge les
plaisirs de l'*habitude*, pour suppléer à ceux de
la *nouveauté*. D'ailleurs, rappelons-nous que si
cette loi des habitudes, si facilement contractée
par les organes, a ses dangers, elle a aussi ses
avantages. C'est ainsi que, quand on a pris une
bonne direction hygiénique, le régime adopté
devient facile ; aux efforts de la raison succède
la force de l'habitude, qui lui vient en aide.
L'habitude unie à l'attention, à la réflexion, est
le moyen le plus certain de rendre utiles et familiers les rapports de l'organisme avec les
agens modificateurs. La remarque en est faite :

choisissez la meilleure manière de vivre, peu à
à peu vous vous y ferez, et rien ne pourra vous
en détourner. Toutefois, si dans la force de
l'âge on a contracté des habitudes dangereuses
au bien-être, on ne doit jamais différer de les
combattre sans relâche et immédiatement. Il
faut absolument que l'intelligence libre, triomphe de la fatalité aveugle. Hier est un moment,
demain c'est l'éternité, il n'y a donc pas à hésiter. Notre vie coule avec célérité, les heures
sont rapides; mais, comme l'observe un ancien, *pereunt et imputantur*, elles passent, et
nous sont comptées. Il convient donc d'entraver, de neutraliser le plus tôt possible ce qui peut
les rendre douloureuses, et notamment les habitudes funestes; le plaisir qu'elles donnent
n'est que d'un instant, et les maux qu'elles en-
traînent sont incalculables. Je l'ai dit ailleurs, et
je ne crains pas de le répéter, rien de plus utile
ou de plus pernicieux que l'habitude. C'est une
fatale impulsion, c'est un appui solide, c'est
un baume salutaire, c'est un poison qui tue. Ne
savez-vous pas qu'on ne se défait que très-dif-
ficilement d'une habitude vicieuse? Comme la
robe du centaure Nessus, on ne l'arrache point
sans douleur et sans violence.

10ᵉ CONSÉQUENCE. — *L'influence des petites*

causes. Il est prouvé que les rhumes ont tué plus de monde que la peste. En effet, chaque action a ses conséquences plus ou moins immédiates sur le bien-être ou le mal-être de l'économie ; et le médecin Ettmuller a raison, en fait de maladie, de poser ce principe, *parva magnorum initia.* L'étude des actions lentes a une portée dont on ne connaît pas toute l'étendue ; il en est de même d'un mauvais ou d'un bon régime. Une petite cause nuisible, mais incessamment active, réitérée, produit souvent les mêmes effets qu'une cause extrême qui n'agit que dans certaines circonstances. Dans l'une et l'autre, la capacité organique se trouve dépassée, et la santé finit par s'altérer. Un homme reste debout, par état, une grande partie de la journée ; un autre reste assis et courbé sur son bureau sept ou huit heures par jour ; celui-là joue, avec plus ou moins de force, d'un instrument à vent ; celui-ci expose ses yeux à une lumière non pas trop vive, mais d'un éclat trop continu ; l'un préfère un mets, une boisson qui lui convient peu, mais qui plaît à son goût ; cet autre rend son lit plus doux et plus chaud sans nécessité, etc. : des incommodités se déclarent à la longue, déterminées par ces causes de peu d'importance : et le danger est d'autant plus réel, qu'on l'aperçoit moins. Il est également certain qu'une petite cause, dans une bonne direction, suffit pour amener des modifications avantageuses dans la santé. Le soin d'éviter les courans d'air, un peu plus ou un peu moins d'habillement, mais à propos, s'en rapporter plus à son estomac qu'à son goût, etc., suffisent pour améliorer la santé. Le conseil de ne dîner qu'avec *un seul plat* est excellent pour diminuer cet appétit perfide occasionné par la multiplicité des mets. « Pendant mon séjour à Londres, dit William Cobbett, avec un de mes fils et un commis, nous ne prenions que du gigot de mouton : du gigot *rôti* le premier jour, du gigot *froid* le second, du gigot en *hachis* le troisième; ensuite nous recommencions. » Avec une pareille méthode, il n'y a pas moyen d'être gourmand.

Ces exemples prouvent avec évidence qu'un excitement anormal faible, mais indéfiniment prolongé, modifie toujours l'action vitale dans un sens dangereux. Et qu'on ne s'y trompe pas, la vie n'est jamais immobile ; « le fil de notre existence se file la nuit comme le jour, » ainsi que le dit un ancien médecin. De cette manière il se prépare peu à peu, de molécule à molécule, de fibre à fibre, de grands changemens

dans la profondeur des tissus : de là des accidens, des douleurs, des maladies imprévues. Si
chaque homme remontait sans interruption, anneau par anneau, la chaîne de ses maux, de ses
misères, il arriverait parfois à des causes jugées
d'abord insignifiantes; c'est alors qu'il compren-
drait combien est étroit le sentier sur lequel on
marche entre la vie et la mort. Voilà ce qui fait
que nos estimations des causes du bonheur, du
malheur, des maladies, des douleurs, sont si
fort en - deçà de la vérité ; souvent à la réalité
nous substituons nos idées et nos systèmes.

11ᵉ CONSÉQUENCE. — Que *dans toute position sociale* il y a des règles hygiéniques à observer. Pourquoi en serait-il autrement? La loi
physiologique, dont nous déduisons les conséquences, n'est-elle pas applicable à tous les
hommes? Avec un peu de réflexion, on sera
toujours forcé d'admettre ce qu'a dit un ancien : *Quidquid nos vel meliores, vel beatiores
facturum est, aut in aperto, aut in proximo,
posuit natura;* « tout ce qui peut nous rendre
ou meilleurs ou plus heureux a été placé, par
la nature, près de nous et en évidence. » Ce
n'est pas qu'on puisse nier que l'aisance, la
propreté, une habitation saine, une bonne table,
quoique simple, ou en un mot le *comfortable*

bien entendu, n'influent d'une manière avantageuse sur la santé (1); mais cela n'exclut en rien l'amélioration dans des positions inférieures. Le milieu social où l'on vit, la profession, la nécessité imposent parfois, il est vrai, de dures conditions à l'homme; toutefois il n'en est pas où l'on ne trouve le *bien,* le *mieux* ou le *pire;* les preuves abondent sur ce point. Le riche peut certainement se préserver de beaucoup de maladies; mais s'il n'y prend garde, il sera atteint par beaucoup d'autres maux. L'ennui, ce vengeur du pauvre, n'est-il pas une source inépuisable de causes qui conduisent, par l'inaction et la volupté, à l'altération de la santé? Rassasié de plaisirs, affamé de bonheur, l'homme opulent ne s'arrête souvent que par épuisement et impuissance. Il est en

(1) Voici les proportions de la vie moyenne, établies par un auteur anglais, M. Chadwick, dans son *Rapport sur les causes de la mortalité :*

Nombre des morts		Moyenne de l'âge.
137	bourgeois, médecins, avocats (professions libérales).	35
1738	marchands, artisans, boutiquiers, etc. . . .	22
5567	ouvriers, artisans, domestiques, etc. . . .	15

(Revue britannique.)

outre l'esclave de ce superflu devenu si nécessaire ; on n'en trouverait pas un qui ne puisse
s'appliquer ce qu'a dit la duchesse du Maine :
« Je ne suis point assez heureuse pour pouvoir
me passer des choses dont je ne me soucie
pas. » D'ailleurs, la richesse n'exempte nullement de ces vives et poignantes douleurs morales qui semblent déchirer la trame de l'existence, indépendamment de cet aiguillon de
cupidité, de cette course haletante vers la fortune et les honneurs, de cette activité dévorante
qui écrase et broie tout ce qui se trouve sur la
route de son intérêt. D'un autre côté, un individu condamné à un travail journalier sera exposé à certaines maladies ; mais par ce travail
même, il en évite beaucoup d'autres : il peut
en outre, par sa frugalité, par des soins de propreté, et même par un régime convenable, diminuer, neutraliser jusqu'à un certain point les
effets délétères de son travail ou sa condition
de petite fortune. Il n'est pas un ouvrier intelligent qui ne comprenne les moyens d'hygiène
auxquels il peut recourir, et malheureusement
il en est peu qui les mettent en pratique. Cela
est d'autant plus fâcheux, que la société actuelle leur fournit souvent protection, lumières
et direction ; les *salles d'asile* et les *caisses d'é-*

pargne, ces deux magnifiques institutions, en sont des preuves irrécusables.

Maintenant l'aisance est plus générale, l'hygiène publique mieux comprise ; aussi la vie moyenne est-elle plus grande qu'autrefois. Or, pourquoi n'appliquerait-on pas à chaque individu ce qui se fait pour la société entière ? « Il semble, dit Descartes, qu'on a un degré de santé plus parfait, quand elle est générale, au lieu où l'on demeure, que lorsqu'on est environné de malades. » (*Lettre à la princesse palatine,* 1647.) C'est que la santé générale influe sur la santé en particulier. Il y a ici des règles importantes qu'il suffit de connaître et de suivre avec soin ; la loi que j'ai énoncée précédemment, et dont ces conséquences ne sont que le développement, la connaissance qu'on peut et qu'on doit avoir de soi-même, celle des agens modificateurs généraux ou particuliers, contre lesquels l'organisme doit réagir, en offrent de très-positives. Quand on sait, par exemple, que dans les conditions ordinaires, la perte moyenne d'un adulte par la transpiration est de vingt-huit onces ou huit cent quatre-vingt-seize grammes par la peau, et de quinze onces ou quatre cent quatre-vingts grammes par la transpiration pulmonaire dans vingt-quatre heures, on s'efforce de maintenir le plus possible ce terme moyen, facile à évaluer approximativement, par l'état ordinaire de la santé. Chez les anciens Egyptiens, on attachait à cette fonction une grande importance : en s'abordant, on ne se demandait pas comment va la santé, mais *comment va la sueur ?*

Avouons pourtant qu'il est telle position qui rend les meilleures conditions hygiéniques sinon impossibles, au moins très-difficiles à établir ; le manque d'air et le manque d'espace, l'entassement des individus en sont les causes, surtout dans les grandes villes. Les cimetières intérieurs, à Londres, sont une grande source d'insalubrité. « Il en est un, dit M. Chadwick, qui, sur un hectare de surface, ne contient pas moins de soixante mille corps. Il y a, à Liverpool, huit mille caves habitées, et où logent de trente-cinq à quarante-cinq mille individus. Dans une circonférence de soixante-six milles carrés, formant autour de Manchester un cercle dont le rayon, partant de la Bourse comme centre, n'a pas plus de cinq milles de long, vit aujourd'hui une population de trois cent cinquante mille âmes. » La commission instituée par l'autorité pour rechercher à Paris, en 1832, les causes et les effets du choléra-morbus asiatique, fait re-

marquer que, dans plusieurs quartiers, la population se condense au point de présenter
quinze cents habitans par hectare ; « on oserait
à peine, ajoute-t-elle, confier mille arbres au
même espace de terrain. » Elle a trouvé même
que, dans certains quartiers, l'habitant ne dispose plus que de sept mètres carrés ; c'est un
peu plus de trois fois l'espace qu'il occupera
un jour dans la terre. Voilà de grands et puissans empêchemens aux règles hygiéniques. Eh
bien ! il y aura toujours du *plus* ou du *moins* parmi
ces individus pressés, agglomérés au point dont
nous avons parlé ; parmi eux s'en trouvent de
raisonnables, de prudens, d'avisés, qui certainement diminuent les maux auxquels ils sont
exposés ; puis des fous, des insensés qui les
aggravent par leur indifférence ou leur peu de
réserve. Ainsi, la conduite réglée, le régime meilleur, l'hygiène et ses bienfaisantes lois peuvent
s'appliquer dans toutes les positions sociales,
quoique toujours relativement ; mais il s'agit de
vouloir, d'apprécier, de compter, et surtout de
prévoir : or, c'est là ce que la plupart des hommes ne comprennent pas ou ne veulent pas
comprendre. Le plaisir ou l'intérêt, voilà ce qui
leur paraît seul digne de soin et d'attention ; et
pourtant qu'y a-t-il de plus impossible que d'em-

ployer toute son activité, sa prudence, à faire fortune et prétendre jouir d'une santé inaltérable? le
problême est insoluble jusqu'à ce jour. La passion qui veut jouir, la cupidité qui veut acquérir,
et toujours davantage, ont les mêmes effets sur la
santé, parce qu'elles ont une source commune,
l'*excitation* violente et anormale de l'économie.
Ajoutons que d'une convoitise satisfaite naît à
l'instant une autre convoitise, et de celle-ci une
autre encore, et ainsi toujours, sans jamais remplir le vide que l'on cherche à combler. Les effets de l'intempérance, sous toutes les formes
et à tous les degrés, se remarquent donc dans
toutes les classes de la société; le savoir, l'éducation, la haute position n'en défendent pas toujours. On voudrait de la santé, c'est le désir que
l'on forme, c'est le dieu qu'on invoque; mais
on ne fait rien ou peu de chose pour obtenir
ses faveurs; tel est le reproche que fait un
poète aux grands de Rome : «Vous demandez,
leur dit-il, de la force dans les nerfs, une santé
qui se soutienne fidèlement jusque dans la vieillesse, à la bonne heure ; mais vos grands repas,
vos ragoûts friands empêchent les dieux de vous
accorder cette demande, et arrêtent Jupiter (1). »

(1) *Poscis opem nervis, corpus fidele senectæ.*

Mais ce que dit ici le satirique de la bonne chère, peut s'entendre d'une foule d'excès que l'on commet dans toutes les positions sociales, avec les seules différences de formes qu'apportent l'éducation et les habitudes : aussi la maladie, cette cruelle compagne de l'homme, s'assied également sur le velours du trône et sur l'escabeau du pauvre; elle ne s'inquiète ni de nos affaires, ni de nos opinions, ni de nos intérêts, ni de nos prétendus progrès, etc. Quand on enfreint les lois de la nature, elle arrive à coup sûr. Que faire donc pour la prévenir? agir en conséquence de ces lois éternelles; qui veut la fin veut les moyens, car le principe est aussi évident que positif. On ne peut pas toujours atteindre entièrement le but, mais on en approche plus ou moins. Dans la santé ainsi que dans mille autres choses, il faut viser à la perfection, puis se contenter de l'incomplet, se proposer le *mieux* et accepter le *moins*, quand Dieu nous l'envoie. De même qu'il ne faut pas s'attendre à un trop grand bonheur dans cette vie, chose incompatible avec la nature humaine, de même

Esto, age : sed grandes patinæ, tucetaque crassa
Annuere his superos vetuere, Jovemque morantur.

(PERS., sat. 2.)

aussi une santé ferme, inébranlable, est une véritable chimère ; mais c'est le point vers lequel il faut toujours se diriger. Cependant, il est des cas où l'on doit se contenter d'un état médiocre ; si l'on est à peu près bien, il faut se croire tout à fait bien : on le sait, rien de si dangereux et de si perfide que le mieux. Que si pourtant on est atteint et frappé par la douleur, par une maladie incurable et non mortelle, il est encore des moyens d'en diminuer la violence, de composer avec elle et lui faire sa part. Où donc les trouver? précisément dans un plan d'hygiène conçu avec sagesse et suivi avec persévérance. Alors on souffre moins, parce qu'on souffre avec résignation, et l'on peut dire avec Montaigne : « On n'a point à se plaindre des maladies qui partagent loyalement le temps avecques la santé. »

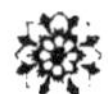

DE L'ÉCLECTISME

EN MÉDECINE,

ET DE SES CARACTÈRES.

> « Il y a des gens qui ont tant de préjugés,
> qu'ils ne se baisseraient seulement pas pour
> ramasser la vérité, s'ils la rencontraient où
> ils ne veulent pas qu'elle soit. »
>
> (*Hist. nat. de l'âme.*)

On a souvent répété que la médecine avait des rapports immédiats avec toutes les sciences, et il n'y a rien de plus vrai. Son origine, ses progrès, ses variations, ses révolutions, le démontrent suffisamment. Elle a surtout ce caractère frappant de ressemblance avec les sciences physiques et naturelles, dont elle n'est qu'une branche ; c'est qu'à peine avait-on observé quel-

ques faits, qu'on a voulu les réunir et les expliquer. Un faible crépuscule a été pris pour le
grand jour de la vérité : dès l'enfance de l'art on
a donc vu paraître des méthodes, des systèmes,
des *corps* de doctrine.

Ceci tient à deux dispositions presque contradictoires de la nature humaine, la paresse,
pour qui l'examen, la réflexion, sont un état
pénible ; puis le désir persévérant de connaître,
de remonter aux causes. L'incertitude et le
doute sont pour nous un supplice dont on se
délivre ou par une erreur ou par une vérité. Il
y a une sorte de fatigue à l'action d'analyser,
de comparer, de modifier, d'excepter ; l'esprit
de système vous en délivre sur le champ et entièrement. Un autre a vu, a comparé pour vous,
le chemin est applani, les obstacles sont levés,
il n'y a plus qu'à croire ; est-il rien de plus facile ? Aussi, dès qu'un homme sait en imposer
aux imaginations et vivement les frapper, voit-
on se grouper autour de lui deux espèces de
partisans, les esprits faibles et les hommes énergiques, impétueux : les premiers, pétrifiés dans
leur admiration de sectaire, ou doctoralement
endormis sur les décisions du maître, suivent
tranquillement le sillon tracé ; ils se taisent, le
principe, selon eux, étant chargé de répondre

à tout ; mais les seconds, véritables enthousiastes, entrent dans la lice, ils y combattent avec
ardeur, tantôt dans la folle idée de s'associer à
la gloire du fondateur, ordinairement homme
de bruit et dont le nom se fait entendre au loin,
tantôt pour la doctrine elle-même, pour sa gloire
et sa propagation.

L'histoire de la médecine est fausse d'un
bout à l'autre, si ces assertions sont dénuées de
fondement. Cette science n'offre-t-elle pas une
suite de systèmes depuis son origine jusqu'à
nos jours? Est-il une génération médicale qui
n'ait eu sa théorie en faveur, son système dominant, annoncés, prônés sous les auspices de
la vérité, et qui pourtant n'aient paru absurdes
et pitoyables dans la génération suivante? Les
voûtes des écoles retentissent depuis trois mille
ans de la voix des systématiques, assurant qu'enfin ils ont pénétré dans le sanctuaire de la nature, et qu'ils vont en proclamer les secrets pour
le plus grand bien de l'humanité. Cela fut aux
époques les plus reculées de la science ; il en
est ainsi de nos jours, et il en sera probablement de même dans la suite des âges ; nous en
avons dit la raison.

Gardons-nous cependant de nous en plaindre. A ce mot de système ou d'hypothèse, il

est des médecins qui éprouvent un sentiment profond d'indignation. C'est, selon nous, une erreur capitale, car presque toutes les vérités que nous possédons sont dues aux systématiques, et rien ne serait plus aisé à prouver. Quiconque suit le sentier battu, ne verra jamais que des choses connues et communes ; il faut le quitter pour aller au pays des découvertes, et c'est précisément ce que font les hommes doués d'un génie audacieux et inquiet. En médecine, on l'a déjà dit, les hypothèses tiennent en haleine, c'est la force impulsive des idées, la cause de leur activité ; et l'imagination, qu'une orgueilleuse raison a qualifiée de *folle du logis*, est pourtant notre guide dans la région de l'inconnu ; elle enfante mille chimères, il est vrai, mais elle fait trouver, à l'aide de l'expérience, quelques vérités qui deviennent ensuite des colonnes de la science.

Les anathèmes lancés de tout temps contre les systématiques, nous paraissent donc de pures déclamations ; c'est à les apprécier et non à les proscrire qu'on doit s'attacher. Il faut qu'il y ait des systèmes en médecine, parce qu'on n'y découvre rien qu'en essayant, qu'en *imaginant;* et laisser le champ de la science en repos, c'est le condamner à la stérilité. Peu nous importe

que les sectaires disent ensuite que leur doctrine est la seule vraie, et par conséquent la
seule durable ; c'est le sophisme ordinaire, mais
qui ne trompe jamais que celui qui veut l'être.
En effet, qui peut ignorer qu'un système en
médecine est un tissu d'erreurs et de vérités
plus ou moins logiquement disposées, que toutes
paraissent liées à un principe général, que les
faits contraires ou favorables sont recueillis,
forcément encadrés dans le plan, et cloués à la
théorie ; enfin, que leur interprétation est presque toujours arbitraire, souvent même contradictoire ? Encore une fois, que nous importe ;
si le mal est grand, il est passager, et le bien
restera.

Toutefois, il faut l'avouer, quand un nouveau
système a fait explosion, les secousses deviennent quelquefois aussi prolongées que violentes, les antiques bases de la science sont ébranlées, et les praticiens restent flottans entre les
vives controverses qui retentissent de toutes
parts. Ce qui entretient l'anarchie, c'est l'opiniâtreté des deux partis, qui, ne voulant rien modifier, rejettent tout ce qui est hors du cercle de
leurs opinions. Et remarquons ici que l'esprit de
système dans les sciences est la parfaite image de
celui des sectes religieuses et politiques, parce

que, comme elles, il a son foyer dans le cœur humain. Cet esprit est un mélange de croyances, de raisonnemens et d'ergoteries que rien ne peut faire dévier de sa route ; il se nourrit de lui-même, s'accroît par son activité de tous les ins-tans, de tous les lieux ; il se plaît à compter, à additionner ses petits triomphes ; il combat et écarte tout ce qui lui est opposé, il accueille au contraire toutes les exagérations qui le flattent et le poussent à l'extrême : mais rien n'égale ses prétentions quand ses succès ont quelque importance, lorsque ses points d'appui ont de l'autorité, s'il se recrute dans tous les rangs de la science, s'il acquiert de l'influence, s'il compte des noms qui ont de la célébrité et des suffrages qui fixent l'attention. Les enthousias-tes, parvenus à cet apogée, se regardent dès lors comme les dominateurs de la science ; ils permettent à peine la discussion ; ce n'est plus que du dédain qu'ils ont pour leurs adversai-res, de la vanité au plus haut degré, de l'or-gueil *sublimé,* si l'on peut ainsi s'exprimer. Voilà donc le système qui a obtenu un triomphe complet ou à peu près ! Tel nous avons vu ce-lui de Brown sur la fin du dernier siècle, et le *physiologisme* à notre époque. Mais bientôt la chance tourne ; il arrive des hommes doués d'une raison exacte et impartiale, qui, voulant voir, examiner, expérimenter par eux-mêmes, ne tardent pas à s'apercevoir de la fausseté du système. Ils ont bientôt renversé l'idole placée sur le fragile piédestal du prestige et du préjugé : est-il besoin de dire que ces hommes sont les éclectiques?

L'éclectisme est un des mots les plus heureux que les médecins aient emprunté à la philosophie, parce qu'il exprime parfaitement le but qu'on se propose, *choisir ;* et choisir avec discernement, après que l'expérience, la raison, l'examen, la réflexion ont prononcé. L'éclectisme est la philosophie des bons esprits, des hommes d'un jugement libre et pur, qui regardent tout esprit de secte ou de système comme une forme de tyrannie. L'école éclectique est l'école positive dans notre art, c'est le *réalisme* de la médecine. On a donc lieu d'être frappé d'étonnement quand on a lu (*Annales de la Médecine physiologique*) que l'éclectisme est au contraire l'opprobre de la médecine. Certes, on reconnaît à ce langage l'homme qui eut des intérêts de système à débattre et à défendre. Éclectisme! Ce mot fut de tout temps l'effroi des doctrines les plus opposées, des systématiques qui veulent changer entièrement la face de la science, et de ceux qui ne peuvent en

souffrir les progrès, ou qui les nient avec opiniâtreté. Les uns et les autres, toujours déci-
sifs, repoussent cette méthode : ils soutiennent
même que l'éclectisme est un mot vide de sens,
et qu'on ne pourrait donner une définition de
la chose.

Malgré cette assertion, nous allons pourtant
essayer d'en proposer une. Selon nous, L'É-
CLECTISME EST L'ART D'ESTIMER LE DEGRÉ ET
LA VALEUR DES PREUVES. Si nous ne nous
abusons, cette définition renferme les deux
caractères assignés à toute bonne définition,
claire et précise, *lucide breviterque*. En l'adoptant, on conçoit tout de suite l'immense avantage de cette méthode, unique base de la philosophie médicale.

L'éclectisme en médecine a cela d'avanta-
geux et de particulier sur l'éclectisme en philosophie, c'est qu'il s'exerce sur des objets per-
ceptibles aux sens, que l'observation prouve,
que l'expérience démontre. Il doit en outre s'é-
clairer par les travaux des temps passés ; ses
attributions sont donc faciles à reconnaître,
son but étant toujours d'estimer le degré et la
valeur des preuves.

La méthode éclectique est la seule vraie,
parce qu'elle seule prouve l'impartialité, qu'elle

ne flatte ni les préjugés qui sont exigeans, ni les vanités qui sont exclusives. Faire le triage, le *départ* de ce qu'il y a de vrai, de faux, d'irréfléchi, de prouvé, de téméraire dans une doctrine ; prendre l'évidence pour la règle et la base de ses jugemens ; par une sage réserve, se tenir en garde contre les séductions du talent et de l'imagination ; non seulement dégager la vérité tenue captive dans un système quel qu'il soit, mais établir en quoi elle consiste, et comment on peut la reconnaître ; la signaler à mesure qu'elle se trouve et comment elle se trouve ; recueillir les faits, les observations, pour les analyser, les comparer, les discuter indépendamment des noms, des autorités, des réputations et de tout ce qui subjugue les esprits faibles, médiocres ou prévenus ; ne rien admettre que sur le témoignage répété de la raison et de l'expérience ; enfin, attendre et s'abstenir, s'il n'y a point de motifs pour prononcer : tel est l'éclectisme.

Il ne faut pas le confondre avec l'indifférence, et encore moins avec un aveugle empirisme : l'éclectisme ne donne rien au hasard ni au mystère, ce n'est point la médecine *fatidique*. Il est vrai qu'on n'admet point de méthode exclusive, de principe fondamental et générateur, de doctrine parfaite qui contienne toute la vérité, rien que la vérité; mais il y a des choix, des préféren- ces, toujours d'après *le degré et la valeur des preu- ves*. On n'admet ni on ne rejette point de prin- cipes uniquement parce qu'ils sont nouveaux; on n'y cherche pas à ranimer les parties mortes de la science, non plus qu'à négliger tout pré- cepte qui a pour lui la sanction du temps et de l'expérience. Voir et faire, prouver et conclure, voilà, en peu de mots, l'invariable base de cette méthode appliquée à la médecine.

Ce qui distingue encore l'éclectisme, ce qui le produit dans tous les temps, c'est la profonde conviction des hommes sensés, que la masse des opinions est un assemblage de choses vraies, fausses, douteuses ou vraisemblables; que ces opinions doivent être jugées en elles-mêmes, et jamais ni par leur origine ni par l'autorité de leur auteur, ni par leur antiquité, ni par leur nouveauté, ni par la qualité et le nombre de ceux qui les ont adoptées. Sans partialité, sans préjugés, sans idées arrêtées d'avance, l'éclec- tisme examine et juge; c'est, comme nous l'a- vons dit, la méthode infaillible, s'il en existe une au monde; car ce qu'on n'a jamais mis en question n'a jamais été prouvé; ce qu'on n'a point examiné sans prévention n'a jamais été bien examiné. L'éclectisme est donc le premier pas vers la vérité ; bien plus, il en est la pierre de touche.

Que la marche des systématiques est différente ! Ils posent d'abord un principe général, auquel sont adaptés, ajustés, avec plus ou moins de bonheur, les faits et les conséquences. Une fois le principe admis, il faut de toute nécessité marcher avec eux, être la paille, le fétu, attiré, enveloppé dans le tourbillon :

Quiconque ose penser n'est pas né pour me croire.

Quel est le faiseur de système qui, dans son for intérieur, ne prenne ce vers fameux pour devise? Toute proposition contraire à son principe général lui paraît absurde, inadmissible ; toute objection, frivole, toute argumentation, inutile. Ce principe est, à ses yeux, tellement environné des rayons de l'évidence, que c'est tomber dans le délire du paralogisme de n'en pas convenir ; et tous les fauteurs d'assurer qu'il n'en peut être autrement, que l'art triomphe en suivant cette voie large et sûre. Lorsque Thessalus voulut renverser les doctrines de ses prédécesseurs, il établit son célèbre *diatriton*, la diète absolue pendant trois jours ; et il n'y a point de médecin *diatritaire* qui ne crût, par ce moyen, posséder la science entière. Dans le système de l'*animisme,* la maladie est une erreur de l'âme, mais la nature autocrate veille à tout, conserve tout. Est-il question du *vitalisme?* agissez sur le solide vivant, le reste ira de suite. S'agit-il du *physiologisme?* l'inflammation est le monstre-protée qu'il faut combattre, et l'on y procède par de copieuses libations de sang sur l'autel du système. Ainsi se dirigent avec partialité, avec une incroyable prévention, les médecins systématiques; rien ne peut les faire dévier, rien ne peut modifier leur opinion; en comparant leurs prétentions et les déplorables résultats qui en sont la suite, on est vraiment tenté de répéter avec un ancien : *Rideam vanitatem, an exprobrem cæcitatem?*

Ah! sans doute qu'il serait plus commode et surtout plus expéditif, pour la paresse et l'impatience, de n'avoir, en pathologie et en thérapeutique, qu'une seule balance, une seule mesure en plus ou en moins. Il est pénible de se traîner d'observation en observation, d'expérience en expérience, de revenir, sans jamais se lasser, sur des phénomènes qu'on croit connaître; c'est pourtant là le moyen de reculer avec certitude les bornes de la science : mais il faut du temps, des recherches, de l'application; or, un système abrège tout cela, l'on croit donc au système. Cette malheureuse facilité d'explication, si flatteuse pour l'amour-propre et si dangereuse dans l'étude des sciences, saisit jusqu'aux têtes les mieux faites pour juger et approfondir. Ajoutons encore l'homogénéité apparente de la doctrine. On ne veut pas comprendre que la cause d'aucun phénomène ne nous étant connue, la prétendue unité du système n'est qu'artificielle; quelques parties cadrent à merveille, d'autres sont forcément ajoutées et même contradictoires. Ainsi, soutenir que tout est lié dans une théorie, les principes et les conséquences, les faits et les raisonnemens, c'est seulement affirmer que la théorie est artistement fabriquée. Où est la preuve de cette assertion? dira-t-on; la voici : aussitôt qu'on veut faire des applications pratiques, les cas d'exception se présentent en foule, les décomptes se multiplient, le fil tenu de l'analogie se rompt à chaque instant.

Cependant, disent les systématiques, n'avons-nous pas consulté les faits comme nos adversaires? Cela est vrai, il faut en convenir, et c'est peut-être le plus grand objet de séduction pour beaucoup de personnes. Il n'y a point de fondateur de secte en médecine qui n'ait édifié avec des faits : cette assertion paraît d'abord étonnante, suspecte même, elle est pourtant l'expression de la vérité ; mais empressons-nous d'ajouter qu'ils ne les emploient guère qu'après la construction théorique du système. On raconte qu'un physicien ayant fait je ne sais quel système, fit part de son chef-d'œuvre à l'un de ses amis. « J'en suis fâché, lui dit ce dernier, mais tous les faits vous sont contraires. — Eh bien ! lui répliqua l'autre sans se troubler, apprenez-les-moi ces faits, et ils serviront à ma théorie. » C'est là le trait distinctif des fondateurs de doctrines, et une nouvelle preuve de ce qu'a dit un philosophe de nos jours, que *l'observation est le sol de la science, et que les théories en sont l'industrie.* On répète que les faits sont la substance des sciences, on veut des faits, on en demande de toutes parts, et les systématiques les prodiguent, sauf à les faire changer de forme et d'aspect, en raison de la force tortionnaire toujours à leur usage. C'est avec les mêmes maladies, les mêmes observations, les mêmes faits que Stahl, Hoffmann, Brown, Rasori, Broussais, ont construit leurs théories, toutefois avec les modifications apportées par le temps et les progrès réels de la science : il en sera probablement de même chez nos derniers neveux. Bien entendu que chaque réformateur présente sa doctrine comme le résultat le plus heureux des faits, et n'ayant rien de commun avec une méthode artificielle. En effet, les systématiques eux-mêmes ne peuvent s'empêcher de reconnaître dans les autres cette folie d'exclusion, indélébile empreinte de tout système. *Helmontius clamat omnem venæ sectionem carnificinam esse; Botalius è diverso eam etiam in hydrope convenire; uter insanior? In medio tutissimus ibis.* (Boerh., *Prælect. acad.*, t. VI, f° 405.) Docte professeur de Leyde, que n'avez-vous profité du conseil que vous donnez si généreusement aux autres? Mais j'entends sa réponse : Ma doctrine est la bonne, elle est fondée sur les lois de la nature, sur la physiologie; je n'ai consulté que les faits; adoptez mes principes, et vous guérirez, c'est la fin de l'art. Ce dernier motif est surtout invoqué par les partisans outrés de telle ou telle doctrine. Nous guérissons, disent-ils; venez, voyez et croyez; nous guérissons, qu'avez-vous à répondre? Sans doute vous guérissez, et si cela n'était pas quelquefois, vous seriez les plus insensés comme les plus coupables des hommes. Mais trouvez un systématique qui ne puisse en dire autant, qui ne prenne soin de compter ses victoires, ses trophées, et ne prétende à la couronne civique : *ob cives servatos*. D'abord, tout n'est pas faux dans un système ; en second lieu, on sait avec quel art les revers sont ou dissimulés ou expliqués ; et puis, dans le grand nombre de malades, il en est de si heureusement constitués, qu'ils résistent à tout. Ainsi, pour peu qu'un médecin soit employé, il n'aura que des succès à citer ; car, selon Cicéron, *quis enim totum diem jaculans, non aliquandò collineet?* (*De Divinat.*, lib. II, cap. 59.) Qui peut donc résoudre la difficulté? qui peut affirmer, dans cette grande question, ce qui est vrai, ce qui est faux? l'éclectisme et sa sévère impartialité ; l'éclectisme, cherchant toujours à dégager la vérité de la conjecture, de l'opinion et du préjugé. Sa voix est d'abord méconnue ; elle se perd ordinairement dans les clameurs des systématiques plus ou moins nombreux ; et c'est là ce qui entraîne beaucoup de gens pour qui il est plus aisé de croire que d'examiner.

Toute doctrine présentée dans un certain sens, prônée avec chaleur, avec opiniâtreté, fera d'abord de grands progrès parmi la multitude : les gens sages ne l'ignorent pas, ils savent faire la part du feu : mais bientôt l'enthousiasme se

refroidit ; une certaine force de vérité et d'expérience, s'introduisant tôt ou tard dans les
idées, arrête l'irruption du système, et l'on finit
par en examiner, en peser de sang-froid les résultats : c'est donc un argument puéril que celui du nombre des partisans, quand il s'agit
d'un système médical. Et depuis quand l'ubiquité d'une doctrine en a-t-elle prouvé la solidité? Fut-il jamais de théorie plus répandue que
le galénisme, puis, dans la suite des âges, celles
de Boërhaave et de Brown? Il s'en faut que les
plus modernes aient acquis ce degré d'univer-
salité, et le dissolvant de l'éclectisme en a
miné le sol et disjoint les parties principales.
Dans l'état actuel de la médecine, il est impossible qu'un système quelconque ait une longue
prépondérance. Où est le praticien raisonnable,
éclairé, étranger à l'esprit de coterie, jouissant
de la plénitude de son jugement, qui ne dise,
avec un littérateur distingué : J'avoue que le
nom d'un auteur estimé est un préjugé avanta-
geux pour ce qu'il va dire ; mais quand il l'a dit
une fois, son nom ne me fait plus rien, je n'ai
plus qu'à peser ses raisons : il ne faut pas errer
avec Platon même. Tel est le langage du véritable éclectique ; il ne ressemble guère à celui
de ces enthousiastes qui, toujours crédules et

toujours dédaigneux, sourient de pitié quand
on leur cite un certain Hippocrate dont ils ont
jadis entendu parler, et qui pensent que la science
est née d'hier, précisément dans le giron de
leur doctrine : du reste, croyant et affirmant
qu'eux seuls savent, connaissent, expérimen-
tent, ils ôtent à leurs adversaires toute espèce
de bon sens et de jugement, et ne ressemblent
pas mal à ces lettrés chinois qui, dans leurs
cartes géographiques, ne représentent des hommes que sur les terres chinoises, et peuplent le
reste du globe d'acéphales.

L'éclectique, au contraire, a naturellement
l'esprit étendu, conciliant; une raison sévère,
une logique rectiligne le guident dans le choix
de ses observations; il glane partout, parce qu'il
sait que la vérité est partout un peu, mais jamais
entière dans aucune doctrine, dans aucun temps,
chez aucun homme; lui seul peut dire : *Soleo enim
et in aliena castra transire, non tanquam trans-
fuga, sed tanquam explorator.* (SENECA, *epist.* 2.)

Le systématique, comme le sectaire, rejette
ce qui ne vient pas de la source qu'il a choisie;
il y a quelque chose de béat dans la plénitude
de sa conviction. Il demande d'abord le vrai,
puis il passe au vraisemblable; enfin, il admet
l'absurde.

L'éclectique marche en sens opposé ; il tâche d'aller du doute à la probabilité, de la probabilité à la certitude, et, s'il est possible, il veut se rassasier d'évidence. Ne lui demandez pas sous quels drapeaux il sert, à quel maître il s'attache, quelle est l'enseigne de son école : hôte passager, il ne s'arrête pas où le pousse le vent de tel système, mais où le conduisent la raison, l'expérience et l'amour du vrai.

Le systématique, toujours en présence du maître et de la doctrine, de ce que lui-même en a dit ou écrit, des progrès qu'elle fait, des obstacles à vaincre, combat toujours dans le même sens : l'intégrité du dogme par-dessus tout.

Ipse dixit ; maxime d'esclave selon l'éclectique. N'étant donc ni à Apollon ni à Céphas, il ne se passionne jamais ni pour ni contre. De quelque part que vienne la vérité, elle est pour lui la bien venue ; mais il faut qu'il la reconnaisse pour telle ; il veut en voir, en palper chaque fraction, chaque particule ; en un mot, que ce soit la vérité, et non pas son fantôme.

Le systématique fanatisé loue sans mesure et critique de même, selon les intérêts du système ; il n'y a d'autre poids dans sa balance que la verge et l'encens.

L'éclectique blâme et loue selon les intérêts réels

de la science, sans dépasser la ligne de la modération ; chez lui,. jamais la pâle envie ne se cache sous le masque de la critique. Par exemple, il reconnaît dans Brown d'importantes vérités ; il aime à signaler dans Broussais une rare sagacité pour les recherches d'anatomie pathologique et l'art de généraliser les faits ; mais il ne croit pas que cet auteur ait *créé* la médecine, comme le disent encore quelques fervens adeptes. Cette *éduction du néant,* pour parler la langue philosophique, opérée par Broussais, ne fut jamais qu'une ridicule prétention pour l'éclectique. Il ne soutiendra donc pas que la doctrine de l'irritation est le chef-d'œuvre de l'esprit humain ; mais il ne dira pas non plus qu'elle est complètement absurde et dangereuse ; encore moins se gardera-t-il d'ajouter, comme on a osé l'écrire, que c'est le *jacobinisme de la médecine.*

Le systématique procède toujours de la doctrine aux faits, l'éclectique fait tout le contraire ; il tâche de suivre la méthode des mathématiciens, *certum ab incerto, inventum ab inveniendo.* Le systématique écoute et adopte, l'éclectique raisonne et déduit : le premier engage son obéissance et sa foi médicale ; le second ne livre jamais sa raison à aucun usurpateur : l'un pense par intermédiaire ; l'autre est toujours l'auteur

de ses propres jugemens. La vérité, c'est ce
que je crois, dit le systématique. — La vérité
est ce que l'on a démontré, répond l'éclectique. — Mon maître l'assure, s'écrie le systématique. — Que dit l'expérience? réplique son adversaire. — Mais enfin, dira le systématique, ne
puis-je voir et observer comme vous? ne puis-je,
comme vous, appliquer mes facultés à l'examen
des questions controversées, et conclure en faveur de la doctrine que j'ai adoptée? — Non,
peut répondre l'éclectique, vous ne voyez pas
comme moi, vous ne le pouvez même pas; la
prévention systématique oblitère votre intelligence, il vous est impossible de juger avec maturité, avec sang-froid et en pleine connaissance
de cause. Un secret penchant, une certaine tendance vous porte toujours à voir dans les faits
autre chose que ce qu'ils contiennent; à force
de subtilités, vous leur extorquez ce que vous
voulez et ce qu'ils ne rendent pas. La meilleure
disposition pour trouver la vérité serait de commencer par détruire tout préjugé, et même par
se pénétrer de sa profonde ignorance : or,
votre raison est-elle assez pure, assez désinté-
ressée pour vous rendre une pareille justice?
A présent, vous est-il prouvé que vous ne
pouvez voir et juger comme l'éclectique, et

réduire votre système aux proportions du vrai?

On voit, par ce parallèle, l'énorme différence qui se trouve quelquefois entre deux médecins, en les supposant même également instruits et de bonne foi. Et qu'on n'aille pas s'imaginer que ce sont là des tableaux de pure fantaisie : c'est l'histoire de la dernière époque de la science; ce fut naguère en médecine, dans la pratique journalière, le sujet le plus palpitant du moment, c'est ce que nous lisions tous les jours dans nos livres, dans nos journaux; c'est ce que nous avons entendu dans nos écoles, dans nos académies.

On peut aussi présumer lequel des deux adversaires doit à la fin triompher. Le systématique a pour lui le piquant de la nouveauté, la facilité d'explication, la simplicité de méthode, l'enthousiasme et le nombre des adeptes. L'éclectique compte sur le temps, son puissant allié, et ce n'est jamais en vain. Les fastes de la science sont la preuve la plus manifeste que toute doctrine, tout système exclusif finit par disparaître dans une période de temps assez variable, mais que, pour terme moyen, on peut fixer à vingt ans. Nous n'en exceptons guère que le galénisme, parce qu'il a régné pendant la barbarie du moyen âge. L'éclectique doit avoir raison par les progrès même de la science : son triomphe est dans la nature des choses ; il juge et il n'est point jugé, parce qu'il ne s'attache qu'à ce qui est démontré, et qu'il se tient dans le doute pour le reste. S'il affirme, il peut être cru, non pas que toujours il sache le vrai, mais parce qu'il a tout fait pour le connaître, et qu'il n'affirme que ce qu'il sait avec certitude. Il s'autorise dans quelques cas du *peut-être* du sage, mais du moins il n'impose ni ses opinions ni ses idées : à quoi bon ? Ne sait-il pas que ces opinions doivent mourir ou prospérer, selon le degré de leur valeur ; que si la vérité s'étend par de lentes ondulations, le cercle, s'agrandissant de plus en plus, frappe enfin l'attention des hommes les plus éclairés ? Il ne faut que du temps et de la persévérance.

Tàchons maintenant de faire quelques applications, et de répondre aux objections que les systématiques nous opposent.

OBJECTIONS ET RÉPONSES.

Il est une foule d'objections que les systématiques opposent aux éclectiques, qu'ils regardent comme leurs plus redoutables adversaires.

Voici une des principales. L'éclectisme, disent-ils, est admirable dans le discours, mais son application est nulle dans la théorie de la science, elle est même impossible. Si cette objection était fondée, il faudrait à jamais désespérer des progrès de la médecine. Ne pouvant briser le joug d'un système, elle resterait éternellement dans l'ornière du *statu quo;* mais il n'en est pas ainsi, le temps et la réflexion facilitent les progrès de l'éclectisme. Ancré sur le rocher de l'expérience, soutenu, éclairé par l'analyse, par des comparaisons successives, des rapprochemens exacts, des analogies répétées, le médecin, adoptant cette méthode, finit toujours par séparer ce qui est réel, ce qui est certain, fondé, probable, de ce qui est hypothétique ou faux, confondus et attirés violemment dans la sphère du système. En voici quelques preuves puisées dans l'état présent de la science.

Il nous semble que les éclectiques actuels admettent qu'il ne peut y avoir de médecine sans physiologie; elle en est l'immuable base. C'est par la perpétuelle comparaison de l'homme sain et de l'homme malade que jaillit la lumière, qui, se réfléchissant sur les deux parties de la science, les éclaire simultanément; mais il n'est pas possible de soutenir, toute subtilité mise à part, que l'état pathologique est toujours et en tout la continuation, l'exagération de l'état physiologique ; que l'irritation morbide est la pure et simple augmentation de l'action organique. Quoi qu'on dise, on ne verra jamais, dans l'ordre normal des fonctions, l'immense série des désordres qui constitue la pathologie.

Après avoir mûrement pesé les faits et consulté l'expérience, l'éclectisme reconnaît qu'en beaucoup de cas les fièvres essentielles ne sont que des phlegmasies avec perturbation consensuelle, ou diffusion morbide, comme disent les Italiens ; c'est un procès qui paraît définitivement jugé : mais il n'en est pas de même des fièvres intermittentes ; il y a certainement ici autre chose qu'une phlegmasie pure et simple, ne différant que par le type : autre procès jugé.

Si la localisation d'une grande partie des fièvres a été reconnue par les éclectiques, ils n'ont pas cru, comme les orthodoxes de l'école broussaisienne, qu'elles soient toutes des gastro-entérites ; la sévère analyse des faits a prouvé le contraire. Tout organe enflammé à un certain degré produit la fièvre. Feu le docteur Léveillé, praticien éclairé, a fort bien observé (Académie royale de médecine, séance du 26 décembre 1826) que nos devanciers avaient établi, pour cette raison, des fièvres pleurétiques, pneumoniques, rénales, etc. Bien avant la doctrine de l'irritation, Vanhelmont avait dit qu'il fallait chercher le siége des fièvres dans les premières voies : *nidus ergo febrium in primis est officinis* (*De Febrib.*, cap. 10). L'expérience des âges suivans démentit cette assertion; l'expérience de notre époque la dément également. Ce principe trop exclusif est encore combattu par d'autres considérations. Si, par un caustique, ou une substance éminemment irritante, vous enflammez l'estomac, jamais vous ne produirez, sur quelque sujet que ce soit, les effets de la fièvre typhoïde, de la fièvre jaune, etc. Le savant Ribes (*Recherches sur la phlébite*) dit qu'il a vu avec étonnement qu'on attribuât à quelques points enflammés du canal intestinal, les symptômes des fièvres adynamiques et tous les troubles que les fonctions avaient éprouvés pendant le cours de cette maladie. « Je ne pouvais croire, ajoute-t-il, qu'une cause aussi légère pût donner lieu à un pareil désordre, quand je voyais surtout que dans les hernies étranglées, avec inflammation d'une grande étendue de l'intestin et même de l'estomac, les malades guérissaient souvent, lors même que l'inflammation de la partie étranglée se terminait par la gangrène. » D'ailleurs,

comment se fait - il que les parties supérieures
du canal digestif, y compris l'estomac, ne manifestent point de douleurs dans leurs inflammations même mortelles, tandis que la partie
inférieure en produit de si vives, quoique son
importance et ses relations sympathiques ne
soient pas au même degré?

Et cette gastrite chronique qui effraya tant de
gens, est-elle aussi fréquente qu'on le croyait naguère? Des médecins éclectiques ne l'ont jamais
pensé. On n'a pas tardé à s'apercevoir qu'on l'a-
vait trop souvent confondue avec la gastralgie.
L'ouvrage de M. Barras a dessillé bien des yeux:
nous tenons cet aveu d'un médecin physiologiste, empressé, fanatique, il y a peu d'années.
On a soutenu, il est vrai, comme à l'ordinaire,
que la maladie de M. Barras était une gastrite
aiguë, *entée* sur une gastrite chronique; mais
quel esprit de bonne foi pourra croire un pareil sophisme? Il ne prouve qu'une chose, c'est
l'impossibilité de calculer jusqu'où peut aller
l'opiniâtreté systématique. « Tant il est vrai,
comme l'a dit une femme célèbre, que quand
la pensée est une fois saisie de l'esprit de secte
ou de parti, ce n'est pas des objets à soi, mais
de soi vers les objets que partent les impressions: on ne les attend pas, on les devance,

et l'œil donne la forme au lieu de recevoir l'image. »

Existe-t-il des inflammations spéciales? Elles entrent dans le cadre nosologique de l'éclectique, jusqu'à ce que le contraire soit démontré. Toutes les prétendues preuves, toutes les assertions, toutes les dénégations des systématiques sur cet objet n'ont point ébranlé la grande majorité des praticiens; aussi n'ont-ils pas rejeté ces indications saillantes, ces traitemens spéciaux dont une longue expérience a prouvé l'efficacité. L'identité de l'inflammation dans ses modes et dans ses formes est peut-être la plus grave question qui soit livrée à la méditation des médecins. Celle des tubercules s'y rattache entièrement. Et dans cette question si difficile, si agitée des tubercules, l'éclectisme paraît encore avec son caractère d'impartialité. Il n'admet pas qu'ils soient dus à l'irritation des ganglions lymphatiques pulmonaires, il croit à leur préexistence à l'inflammation; mais il établit en même temps, avec l'école dite *physiologique,* que l'inflammation joue un certain rôle *encore inappréciable,* dans leur développement, leur ramollissement, etc.

L'éclectisme actuel reconnaît la haute importance des lésions organiques observées après la mort ; mais il ne donne pas à ce principe l'illégitime extension qu'on a voulu lui attribuer. L'anatomie pathologique est loin de fournir la raison suffisante de toutes les altérations de fonctions, et bien moins encore de l'intermittence de ces altérations. Comment, d'ailleurs, faire de l'anatomie pathologique l'unique base de la médecine, quand on ne peut s'empêcher d'admettre que les humeurs peuvent être altérées primitivement ? Les praticiens n'ont-ils pas reconnu de tout temps que la bile était susceptible d'altérations, cause évidente et formelle de plusieurs maladies ? Une bile âcre et corrosive, telle que Morgagni l'a observée, ne peut-elle avoir une action directe sur les organes qui la sécrètent, la charient ou la conservent ? L'extrême diminution ou l'excès d'*urée* dans le sang produit diverses affections pathologiques, c'est un fait que les expériences de M. Magendie ont mis hors de doute. Ainsi, les liquides de l'économie vivent, s'altèrent, meurent, et l'expression de *cadavres* de nos humeurs employée par Desèze, est d'une grande justesse, malgré son apparente exagération. Les éclectiques ne pensent pas qu'il y ait des spécifiques de maladies, l'expérience a prononcé sur ce point, et c'est pour eux le juge suprème : mais ils reconnaissent des *spécifiques d'organes,* parce que chaque organe, outre ses rapports généraux avec l'économie, est soumis à l'action d'excitans, de modificateurs qui lui sont propres. C'est une des lois physiologiques les mieux démontrées. On nous dispensera de citer des preuves, on les trouve partout.

Nous ne pousserons pas plus loin ces exemples d'applications de l'éclectisme ; il nous suffira de dire que son action se fait sentir sur toutes les parties de la science.

On ne peut dès lors nier ni l'existence ni les avantages immenses de cette méthode. Il y a donc des hommes que les invasions subites et violentes de doctrines nouvelles ne surprennent point, n'ébranlent point, qui, ne se laissant pas plus séduire par des sophismes brillans, qu'envelopper dans les rets d'une logique captieuse, pensent, disent et écrivent qu'il n'est donné à aucun homme de renouveler entièrement la science, d'en déplacer les fondemens, d'en changer totalement la direction. Du reste, toujours prêts à rendre justice à ceux qui, par leurs travaux et leurs recherches, augmentent le trésor de nos connaissances.

Ce tableau est séduisant, dira-t-on ; mais il est fort à craindre que ce ne soit qu'une fiction ;

pas autant que le voudraient les systématiques nouveaux et les systématiques rétrogrades, car l'é- clectique doit forcer cette double ligne. Une preuve manifeste qu'il en est ainsi, c'est qu'au bout d'un certain temps, même assez court, le système le mieux combiné éprouve des varia- tions, les bases en sont déjà ébranlées. Pour- quoi cela? C'est que le temps ayant marché, l'éclectisme a agi, le système a été soumis à la vérification de l'expérience; il s'est donc trouvé des éclectiques. Oh! sans doute, il n'est pas donné à tous de posséder cette méthode au plus haut degré, ce serait supposer le tact mé- dical parfait, et il n'y a que la nature qui fasse ce don magnifique. L'éclectisme exige, outre un esprit dégagé de toute servitude systémati- que, un discernement exquis, parce qu'il faut saisir la vérité où elle est; de grandes con- naissances, parce qu'il faut des termes de comparaison: de patientes recherches, parce qu'il faut voir le fond des choses et le tou- cher, enfin une attention que rien ne lasse, que rien ne rebute, parce qu'on ne doit jamais blâmer sans voir, juger sans entendre, décider sans connaître. De pareils médecins sont rares; mais est-il donc impossible de les trouver? Ne faisons pas l'injure à nos contemporains de

croire qu'on les chercherait en vain. Il ne faut
pas non plus exagérer les difficultés ; l'habitude
de voir des malades, la protestation naturelle et
spontanée du bon sens, une sorte d'évidence
intuitive, suffisent pour former un bon médecin, un véritable éclectique ; la hache du paradoxe n'est pas toujours dans la main de l'athlète
le plus vigoureux. C'est dans la marche sourde
du temps, c'est dans l'expérience recueillie à la
longue par la masse des praticiens, que se trouve
la cause qui renverse et détruit un système exclusif, tout en conservant les vérités produites
et fécondées par ce même système. Ainsi l'au-
tonomie de la raison individuelle ne constitue
pas à elle seule l'éclectisme, cette méthode est
aussi le résultat de la raison générale. Que sont
d'ailleurs les Académies, les Sociétés savantes ?
Éclectiques, dans leur essence et le but même
de leur institution. Une telle réunion de médecins, d'où l'on aurait banni toute discussion
contradictoire, ne serait qu'un conciliabule
scientifique, en état d'hostilité permanente
contre la grande société humaine.

Autre objection : l'éclectisme conduit au scepticisme. Qu'importe ? douter n'est-il pas le sentier
ouvert qui conduit souvent à la vérité ? Dans une
science comme la médecine, se composant d'élé-

mens qui ne sont pas tous connus et jugés d'une
manière unanime, de données variables, de
principes non fixés, ne convient-il pas de faire
marcher le doute avant la confiance? Prouvez,
je croirai.

L'éclectisme, disent encore les systématiques,
néglige des faits importans, quoique encore
peu connus, il est trop exigeant. Que c'est mal
connaître cette belle partie de la philosophie
que de la juger ainsi! L'éclectisme bien conçu
ne néglige jamais rien, seulement d'après la
définition que nous en avons donnée, l'*art d'estimer le degré et la valeur des preuves,* il rejette
ou compte parmi les acquis de la science, ce
qui est fondé, ce qui ne l'est pas. « Tout résultat de faits qui est exact est encore un fait, »
a dit un médecin célèbre ; mais il faut que ce
résultat soit exact : or, un système n'étant, en
général, que le roman ou certain arrangement
des faits, comment voulez-vous admettre l'ensemble des principes qui le constituent? Ce
serait risquer de donner du poids et de l'importance à des choses qui n'en ont aucune,
substituer des conjectures, de simples aperçus
à des résultats *exacts,* en un mot, mettre des
fictions à la place de la réalité. Non, des analogies incomplètes, des inductions tirées des

faits, mais prématurément généralisées, des
hypothèses hardies et spécieuses, ne seront jamais regardées par les éclectiques comme des
conquêtes de l'art sur la nature. Ils ne désirent, ne choisissent et ne veulent que des
axiomes dégagés de la gangue systématique,
consacrés par l'expérience, burinés par le
temps. Le systématique, circonvenu de toutes
parts par la rigueur de la méthode éclectique,
ne doit jamais rien avancer de douteux, d'hypothétique, de problématique, qui ne soit presque aussitôt soumis à la loupe de l'éclectisme.
Il aura beau s'écrier comme Baglivi : *Vera
dico, experta dico, sanctèque affirmo*, les éclectiques répondront toujours : Voyons, examinons, attendons. Et pourquoi s'étonnerait-on de
cette marche prudente? Sachons nous arrêter là
où nous n'avons d'autre guide que des à peu près,
des analogies fugitives : ne craignons pas de prononcer ce mot qui répugne tant à notre amour-
propre, ce mot qui déchire la bouche des enthousiastes et des présomptueux, *je l'ignore.*

Mais à quoi sert l'éclectisme? Il n'invente
rien, cela est vrai : l'éclectisme est comme l'art
qui ne crée pas les métaux, mais qui les purifie.
Le médecin éclectique applique sa raison, son
jugement, son expérience et celle des autres.

aux productions, aux découvertes modernes, et Dieu sait ce que parfois il aperçoit! car c'est en médecine et en chirurgie qu'on peut souvent dire, *qu'il n'y a de nouveau que ce qui est oublié.* Faut-il le répéter? Le médecin éclectique n'est point un homme qui plante et qui sème, c'est un homme qui recueille et qui crible; il ne s'écrie pas : j'ai raison et j'ai seul raison, admirez en bloc mon chef-d'œuvre et mon livre. Il dit : voilà le positif et le spéculatif, voici l'ivraie et voici le bon grain; j'ai employé les forces de mon intelligence, mon temps et mes veilles à séparer l'un de l'autre. Un pareil résultat est-il donc à dédaigner? Ce travail mérite son prix, s'il est vrai qu'une vérité bien constatée vaut presque une vérité trouvée. N'est-ce pas dans la science de l'homme surtout où l'imagination court si rapidement dans le champ des hypothèses, qu'il faut appliquer ce principe de Bacon : *Humano ingenio, non plumœ addendœ, sed potius plumbum et pondera?*

Il est encore un autre avantage que retire la médecine de la méthode éclectique, c'est de servir de médiateur aux sectes les plus diverses.

Selon l'expression d'un économiste célèbre : « Le temps des systèmes est passé; celui des vagues théories également. » Voilà le principe immuable des éclectiques. Comme ils n'ont d'autre but que les progrès réels de la science, leur opposition n'est jamais hostile. Toutes les opinions violentes leur sont même suspectes, parce qu'ils savent que qui pourrait aller au fond de ces opinions et en soulever le voile, ferait souvent de tristes découvertes. Aussi, repoussés d'abord par les deux côtés, finissent-ils par devenir les arbitres de toutes les questions, parce qu'en définitive il faut tout jeter dans le creuset de l'expérience pour obtenir un *résidu vrai.*

Les médecins éclectiques disent aux uns : au lieu d'avancer, vous restez scrupuleusement attachés aux vieilles routines. Cette *rétrostation* de la science est-elle désirable? est-elle possible? Respectons l'antiquité quand elle a raison, mais non pas en haine des travaux de nos contemporains; gardons-nous de ressembler à ce docteur insensé qui disait : quoi qu'il arrive de la science et de ses progrès, je suis, je vivrai et je mourrai médecin *humoriste.* Nier que la médecine ait, de nos jours, reculé ses bornes, c'est nier l'évidence de fait, ce qui a rarement lieu sans mauvaise foi. Notez bien que ces dénégations sont toujours sans succès, que la science n'en marche pas moins ; on a lancé une pierre contre le torrent. Si donc la prévention vous aveugle, si l'amour-propre vous rend injuste, si vous souffrez impatiemment qu'une vérité prospère, parce que vous ne l'avez pas signalée, si vous vous êtes fait un loi de n'approuver jamais des principes nouveaux, quoique bons et utiles, s'il est inscrit sur vos enseignes, *miraturque nihil, nisi quod libitina sacravit,* vous n'êtes plus ce médecin caractérisé avec tant de génie par Hippocrate ; vous n'avez plus l'amour de votre art, ni par conséquent celui de l'humanité.

Les éclectiques dirent également aux sectaires enrôlés jadis *sous le drapeau rouge des sangsues :* Pourquoi vous plaindre de trouver des opposans ? n'avez-vous pas bâti sur le terrain mobile d'une théorie exclusive ? Il ne faut jamais chercher la vérité en découvrant le côté affirmatif et cachant le côté négatif de chaque question ; d'ailleurs, comment la reconnaître cette vérité quand on est dans une continuelle stupeur d'admiration et d'imitation ? Pendant l'explosion de la doctrine de l'irritation, tous les médecins sensés ont dit et répété avec Haller : *Si nihil aliud agendum esset, quam addere aliquid, aut auferre ; tota quidem ars, per ludum disceretur* (1) ; ils ajouteront encore, que faire dériver tous les phénomènes d'un seul principe qui n'est, à vrai dire, qu'une abstraction, leur donner la même forme et la même origine, faire de la science l'itinéraire et les métamorphoses de l'irritation, concentrer la théorie sur un ou deux axiômes, réduire la pratique de l'art à une ou deux indications, traiter de même la syphilis, la peste, les scrophules et le panaris, ce n'est pas avoir trouvé le secret de la nature, la clef de ses mystères. L'histoire de la science et l'exercice journalier de la médecine démontrent surabondamment le contraire.

Le dynamisme brownien et le physiologisme broussaisien ont eu la même marche, et ils ont éprouvé le même sort : *Nihil non vincit, nisi veritas.* Le temps, aussi inflexible que le destin, n'a pas tardé à prononcer l'arrêt. Quelques vieux partisans de la doctrine de l'irritation, prévoyant cette inévitable terminaison du paroxysme, ne manqueront pas de s'écrier : Eh bien ! que mettrons-nous à la

____

(1) « S'il ne s'agissait que d'ôter ou d'ajouter quelque chose, l'art entier ne serait qu'un jeu à apprendre. »

place? Nous avons une répugnance décidée pour l'éclectisme. C'est une chimère, une bigarrure, une espèce de monstre composé des choses les plus disparates, les plus opposées.

Nous arrivons, en effet, à la grande objection des systématiques de nos jours. Broussais a eu le courage d'écrire que l'éclectisme était un *centon dégoûtant.* On éprouve un sentiment pénible quand on a vu un médecin aussi distingué errer à ce point. Eh quoi! lorsqu'un docteur de l'école dite *physiologique* donne du quinquina dans les fièvres d'accès, lorsqu'il administre du mercure dans les maladies vénériennes, lorsqu'il inocule le vaccin pour neutraliser le virus variolique, fait-il aussi un *centon dégoûtant?* n'agit-il pas en aveugle, et même contre ses principes? Non, dira-t-on, il se conduit d'après ce que l'expérience a prouvé un million de fois. Achevez donc, *macte animo,* dites ce qui est, il fait de l'éclectisme. Que voulons-nous de plus? L'expérience est notre loi, notre foi médicale; qu'importe que ce soit par des voies différentes, si nous arrivons au même but?

Il ne faut pas non plus confondre les termes et les choses. L'éclectisme, que nous reconnaissons pour tel, est celui qu'avait conçu Archigène, et non l'éclectisme de ce Léonide d'Alexandrie, qui, réunissant les théories les plus opposées, fit de ce monstrueux mélange une doctrine qu'il appela *épisynthétique*. A coup sûr, ce n'est pas là l'éclectisme pur et vrai, l'éclectisme en quelque sorte *syncritique* des médecins sensés de toutes les époques. Un homme a une fièvre intermittente, il est vigoureux, pléthorique, je le saigne largement, je le mets à la diète, et j'observe. Quelques congestions locales se manifestent ; je prescris une ou plusieurs applications de sangsues ; il y a perte d'appétit entre les accès, la langue est recouverte d'un mucus blanc-jaunâtre, la teinte des yeux est bilieuse ; j'administre un émétique ; les accidens gastriques se dissipent, cependant les accès continuent ; je les arrête au moyen du quinquina donné sous une forme convenable ; la langue devient nette, les digestions sont faciles, les forces reviennent ; *je laisse aller...* Au contraire, la langue est pâle et humide, les digestions sont lentes, les forces languissantes ; j'ai recours à l'emploi d'une décoction amère, du vin, et même généreux, je recommande une alimentation légère et substantielle, la chaleur sèche, des vêtemens chauds, etc. J'adjure tout praticien éclairé, de déclarer si c'est là un *centon dégoûtant.* Dites-nous donc, systématiques opiniâtres, si nous avons manqué aux indications les plus précises, si nous nous sommes écartés des règles de l'art, du sentier de l'expérience ? Encore une fois, voilà l'éclectisme.

Plus on y réfléchit, moins on conçoit l'aversion des systématiques de toutes les époques contre la méthode éclectique. Bien plus, c'est elle seule qui conserve et fait valoir, dans la suite des temps, les véritables progrès qu'ils ont fait faire à la science, qui attache leurs noms à leurs découvertes. Lorsque Vanhelmont publia ses belles idées, trop souvent obscurcies par les écarts de son imagination, il se trouva des enthousiastes et des adversaires redoutables ; les uns furent aveugles, les autres furent injustes, c'est l'ordinaire. *Ætas mea,* dit ce grand homme, *quia perversorum ingeniorum ferax, paradoxum hoc cum aliis multis ridebit, quod tamen posteritas lubens amplexabitur (De Lithiasi,* cap. IX) (1) : ce qui arriva en effet, grâce aux éclectiques. Il en sera de même dans tous les temps : si, d'une part, les éloges sont

______

(1) « Dans mon siècle, fécond en esprits pervers, ceci sera regardé comme un paradoxe, beaucoup s'en moqueront, mais la postérité s'en saisira avec empressement. »

exagérés, de l'autre se trouve l'envie contemporaine, qui ne perd jamais ses droits. L'éclectisme seul, bien compris, donne la juste évaluation du mérite d'autrui en médecine, parce que son impartialité dérive d'une méthode fixe, d'un plan arrêté.

Broussais a été, en France, un des premiers médecins de notre époque, on ne saurait en disconvenir sans ingratitude. Mais le tonnerre de sa parole n'a jamais effrayé les éclectiques. *Sauf les droits du génie*, ils ont rejeté, admis ou ajourné, d'après l'expérience, les principes émis par ce médecin; ils lui rendirent une éclatante justice, mais non pas jusqu'à le croire sur son affirmation, l'intérêt de la vérité le leur défendait. Quant à ses nombreux interprètes, sectateurs, admirateurs, commentateurs, etc., leur utilité n'est pas douteuse pour étendre et propager la parole du maître, mais ils n'ont pu influer sur les destinées de la science.

En résumé, toutes les doctrines, tous les systèmes, toutes les théories, toutes les méthodes, toutes les hypothèses sont justiciables de l'éclectisme, qui, dans le fond, n'est qu'une sage et profonde raison. Que les fondateurs de sectes, que les systématiques déclament, attaquent, poussent au succès de leurs doctrines ; que leurs adversaires, quelquefois frondeurs malévoles, nient toute espèce de progrès de la science, qu'ils confondent le vrai, l'utile, le faux et le dangereux pour les proscrire en masse, l'éclectique, dans sa tranquille impartialité, sans excès d'engouement, sans esprit de dénigrement, analyse, examine, infère et juge. Son triomphe est inévitable, parce que l'édifice qu'il élève s'appuie sur la triple base de l'expérience, du temps et de la vérité. Ce n'est pas d'aujourd'hui que son triomphe a été signalé. Bordeu, dans un passage que nous avons cité ailleurs, en a fait l'expresse remarque. « *Iphicrate,* dit-il, général des Athéniens, fut un jour vivement pressé par un orateur sous les yeux de l'Aréopage. Qui es-tu, lui demandait cet orateur, pour oser faire le vain? es-tu soldat? es-tu cavalier? es-tu capitaine? es-tu ingénieur? es-tu espion? es-tu pionnier? Je ne suis rien de tout cela, repliqua *Iphicrate,* mais je suis celui qui commande à tous ces gens-là. De même, si on demandait à un médecin éclectique : « Êtes-vous empirique? êtes-vous dogmatique? êtes-vous observateur? anatomiste? chimiste? Je ne suis rien de tout cela, repondrait-il, mais je suis de ceux qui jugent tous les autres. »

PRINCIPE GÉNÉRAL

ET INDUCTIONS PRATIQUES

RELATIVES

A LA CONVALESCENCE

DANS LES MALADIES AIGUËS.

————

La convalescence est aussi une maladie.
(BORDEU, *Recherches sur le pouls.*)

On lit à la fin de la plupart des observations de maladies : les douleurs se calmèrent, les symptômes disparurent, et le malade entra en convalescence...; puis tout est dit, l'observateur s'arrête là. Mais atteindre la convalescence, est-ce donc arriver à la santé? le malade est-il guéri? n'a-t-il plus rien à craindre ni à espérer? doit-il un coq à Esculape? Il s'en faut beaucoup que les choses se passent ainsi. Quand la maladie a été grave, longue, dangereuse, tous les organes ont souffert, chacun d'eux est empreint de langueur, d'épuisement et d'atonie; aussi les fonctions sont-elles faibles et sans harmonie; la chaleur est sensiblement diminuée, le sommeil souvent nul, toujours léger, interrompu; la peau est pâle, froide, parfois bouffie, surtout aux pieds, car la partie séreuse du sang prédomine de beaucoup sur la fibrine; les traits profondément altérés annoncent de longues souffrances; la locomotion est difficile, pénible; et les muscles détendus, sans ressort, rendent le corps extrêmement lourd, malgré sa maigreur. Quoique nettes, les idées sont faibles, le convalescent a peine à les lier, il est hors d'état de suivre un raisonnement un peu abstrait, ce qui le rend incapable d'une application suivie de l'intelligence; enfin tout prouve que les sources mêmes de la vie ont été atteintes et que le désordre a été extrême. Rendre à l'économie son énergie primitive, aux fonctions leur équilibre, leur action normale, tel est le problême dont la solution va nous occuper, solution souvent très-

difficile par des circonstances qu'il faut mûrement examiner et approfondir.

Remarquons d'abord que ce qui caractérise
la convalescence, ce qui en dessine le tableau,
n'est pas un bloc de symptômes sans relations
causatives. Loin de là, ces symptômes tiennent
à deux causes principales, l'excitation violente
qui a précédé, fébrile ou non, et la privation
d'alimens. L'excitation tumultueuse et morbide
n'existe plus; il convient maintenant de rendre
des alimens aux convalescens, il faut en un mot
refaire du sang pour *refaire* des forces. C'est
donc à l'estomac qu'il faut s'adresser; c'est là
le point d'où l'on doit partir. On ne trouve à
cet égard, dans les livres, que des règles bana-
les; mais de principe fixe, de base invariable qui
servent dans tous les cas, n'en cherchez pas,
vous chercheriez en vain. Tâchons d'éviter ce
sentier routinier par l'étude même des phénomènes qui se présentent.

Qu'arrive-t-il dans l'économie lorsqu'un organe malade a été longtemps privé de ses excitans naturels? *Sa tonicité diminue et sa sensibilité augmente,* en admettant toutefois qu'il n'y
ait pas de lésion organique. Or, cet effet a particulièrement lieu pour l'estomac des convalescens : la contractilité de ce viscère a beaucoup

diminué, tandis que sa sensibilité et l'excitabilité ont singulièrement augmenté, et plus la maladie précédente a été longue et grave, plus on observe l'état organique dont nous venons de parler; bien plus encore, si cette maladie a eu son siége principal dans l'appareil digestif, comme les dyssenteries à tous les degrés, et surtout le choléra-morbus. Posons donc comme fixe, comme incontestable, le principe suivant:

Dans toutes les convalescences, l'estomac et les intestins présentent *la sensibilité en plus, la contractilité en moins.*

Ce défaut d'équipollence entre deux propriétés vitales dont l'harmonie constitue la santé, explique merveilleusement les phénomènes de la convalescence. D'une part comme tenant à la sensibilité, cette faim hâtive, tourmentante, insupportable, et caractéristique de cet état; de l'autre, si ce besoin est imprudemment satisfait, les pesanteurs d'estomac, le gonflement abdominal, les flatuosités, les digestions laborieuses, enfin les diarrhées qui ne prouvent que trop combien la force tonique de l'appareil digestif est hors de proportion avec la sensibilité. Cela est si vrai, que chez les personnes en santé, mais qui ont naturellement l'estomac faible, délicat, il y a toujours un excès de sensibilité de cet organe. Au contraire, chez les personnes dont l'appareil digestif est robuste, la sensibilité est assez obtuse, mais la contractilité est telle, qu'aucun aliment ne se trouve réfractaire à l'action stomacale. Aussi, selon l'expression de ces individus, ils *ne sentent* jamais leur estomac. Ainsi la contractilité de ce viscère, sa force tonique fibrillaire, sont le principe essentiellement digérant, le véritable archée, ce *maître de l'estomac,* qui change le pain en sang, comme disaient Paracelse et Vanhelmont.

La donnée que nous avons émise étant adoptée, l'indication pratique se présente bientôt, aussi claire que formelle. Diminuer la sensibilité de l'estomac, augmenter sa tonicité, et par suite donner aux digestions leur élaboration complète. L'évidence de cette indication ne souffre point de contestation; quant aux moyens de la remplir, ils ne sont pas aussi efficaces qu'on le croirait d'abord. Qu'un homme encore jeune, robuste, doué d'un appareil digestif sain, arrive à la convalescence, après une maladie plus ou moins grave, son rétablissement sera prompt. A moins d'écarts de régime par trop marqués, la force digestive reprend bientôt toute son énergie : encore faut-il surveiller la faim dévorante de certains individus qui, se gorgeant d'alimens sans choix ni mesure, font de leur estomac un véritable *chaudron de Macbeth,* selon l'expression d'un médecin anglais. Mais si le convalescent est naturellement délicat, nerveux, irritable, comme il arrive souvent parmi les gens de lettres, les artistes, etc. ; si chez lui les forces digestives ne sont pas énergiques, même dans l'état de santé, si le sujet est déjà d'un certain âge, s'il est travaillé par le chagrin et les affections tristes, attendez-vous à une convalescence longue et pénible. Vous croirez toucher au but, et tout à coup vous en serez brusquement écarté. Pendant ce temps l'économie du convalescent languit et souffre, le sang s'appauvrit, se répare peu et mal; il reste pâle, séreux, sans plasticité. Plus cet état se prolonge, plus la sensibilité gastrique et même la sensibilité individuelle se prononce; car « le sang est le modérateur des nerfs, » et ce vieil axiôme de médecine pratique se vérifie chaque jour par l'expérience clinique.

Au premier aperçu, on croirait qu'il ne s'agit que de donner des toniques et que tout ira bien; *Fortifiez* l'estomac, dit-on, et la santé est assurée. Sans doute; mais comment fortifier l'estomac? Voilà le problême à résoudre. En effet, il n'est pas de médecin instruit qui, réfléchissant sur sa pratique, n'ait observé une foule de cas où l'estomac étant très-sensible, très-irritable, les digestions n'ont lieu que difficilement, quoi qu'on fasse. Si l'on insiste sur les adoucissans, les calmans, le régime doux et débilitant, la *force tonique* de l'estomac diminue progressivement. A-t-on recours aux stimulans, un sentiment de malaise et d'irritation gastrique, la soif, la sécheresse de la bouche, prouvent bientôt que l'organe est surexcité, et qu'on doit renoncer aux moyens sur l'efficacité desquels on avait trop légèrement compté. Il faut donc beaucoup d'art, beaucoup de soins, de sagacité, d'attention pour savoir la marche à tenir en pareil cas.

La diarrhée est ce qui trompe le plus dans l'état de convalescence. Cet accident est-il dû à un reste d'irritation de l'appareil digestif, irritation augmentée par une alimentation disproportionnée dans sa qualité et sa quantité? Dépend-il absolument d'une simple atonie entéro-gastrique? La nette et complète solution de cette difficulté est souvent très-difficile à obtenir. Le tact, la partie divine de l'art de guérir, est souvent le seul guide capable d'aider ici le médecin. Certains praticiens n'hésitent jamais; la diarrhée existe, ils suppriment aussitôt les alimens, et mettent des sangsues. Cette pratique est peu rationnelle et dangereuse, car elle va directement contre le principe de physiologie pathologique précédemment exposé. Que si au lieu de se complaire dans la sphère étroite et chimérique des idées spéculatives, on reste sur l'humble et solide terrain des faits bien examinés, on ne tarde pas à se convaincre que dans la plupart des cas de convalescence avec diarrhée, il existe un défaut de force tonique de l'estomac, défaut toujours augmenté par la diète, les boissons délayantes, et bien plus encore par les émissions sanguines. Il importe d'autant plus de bien établir la cause différentielle des diarrhées pendant la convalescence, que la médication et le régime sont tout-à-fait opposés dans l'un et l'autre cas. Quoi qu'il en soit, le principe que nous avons établi n'en est pas moins réel et fondamental, savoir : que dans toute convalescence l'appareil digestif reste dans un état marqué de faiblesse relative et de susceptibilité nerveuse; autrement dit, qu'il y a *sensibilité en plus et contractilité en moins,* quoique à des degrés différens.

Voyons maintenant les moyens de combattre les conséquences de ce principe. Ces moyens ne doivent être, en général, ni débilitans, ni trop stimulans ; leur degré d'excitation sera toujours calculé sur la sensibilité des organes gastriques. Ainsi la qualité, la quantité des médicamens et surtout des alimens doivent toujours être en proportion exacte avec la force tonique et progressive de l'estomac. En ne perdant jamais de vue le principe dont nous avons parlé, on pourra en tirer les inductions suivantes, inductions servant de base au régime du convalescent.

1re INDUCTION. *Ne donner d'alimens que ce que l'estomac peut digérer.* Qu'on se garde bien surtout de proportionner l'alimentation à la faim du convalescent. Celle-ci est le cri de l'organe souffrant, mais ce cri est trompeur ; la force contractile ou digestive de l'estomac n'y répond pas. Selon un proverbe vulgaire, ce n'est pas ce qu'on mange qui nourrit, c'est ce qu'on digère ; rien de plus juste, de plus sensé, de plus médical. On s'assure qu'on n'est pas sorti de cette règle prudente, lorsqu'on voit les forces se ranimer de plus en plus et sans interruption. En général, dans une bonne et franche convalescence, il ne doit y avoir, pendant la digestion, ni pesanteurs à l'estomac, ni flatuosités répétées et incommodes : le convalescent doit éprouver un sentiment de bien-être après l'ingestion des alimens. La défécation mérite surtout de fixer l'attention. Si les matières excrétées sont en petite quantité, bien moulées, s'il y a même un peu de constipation, la convalescence marche bien. Mais lorsque cet ensemble rassurant de phénomènes n'existe pas, prenez garde ; la convalescence est trompeuse ; des accidens, et des accidens formidables, ne tarderont pas à se manifester. C'est ce que nous avons fréquemment observé dans la convalescence si longue, si laborieuse du choléra-morbus. En supposant même qu'il n'y ait pas de rechute, une suite de laborieuses digestions imprime toujours à l'économie un cachet de faiblesse et de malaise tout particulier. La *cacochylie,* selon l'ancienne et très-juste expression, c'est-à-dire la mauvaise élaboration du chyle, ne répare ni le sang, ni les forces, ni l'énergie organique. Proportionnez donc toujours la quantité d'alimens, non à la faim, mais à ce que l'estomac peut complètement digérer, à ce que les organes peuvent assimiler.

2ᶜ INDUCTION. *Manger peu et souvent.* Cette règle, malgré son apparence de vulgarité, est des plus importantes. Un estomac irritable et fai-

ble ne peut supporter ni la diète austère ni beaucoup d'alimens. Ne satisfaites donc pas sans mesure le besoin impérieux de manger, il est vrai,
mais ne condamnez pas non plus le convalescent au supplice de la faim. Dans ce dernier cas,
l'estomac devient tellement susceptible, qu'il
ne peut plus digérer une quantité même très-
médiocre d'alimens. L'auteur de ce travail, convalescent d'une violente cholérine, a souvent
constaté sur lui-même la vérité de ce principe. Aussitôt que l'estomac réclame avec vivacité, avec force des alimens, il faut sur-le-champ
le satisfaire, même la nuit, quoique toujours à
petites doses. Mais, dira-t-on, combien de fois
par jour faut-il donner à manger à un convalescent? cette question ne sera pas faite par un
médecin instruit. Il sait en effet qu'il y a ici
une certaine mesure toujours relative aux circonstances de l'état même de l'estomac, de
l'âge du sujet, du degré de la convalescence,
etc. Le point essentiel est de manger souvent,
peu à la fois, dans la juste proportion des
forces de l'estomac ; puis de bien observer si
rien ne trouble l'acte digestif. Certes c'est bien
ici le cas d'imiter ce célèbre gastronome qui disait toujours après son dîner : « Voyons que je
me rende compte de ce que j'ai mangé. »

3ᵉ INDUCTION. *Soumettre long-temps les ali-mens à la mastication.* Personne n'ignore que le premier acte de la digestion a lieu dans la bouche : il s'y fait un commencement d'anima-lisation fort important. Le suc gastrique dif-fère-t-il même de la salive? Voilà ce qui n'est pas encore démontré à beaucoup près. Il y a deux bonnes choses dans la mastication : les alimens sont coupés, brisés, broyés par le jeu des mâchoires, puis ils sont pénétrés, impré-gnés de salive, fluide éminemment gazeux et fermentescible. Or, on conçoit que plus la mas-tication se prolonge, plus le bol alimentaire sera soumis à cette action, plus aussi les di-gestions à venir, stomacale et duodénale, seront complètes, le chyle bien élaboré, le sang riche en élémens organiques, la nutrition parfaite, les forces réparées, la santé raffermie. Tibère le savait bien, lui dont le mot est si connu. Il mâchait lentement, long-temps, ruminant en quelque sorte ses morceaux ; aussi Auguste, son beau-père, l'appelait-il *vir lentis maxillis.* Qui-conque mâche peu et avale promptement doit avoir un estomac de fer. Mais souvent un con-valescent, pressé par la faim, se donne à peine le temps de mâcher ; de là des indigestions, des diarrhées, une convalescence interminable.

4ᵉ INDUCTION. *Se tenir chaudement pendant la digestion, et surtout les pieds.* Qui ne connaît ce sentiment de froid, de *rigor,* qu'éprouvent les personnes délicates après le repas. Ce phénomène est beaucoup plus prononcé chez le convalescent, où il y a peu de sang et beaucoup de sensibilité. Il est donc important de défendre soigneusement la peau de l'impression du froid, et surtout du froid humide. Il faut avoir soin notamment que les pieds ne se refroidissent pas. Le froid aux pieds, si fréquent, si incommode, si dangereux pour les personnes délicates et irritables, est bien autrement pernicieux chez les convalescens. La calorification chez eux n'a pas assez d'énergie pour rayonner du centre circulatoire aux extrémités. Beaucoup de convalescens des grandes maladies sont long-temps sans éprouver de chaleur aux pieds. Il faut donc absolument y suppléer par des moyens artificiels. Les principaux consistent dans des frictions sèches sur la peau avec une brosse rude, vrai *strigil* des anciens, de bons vêtemens chauds et légers, de doubles chaussures aux pieds, etc.

5ᵉ INDUCTION. *Choisir les alimens selon les sympathies particulières de l'estomac.* Sans doute, selon les sympathies particulières de l'estomac, car de tous les organes de l'économie, c'est le plus capricieux dans ses désirs et ses répugnances ; cela tient à des mystères organiques qu'on ne peut ni étudier ni approfondir. Il faut donc s'appliquer à choisir les alimens les plus en rapport avec la tolérance gastrique : or comme la nature ne présente et l'art ne traite que l'individu, il convient souvent d'établir un régime diététique spécial, consulter les habitudes, quand toutefois elles ne sont pas trop essentiellement nuisibles. Il est des personnes qui ne peuvent supporter les alimens gras, trop sucrés, les fruits, les légumes herbacés ; d'autres, au contraire, s'en trouvent à merveille. A celui-ci il ne faut que des alimens légers, cet autre en réclame de plus substantiels, même des alimens un peu grossiers qui donnent du poids et du lest à l'estomac (1). On a dit que le meilleur aliment des convalescens était celui qui contenait le plus de matière alibile sous le moindre volume possible ; cela est vrai, mais la règle est trop géné-

(1) En 1810, le régiment dont je faisais partie en Espagne, arriva de grand matin dans une petite ville de l'Aragon. Comme on n'avait ni le temps ni les moyens de cuire et de distribuer du pain de munition, on fit une réquisition de pain chez les habitans, et on en donna de très-beau, de très-blanc une double ra-

rale. Le pain *gastrophile* de M. Limet, naguère si recherché à Paris, ne convient pas à tous les estomacs.

Un point important est de varier la nourriture, l'organe en devient plus apte à la digérer. Peu nous importe le mot d'Hippocrate, *alimentum unum et non unum,* qu'il y ait ou non un seul principe nutritif. L'essentiel est que la digestion soit parfaite et complète.

J'ai recommandé de varier l'alimentation, mais que ce soit avec prudence. Malheur au convalescent qui, n'écoutant que sa gourmandise, se livre non seulement à son appétit, mais aux caprices de cet appétit. Combien de malheureux succombent pour avoir cédé à des tentations dont les suites sont quelquefois mortelles! Savoir souffrir la faim et rejeter certains alimens qui plaisent, sont deux conditions d'une bonne convalescence. Non, ce qui flatte le goût, la sensibilité, ne convient pas toujours à l'estomac, le *quod sapit, nutrit,* est souvent un

tion à la troupe. Mais dès le soir même les soldats se plaignaient qu'on les laissait mourir de faim. «Eh quoi, dit le colonel à un grenadier, n'avez-vous pas reçu ce matin une double ration de pain.'-« J'en conviens, mon colonel, répliqua le vieux soldat, mais *ce pain de mousseline* a passé si vite que nous ne savons plus où il est.»

chant de syrène, dont il faut se méfier avec force, avec persévérance.

6ᵉ INDUCTION. *Le changement d'air.* Malgré une foule de moyens employés le plus méthodiquement possible, il arrive parfois que le convalescent ne se rétablit point. La contractilité de l'appareil digestif reste faible, inerte, sans qu'on puisse en découvrir la cause. Dans ce cas, le changement d'air produit les plus heureux effets, même lorsque l'atmosphère où était le malade ne laissait rien à désirer pour la salubrité. J'ai vu des améliorations de convalescence obtenues à Paris, en faisant passer le malade d'un quartier à l'autre. Bien mieux encore, si le malade peut aller à la campagne jouir de la paix des champs, respirer un air libre et pur. En général, il y a pour chaque homme une sorte de milieu réparateur et conservateur où il semble vivre mieux et plus; c'est là ce que le médecin doit chercher avec soin. Mais on peut dire que, toutes choses égales d'ailleurs, ce milieu est à la campagne pour le citadin pâle, énervé, souffrant, épuisé par les travaux, par les passions, par les jouissances ou les maladies.

7ᵉ INDUCTION. *Éviter les affections morales vives.* Travailler au grand œuvre de la digestion, c'est douer de la vie une substance inerte; il faut donc à la fois veiller sur le corps et l'esprit. Chez un convalescent, l'organisme est si faible, la sensibilité si vive, la susceptibilité si grande, que toute affection morale, même agréable, bouleverse aussitôt la frêle machine ; car remarquons que toute douleur morale retentit inévitablement sur l'estomac, et le paralyse. Ce n'est donc pas sans raison que Wepfer appelait cet organe, *præses systematis nervosi.* (*Cicutæ aquaticæ historia,* page 76.) Quiconque a le *cœur serré,* comme on dit, n'a jamais bien digéré. Une bonne ou mauvaise, mais subite nouvelle, une lettre, une discussion animée, une légère contrariété, la lecture des journaux, lecture si irritante pour certaines personnes, produisent quelquefois sur-le-champ de graves accidens. Il est connu que la plupart des individus nerveux, irritables, ont un estomac peu actif et digérant mal. En général, la *métropathie* gastrique peut s'estimer par la mesure de la sensibilité générale, et réciproquement. Cet effet est bien plus marqué encore lorsqu'il y a convalescence, que la susceptibilité nerveuse morbide étant au plus haut degré, exige les précautions les plus soutenues, les mieux dirigées. Il n'est point de médecin à Paris qui, pendant l'épidémie de choléra-morbus de 1832, n'ait observé des convalescences troublées par des causes morales. Notons que ces causes étaient parfois légères et nullement en rapport avec les accidens qu'elles déterminaient. J'ai vu des rechutes mortelles pour un vase de porcelaine brisé, pour un bruit importun, pour une lettre insignifiante tombée au feu, etc. Remarquons, en outre, que chez certains sujets, les causes morales n'agissent que sourdement; ils savent enfouir leur douleur, dévorer leurs larmes et les refouler à leur source; mais le contre-coup pathologique n'en est pas moins aussi certain que dangereux. C'est au médecin à découvrir ces causes secrètes d'angoisses précordiales, à les éloigner, ou du moins à en émousser le trait, à en affaiblir les effets. Mais pour atteindre ce but, il importe de réunir à la science, un tact exquis, la connaissance pratique du cœur humain. Donnez de l'espérance, toujours de l'espérance, soyez-en prodigue, c'est le véritable charme des maladies, *incantatio malorum.*

Cependant on a beau, dans certains cas, combiner avec art tous les moyens de rétablir le convalescent, le rétablissement complet est entravé par plusieurs accidens. Nous n'en mentionnerons que deux ici, parce qu'ils sont les plus fréquens, ce sont la *diarrhée* et la *gastro-entéralgie*.

Quand la diarrhée a lieu, il est de toute évidence que la digestion est troublée par une cause quelconque. Est-ce temporairement, par un écart de régime, par un froid subit, par une cause morale? Le malade peut mettre le médecin sur la voie. Existe-t-il dans le canal digestif un ou plusieurs points d'inflammation, d'ulcération, de désorganisation? enfin, n'y a-t-il que de l'atonie, par défaut de contractilité fibrillaire? Il est très-difficile, j'en ai déjà fait la remarque, de saisir ici la vérité. Cependant, s'il y a de la soif, si la langue est rouge, l'haleine brûlante, la bouche un peu sèche, surtout après le repas; s'il y a des douleurs sourdes et circonscrites dans l'abdomen, on sera fondé à croire qu'il existe de l'irritation inflammatoire dans l'appareil digestif. Toutefois, qu'on se garde bien de mettre le malade à une diète austère, de recourir à de nombreuses et imprudentes *sanguisugies;* on épuiserait complètement les forces, on augmenterait le défaut de contractilité gastro-intestinale, et des années entières ne suffiraient peut-être pas ensuite au rétablissement du malade. La conduite du praticien éclairé doit être mieux calculée. Diminuer et non supprimer la nourriture, la rendre légère, nutritive et douce, calmer la soif sans permettre d'abondantes boissons, porter sur les enveloppes de l'abdomen et sur les extrémités inférieures une action révulsive soutenue, par l'emploi réitéré des ventouses sèches ou scarifiées, des cataplasmes sinapisés, des frictions sèches, etc.; puis, quand l'irritation a diminué, recourir à de légers toniques, à une alimentation plus forte, quoique toujours graduée : voilà ce que l'expérience a constamment démontré de plus rationnel, de plus efficace. La restauration des forces par l'alimentation, c'est là le but à atteindre.

Si au contraire la diarrhée est passive, sans chaleur à la bouche, sans coliques, sans douleur, sans ténesme, irrégulière, les matières étant plus ou moins liquides, il faut employer des toniques combinés avec les anti-spamodiques, et toujours à doses fractionnées. Un des meilleurs, quoi qu'on dise, est encore la thériaque, et je suis de l'avis de Bordeu sur la vieille et solide réputation de ce médicament. Quelquefois son action est rendue plus énergique par l'addition de la poudre de colombo. Le diascordium est souvent utile, mais il est parfois trop stimulant. J'ai vu de ces diarrhées traitées avec succès par une eau alumineuse et laudanisée, par l'acétate de plomb, en commençant par de faibles doses et cessant promptement l'emploi de ce médicament. La formule suivante nous a souvent réussi :

Prenez : Extrait muqueux d'opium,   1 grain.   (5 centig.)
         Poudre de gomme arabique,   12 grains. (60 centig.)

Triturez pour obtenir la forme pulvérulente.

Ajoutez : Poudre de racine de colombo, ½ gros. (2 gramm.)
          Sucre de menthe,   1 gros. (4 gramm.)

Mêlez et divisez en six doses égales. On en donne une prise dans un peu de liquide, à des intervalles plus ou moins rapprochés, selon l'intensité de la diarrhée.

L'usage de couper le vin, qui sera toujours léger, avec un infusion sucrée de tilleul, de feuilles d'oranger ou de camomille; de boire peu en général : de ne prendre que des alimens aussi secs que possible, la croûte du pain préférablement à la mie, et même du pain grillé ; de satisfaire l'estomac aussitôt qu'il exige des alimens, est aussi très-avantageux.

Les gastralgies et entéralgies sont plus fréquentes qu'on ne croit après les grandes secousses de l'économie, surtout quand le siége de la maladie a été dans le canal digestif. Nous ne parlerons pas des caractères qui font reconnaître cette affection, ce serait sortir de notre sujet. Je dirai seulement qu'un des signes qui ne m'a jamais trompé est l'irrégularité, la bizarrerie même de la maladie. Chaque jour, et quelquefois chaque heure, le malade éprouve un état de pire ou de mieux, souvent sans cause connue ou appréciable. Le sentiment de la faim, si poignant, si aigu quelquefois dans cette maladie, se change tout à coup brusquement en un état de langueur gastrique insupportable.

Dans toute gastralgie, une alimentation trop forte est nuisible, mais infiniment moins qu'un régime trop ténu. La privation totale d'alimens ne peut se tolérer, et les douleurs, les tiraillemens épigastriques ne cessent qu'après l'ingestion d'une certaine dose de nourriture. Il arrive même que si l'on tarde trop, la digestion ne peut se faire, et la diarrhée se manifeste. Malheur au malade dont le médecin, observateur superficiel ou systématique, confondrait la gastrite avec la gastralgie. La diète est indispensable dans la première, elle est funeste dans la seconde. Cependant l'alimentation ne suffit pas pour guérir la gastralgie, il faut recourir à des moyens presque spécifiques. Parmi eux, on peut placer au premier rang le sous-nitrate de bis-

muth, donné seul ou uni à l'opium, au colombo.
J'en ai vu de remarquables effets, bien qu'on
ne s'avise plus de le considérer comme un
moyen certain de guérir toute gastralgie. Puis
viennent les révulsifs extérieurs, comme les vésicatoires, les ventouses sèches ou scarifiées, les
cataplasmes sinapisés sur l'abdomen. Un petit
vésicatoire sur l'épigastre, avec l'acétate ou l'hy-
drochlorate de morphine à doses variées, produit aussi de bons effets ; l'équitation, la gym-
nastique, les voyages, conviennent également.
Au reste, quelle que soit la méthode qu'on emploie pour redonner à la puissance digestive
son énergie primitive, pour ramener à leur
équilibre normal la sensibilité et la contractilité de l'appareil digestif, il faut en prolonger
l'emploi tout en variant les moyens de guérison.
Persévérance et variété, voilà ce que le médecin
sagace et prudent ne doit jamais perdre de vue
dans une convalescence pénible, opiniâtre, où
la santé et la maladie flottent sans cesse incertaines et douteuses.

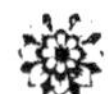

DE L'IMAGINATION

COMME CAUSE DU PROGRÈS SCIENTIFIQUE.

PREMIÈRE LETTRE AU DOCTEUR V***.

Ce que vous me dites, mon cher ami, sur l'état actuel de nos connaissances en médecine, est plein de sens et de raison; j'y reconnais la justesse et la sagacité de votre esprit. Permettez-moi, cependant, de ne point partager votre opinion lorsque vous blâmez avec une certaine vivacité ceux qui ne se méfient pas trop de l'imagination en fait de science. C'est là un thème usé qu'on entend répéter sur tous les tons et depuis long-temps. Il est des médecins qui se croiraient hors de toute logique s'ils s'avisaient de dire un mot en faveur de cette noble faculté de l'intelligence. Il est même du bon ton scientifique de ne parler que de faits, que d'observations, que d'expériences; de cette manière on a l'air d'un homme sensé, réfléchi, et surtout *positif*. Comment, après cela, ne pas faire le procès à l'imagination? Comment ne pas la regarder comme une ennemie de la science? D'ailleurs il y a un mot trouvé par Mallebranche, homme qui avait le plus d'imagination de son temps, et ce mot répond à tout : l'imagination est la *folle du logis*. On a raison, s'il s'agit de ce feu désordonné de l'entendement qui jaillit par élans, qui lance çà et là des lueurs vives et incertaines. Mais, de bonne foi, est-ce donc là l'imagination? Que dirait-on du jugement, quand il est dévié de la vérité, altéré, faussé par le sophisme? N'y a-t-il pas aussi des fous de sang-froid? La véritable *imagination*, au contraire, doit être considérée comme un sens moral exquis, qui fait voir au-delà de la portée ordinaire, qui donne une grande impulsion à l'intelligence, une sorte de pénétration intuitive, par cela même le pressentiment de la vérité à venir, des choses accomplies et des choses possibles ; c'est pour ainsi dire une seconde *vue* qui, dans beaucoup de cas, peut être considérée comme le sens intime du vrai. *Imaginer,* c'est en effet voir les types non pas des objets à créer, car la vérité est de toute éternité, mais à découvrir dans les phénomènes de la nature. Voilà pourquoi l'inquiétude de la recherche, le tourment de la poursuite, le désir de la découverte sont les caractères particuliers de cette active et énergique faculté.

Vous voyez, mon ami, que l'imagination, aujourd'hui si dédaignée, n'est nullement à rejeter quand il s'agit du progrès scientifique : sans elle, rien ne se découvre, rien n'avance, parce qu'on n'essaie rien, qu'on ne tente rien, au moins sur une grande échelle. La science a ses *peut-être* sans fin, ses éternels *desiderata,* qu'on ne peut espérer de faire disparaître qu'après des essais bien long-temps répétés. Quand il s'agit des mystères de la nature, tous les aperçus, quelque vagues qu'ils soient, ne sont pas à mépriser ; tous les à peu près sont encore beaucoup : or, qui donne ces pressentimens, qui nous fait entrevoir ces à peu près devant tôt ou tard conduire à d'importantes vérités ? c'est à coup sûr l'imagination. Elle saisit dans les objets de la création, dans les phénomènes du monde physique, dans l'esprit et dans la matière, des rapports trop déliés pour être perçus par un autre sens. Ainsi qu'on l'a dit, c'est la colonne demi - obscure, demi - lumineuse qui guide la caravane humaine dans les déserts de l'intelligence. Quant à moi, je soutiens qu'il n'y a pas dans les sciences, et notamment dans la nôtre, une grande découverte, un principe fondamental, un axiome inattaquable, s'il en est en médecine, enfin un progrès quelconque, qui ne soit dû, dans l'origine, à l'imagination. On peut considérer cette faculté de l'entendement comme la providence du savoir, puisque, par son action incessante, c'est elle qui jette les semences, quoiqu'elle ne recueille pas toujours les fruits. Elle part de ce qui est pour arriver à ce *qui doit être;* par elle le visible révèle l'invisible, l'observable, le connu, ou ce qui ne l'est pas encore. Depuis les premiers pas de l'esprit humain jusqu'aux plus grands développemens que peut espérer le génie, c'est toujours l'imagination qui a conçu et enfanté la science, dans ses plus beaux et ses plus larges développemens; ses erreurs même, rectifiées dans la suite, ont contribué à agrandir nos connaissances. Si nous

marchons depuis des siècles, c'est à sa vigoureuse impulsion qu'on le doit, parce qu'elle
seule cherche, essaie, agite, remue, combine,
trouve et invente ; l'imagination frappe toujours
à la porte de l'inconnu ; en sorte que cette prétendue folle du logis a bien souvent, plus que
les sages, le don de lire dans l'avenir. Mais, je
vous entends, vous vous écriez : Et le jugement, et la raison, et l'expérience, qu'en faites-
vous? Ne sont-ils donc pas d'un immense poids
dans la science? Mon ami, je fais leur part,
et je la fais grande ; toutefois, je les mets au second rang, *dii minores*. J'en conviens, on doit
renfermer autant que possible l'imagination dans
les limites du vrai, dans ce qui est rigoureusement conforme aux phénomènes ; il faut lui
imposer des bornes, mais toujours se garder de
l'enchaîner ni de l'éteindre. Il est certain que
si, au lieu d'apporter dans un travail quelconque un jugement sain, un esprit ferme, un coup-
d'œil sûr, on y substitue les efforts d'une imagination impétueuse et déréglée, les faits seront
oubliés ou mutilés, transformés et travestis ;
mais vous avouerez aussi que, sans l'imagination, vous n'aurez de ces faits que le squelette,
qu'il leur manquera la vie, l'animation, la haute
portée. L'*invention*, ce signe évident de supé-

riorité dans l'intelligence, est surtout l'œuvre de l'imagination, le reste est l'affaire du temps et de la patience. Le génie seul a sa flamme et sa fièvre; le travail a ses veilles et ses fatigues : mais avec toute sa puissance, le jugement ne crée rien ; s'il gouverne, il n'engendre pas, s'il dispose et règle, il ne fait pas ; il n'a point le *fiat* fécondateur.

Ainsi donc, l'imagination est non seulement l'élément essentiel des beaux-arts, mais elle est également le *principe des découvertes et du progrès* dans les sciences d'observation; ceci est une vérité qui me paraît incontestable. Peut-être me reprocherez-vous de confondre l'imagination avec le génie : nullement; mais ils ont les plus intimes rapports. En effet, qu'est-ce que le génie? c'est le point culminant où s'unissent l'imagination et la logique, l'enthousiasme et le jugement, l'idéal et le réel. Le génie n'existe pas sans l'imagination ; mais il s'allie en même temps à une haute et puissante raison : aussi l'a-t-on défini un *sublime bon sens*. Toujours est-il que l'imagination fait partie intégrante du génie : et qui oserait le concevoir sans elle? Le beau nom de *génie* n'existerait plus dans sa magnifique acception. Vous voyez donc que si je m'attache à relever dans la science, l'imagination des dédains d'une raison tyrannique, je ne la place pas seule sur le trône, quand il s'agit de progrès scientifiques et de découvertes. Il y a les esprits *initiateurs* et les esprits *organisateurs;* heureux qui peut combiner ces deux grandes qualités! Examinez d'ailleurs, mon ami, le genre d'esprit des premiers, c'est-à-dire, les hommes les plus célèbres dans la science, et vous trouverez que tous avaient en partage une vive et forte imagination. Cette foule d'*oseurs*, dont les travaux ont tant illustré la médecine, en est la preuve la plus manifeste; tous se sont élevés par le secours de cette puissante faculté; c'est par elle qu'ils tendent vers les régions où plane le génie, tout le reste fait halte dans la zône glacée du médiocre. Comment en serait-il autrement? Les premiers, esprits ardens, scrutateurs, enthousiastes, ont, par l'imagination, cet instinct des hommes supérieurs qui les illumine dans l'étude des mystères de la nature, tandis que les autres, placés au dessous, tantôt suivent pas à pas le sentier tracé, et tantôt l'aplanissent par des travaux inférieurs et de seconde main. C'est dans le premier cas qu'on peut dire qu'il y a beaucoup d'appelés et bien peu d'élus. Voulez-vous des noms? je puis vous en citer bon nombre, même en médecine. Qu'ont été Paracelse, Vanhelmont, Harvey, Boerhaave, Stahl, Hoffmann,

Brown, Bordeu, Barthez, etc.? des hommes doués d'une grande et pénétrante imagination, bien qu'à des degrés différens. Linné, ce savant et exact classificateur, avait cette faculté au plus haut degré, même dans les plus petits détails de la science. Haller, le chantre des Alpes, Hebenstreit, Bonnet, de Saussure, se sont servis de l'imagination, sans cesser néanmoins de s'appuyer sur le fait et les phénomènes sensibles. Et remarquez que la faculté de l'entendement dont il s'agit prédominait tellement chez les savans que je viens de nommer, que beaucoup de leurs travaux ont été repoussés par leurs contemporains, car la fortune des vérités est plus durable, mais beaucoup plus lente que celle des erreurs.

Bacon devina l'attraction, c'est Newton qui la démontra. Newton, à son tour, devina la combustion du diamant, ce sont les chimistes modernes qui en ont donné les preuves. John Mayow découvrit une espèce d'air particulier, un gaz différent de l'air commun; un siècle après, Priestley et Lavoisier fondaient la chimie pneumatique, etc. Remarquez cependant que la plupart de ces grands hommes ont été à leurs époques de ces *rêveurs* dont les gens sages aiment beaucoup à rire, parce que *la grande vanité de ceux qui n'imaginent pas est de se croire seuls judicieux.* (VAUVENARGUES.) Et si je voulais m'écarter de l'histoire de la médecine, combien ne trouverais-je pas d'hommes qui, sans sortir de la sphère scientifique, ont puissamment contribué au progrès, en raison de leur forte imagination : comme Bernard de Palassy, Priestley, Berthollet, Monge, Volta, Humphrey Davy, Laplace, etc. Au-dessus d'eux tous, ne peut-on placer Napoléon, ce héros des temps modernes ? Certes, nul ne fut plus exact, plus positif que lui ; que demanda-t-il pour le seconder, des hommes froids, judicieux, mais fermes, résolus, *carrés par la base,* selon son expression si connue. Eh bien ! personne n'eut peut-être une imagination plus exaltée que Napoléon. « *Sa pensée, qui volait sur l'aile de la foudre* » (FONTANES), avait toujours quelque chose de grand, d'extraordinaire, de gigantesque. Très-souvent il la mettait en saillie par une forte image et même par quelque symbole oriental. Malgré tout, cependant, cette imagination, comme chez les hommes de génie, était retenue dans l'occasion par deux gardiens sévères : le bon goût et le bon sens. Aussi la force d'exécution et la force de conception étaient-elles sur la même ligne et du même jet.

Toutefois, l'imagination qui caractérise toujours un mérite supérieur, se présente, selon

les individus, dans des proportions et sous des
formes différentes ; il en est d'elle comme de
toutes les autres facultés de l'intelligence, très-
rarement sont-elles dans une complète harmonie. On voit des esprits qui aiment à aller vite
à la lumière, et impatiens de la trouver, des-
cendent tout d'abord dans d'immenses profondeurs, ou s'élèvent dans des espaces incalculables. L'inconnu, l'inexploré, le merveilleux
même, voilà ce qui les excite, ce qui les tente :
il y a des perles dans ces abîmes, comme il
y a aussi du sable et de la vase. Dans cet
élan impétueux, dans ce besoin de pousser en
avant par toute espèce de voie, on remarque
souvent une extrême étendue de vues, marque
certaine d'un esprit pénétrant et hardi. Mais
s'il ne s'y mêle pas assez de méthode, si une
exacte analyse ne fait pas un choix convenable
des matériaux, il en résulte que les sujets sont
plus courus que profondément sillonnés, plutôt esquissés qu'approfondis. Des éclairs appa-
raissent, on entrevoit, mais la lumière ne reste
pas ; c'est de la force, mais cette force déborde ; elle est mal contenue, et en s'abandonnant elle perd ses avantages. Toutefois, il en
résulte ordinairement quelque fait, quelque conjecture, quelque aperçu, dont la science pro-

lite dans un temps plus ou moins éloigné, et presque toujours utile, car dans les sciences il y a beaucoup à gagner d'attendre un plus *ample informé*. Il est des questions long-temps préjugées par l'imagination, décidées ensuite par la raison et l'expérience. Le problême consiste donc à guider la première de ces facultés, sans jamais ni la comprimer ni l'entraver; tel est le seul moyen de nous éclairer dans cette nuit épaisse de la nature, dans cet océan incommensurable de phénomènes que Dieu a livré à l'investigation humaine. L'histoire de la médecine offre de nombreux exemples de ce que je viens de dire. En effet, combien d'essais, de systèmes, d'hypothèses, de tentatives, d'opinions jetées pour ainsi dire au hasard, ont été les germes des progrès les plus remarquables! Or, à qui les doit-on? A l'imagination, parce qu'il y a dans son essence, ainsi que je l'ai déjà remarqué, quelque chose de remuant et d'agissant, de chercheur et d'inquiet, qui soulève mille questions, se lance à la chasse des idées, fait surgir les problêmes, les éveille, les suscite, les éclaire, bien qu'elle ne puisse les résoudre tous. Quant à la raison et à l'expérience, sa fidèle compagne, leur rôle est important, quoique secondaire: il est borné à celui de l'ordre et de

la vérification; c'est le point de vue purement
arrangeur et méthodique. L'imagination ouvre
et exploite la mine, les autres préparent le métal, elles en constatent le poids, la valeur, l'estimation réelle.

A entendre les hommes dont la prétention
est de ne consulter que le fait en lui-même, le
phénomène patent, l'imagination ne peut aller
au-delà de la conjecture. Outre que cette assertion est très-contestable, parce qu'il y a des vérités qui se découvrent par une intuition lumineuse et spontanée, n'est-ce donc rien que de
conjecturer, autrement dit, d'ajouter le probable au vrai, ce qui constitue la prescience
philosophique? L'art de bien conjecturer n'est-
il pas le caractère distinctif des hommes de génie? Les conjectures sont les étincelles au feu
desquelles le savoir allume le flambeau de l'expérience. Je vous le demande, mon ami, ne faut-
il pas avoir un but, une fin quelconque en vue,
avant de se livrer à l'observation? Toute expérience concluante n'est-elle pas une proposition, partie nécessaire d'un syllogisme interne?
Or, vous le voyez, toujours l'imagination est le
promoteur par excellence; sans ce ressort principal, il n'y a que peu ou point d'action, de
mouvement progressif. Le pays des *possibles*

est immense, c'est là précisément où l'imagination va chercher de futures réalités ; elle devance constamment l'expérience, au lieu d'en être guidée ; à la vérité, elle n'aime pas à s'emprisonner dans une exactitude trop étroite des faits ; elle s'indigne de toute limite et frappe du pied, pour ainsi dire, le dieu terme dont on la menace ; mais il n'en est pas moins vrai que sur tous les points, on lui doit l'initiative dans la science. Je dis plus, je soutiens que toute grande découverte a été *imaginée* avant d'être *observée,* parce que l'imagination va de droit avant la logique, parce qu'il faut conjecturer avant de conclure. Ainsi, je suis convaincu que guidé par quelques précédens incertains, Harvey avait compris mentalement la circulation du sang avant de la démontrer par des expériences ; que Newton découvrit la grande loi de l'attraction avant de l'avoir prouvée par des calculs ; que Descartes regardait son célèbre enthymême, *cogito, ergo sum,* comme invinciblement démontré avant de l'avoir mis en évidence par les principes de sa méthode philosophique. Soyez donc certain, mon ami, que les grandes idées scientifiques germent profondément dans la tête de quelques hommes supérieurs, bien avant de se convertir en faits irrévocables. Ne savez-vous pas que les sublimes vues de Buffon sont aujourd'hui sanctionnées par l'expérience? plus d'une fois ce grand homme a *deviné* ce que l'expérience a *démontré* de nos jours. Fourrier le géomètre a dit que, dans les applications du calcul aux lois qui régissent la chaleur, il avait été guidé par les conjectures de Buffon. Ainsi il n'est pas de conception hardie, pas de témérité philosophique, si l'on veut, converties depuis en vérité, rayonnant d'évidence, qui ne soient dues dans l'origine à l'imagination; c'est toujours là où il faut remonter.

Je n'ignore pas, mon cher ami, que de telles assertions choquent beaucoup les opinions régnantes, notamment en médecine. Si on dépasse de quelques lignes les idées reçues, si on s'éloigne du terre à terre, aussitôt mille voix s'écrient : vous vous perdez dans les nues, vous renoncez à la réalité, vous déifiez l'abstraction : c'est ainsi que, pour le plus grand nombre, ce qui n'est qu'imaginable paraît toujours faux, chimérique ou inintelligible. On rejette avec soin toute idée *à priori,* l'hypothèse est notoirement méprisée, conspuée ; c'est même tout au plus si ce qu'on entend par théorie trouve grâce devant certains esprits. On se cramponne au fait, on se perd dans l'abîme des détails, on s'égare dans les subtilités de l'analyse matérielle, mais de progrès, il ne faut pas en attendre. Voulez-vous des dissections, des macérations, des injections sur le cadavre, sur le vivant, sur l'homme, sur les animaux; voulez-vous un grand attirail d'*expérimentalisme,* ce qu'il ne faut pas confondre avec l'expérience? à cet égard, l'abondance est excessive. Nous sommes saturés de doctrine analytique, matérielle, organique, etc.; mais, en fin de compte, on n'obtient que des résultats douteux, contestables, des aperçus très-limités, des opinions à bases défectueuses, souvent contredites par d'autres expérimentateurs; c'est là aussi *la fécondité de l'avortement.* Il en est de même pour la médecine pratique. Le fait nu, isolé, avec ses déductions bornées, toute synthèse écartée, l'expérimentation petite, étroite, très-peu de formules générales, de faits *collectifs* qui renferment, expliquent une série de faits particuliers, telle est la marche généralement adoptée, à peu d'exceptions près. L'observation une à une des faits, espèce de sol concédé à la vaine pâture des petits esprits, est surtout l'objet de prédilection de la plupart de nos auteurs ; on sent qu'ils ne veulent rien hasarder, parce que toute conception haute, vigoureuse, les étonne et les effraie ; ils s'arrêtent aux limites de l'in-

terprétation philosophique. Le caquet jactan-
cieux des observateurs médiocres, qui pullulent
de toutes parts, conduirait à croire qu'ils sont
dans le vrai, si ce n'étaient les résultats et les
applications qui prouvent le contraire. Tout ce
qui ne saurait être représenté par un chiffre est
un aliment trop peu substantiel pour des esprits
si positifs. Il en résulte qu'avec tout leur savoir ils ne sont dans le secret de rien : le secret, c'est le principe. C'est pourtant une chose
digne de remarque de voir combien le monde
savant, « la plus facile des dupes, » dit un auteur anglais, est enclin à prendre des idées faibles et caduques pour des idées fortes et viva-
ces : il y a ici un mirage dont il faut constamment se méfier.

Croyez-moi, mon ami, ces dernières ne sont
jamais le fruit de la simple et passive observation ; il y faut quelque chose de plus, et ce quelque chose dépend d'une forte et vivifiante imagination. Mais n'est-il pas à craindre, direz-vous,
que ces conceptions ne produisent de l'enthousiasme ? Or, celui-ci conduit toujours à l'extrême,
car il couvre d'un bandeau les yeux de celui qui
en est possédé. Je ne vois dans cette remarque
qu'un lieu commun éternellement répété par
ceux qui pensent que dans la science, il ne s'agit

que de voir pour bien voir. Loin de là, il faut que l'imagination aille jusqu'à l'*enthousiasme,* quand on veut faire une importante découverte, et en obtenir tous les résultats possibles. Pourquoi cela? précisément parce que l'enthousiasme donne cette force d'attention passionnée, vrai burin de la mémoire, cette sagacité investigatrice, cette subtilité d'organe et de sens si nécessaires dans l'étude des phénomènes de la nature. Plus on a d'imagination, c'est-à-dire, de sens moral, mieux on voit tout ce qu'on voit : ainsi l'observation poussée très-loin est encore de l'imagination, au moins celle qui confine au génie. Les hommes d'une imagination froide ont presque toujours une raison débile, aussi s'arrêtent-ils à la surface : au contraire, l'imagination forte stimule singulièrement la puissance d'observer; les savans qu'elle inspire sont ceux qui ont le plus d'exactitude et de patience, parce que, voyant de plus haut et de plus loin, ils ont une profonde conviction, et qu'ils sentent le besoin de ramasser le plus de preuves en faveur de leur opinion. Toute vitalité intellectuelle tient essentiellement à l'imagination, de quelque côté qu'on envisage les facultés de l'entendement. Ajoutez que ce qu'on invente, ce qu'on découvre ou croit découvrir, est d'un intérêt immense pour celui qui cherche et médite. Alors il n'est jamais superficiel ; il sonde, il examine, il approfondit, il se transporte, rien ne le fatigue ni ne le rebute. Quand une intelligence énergique s'est mise à une œuvre, elle s'y acharne, pour ainsi dire, jusqu'à ce que le fruit soit éclos du labeur. La faculté d'observer beaucoup, de bien observer, et d'observer long-temps, est donc une des conditions de l'imagination, parce qu'elle anime et soutient l'observateur. D'ailleurs, celui-ci ne peut ignorer que la vérité est une, qu'il ne faut rien négliger pour en connaître tous les rapports (1) : aussi, malheur au savant comme à l'artiste, s'il n'est dévoré par ce besoin de l'inconnu, sans lequel il n'y a ni création, ni invention, ni travail remarquable ! malheur à lui, sa place est marquée aux rangs secondaires, où les esprits médiocres se débattent contre l'impuissance ! Examinez bien l'origine des grandes découvertes, des méthodes, des systèmes qui ont le plus influé sur la science, partout vous trouverez les semences de feu de l'imagination. Mon ami, pour être un homme

(1) « La vérité étant indivisible, la moindre chose qu'on en ôte ou qu'on y ajoute, la falsifie. »
(DESCARTES, *Lettres au P. Mersenne*, 1612.)

supérieur, ce n'est pas assez d'avoir une tête logique, il faut encore cette ardeur et, j'ose dire, cette fougue de tempérament, ce feu sacré, sans lesquels on ne donnera jamais à la science qu'une très-faible impulsion. Or, ce principe d'activité, d'exaltation, dont j'ai tâché de démontrer ailleurs les causes et les effets (1), n'est et ne peut être que l'imagination ; tous les médecins célèbres dont je vous ai cité les noms en furent doués. Il arrive même que dans certaines occasions cette imagination fait éruption, manifeste sa perpétuelle et secrète action. Harvey était, à la lettre, fanatique de sa découverte, et on ne pouvait le contredire sans exciter sa colère. Bernard de Palissy, après une épreuve qui eut un plein succès, dit : « Elle me causa une joie telle que je pensai *être devenu nouvelle créature.* » Quand Humphrey Davy découvrit le *potassium* et le *sodium,* cet illustre chimiste eut un accès de joie presque vésanique ; il se mit à sauter et à danser dans son laboratoire. Que voulez-vous ? les esprits d'une trempe supérieure s'enivrent quelquefois des voluptés du savoir ; ils savent qu'une seule vérité utile, démontrée, en ajou-

(1) Physiologie et Hygiène *des hommes livrés aux travaux de l'esprit,* etc., 4ᵉ édition. (*Passim.*)

tant au trésor de la science, recommande leur nom à l'éternelle gratitude des siècles.

Cependant l'enthousiasme n'a-t-il donc aucun inconvénient? Ce n'est pas là ma pensée : je dis seulement qu'avec l'imagination il y a toujours à espérer, et que sans elle tout est stérile. « L'archer qui oultrepasse le blanc, fault comme celui qui n'y arrive pas. » Montaigne dit vrai, mais n'est-il pas certain que le premier pèche par excès de force et l'autre par faiblesse; or, qui des deux *fault* le plus et sans remède? Rien donc de plus évident que pour tout progrès scientifique il est besoin d'une sorte d'enthousiasme, tempéré par la raison et le bon sens. Faut-il le redire? l'imagination excite et donne l'élan, le jugement pèse, modifie, l'expérience confirme. Si la première ne s'appuie sur le fait, sur la donnée matérielle, il est clair qu'elle fera fausse route. L'homme est né dans l'animalité sous le rapport physique, il ne peut s'en écarter entièrement. L'esprit humain ressemble à l'Anthée de la fable, retrouvant ses forces tant qu'il avait les pieds sur la terre, mais qui les perdait dès qu'en le soulevant dans les airs on lui ôtait son point d'appui. Pour nous autres médecins surtout, au-delà de la sphère organique, nous nous égarons. nous étouffons dans le vide : à quoi bon poursuivre une insaisissable idéalité ? D'un autre côté, pourquoi donner, comme aujourd'hui, dans l'excès du matérialisme scientifique ? Pourquoi se tenir en garde contre l'imagination, ne parler que de ses écarts, oublier ou nier sa puissante action ? N'y a-t-il pas une imagination hardie avec sagesse et libre avec mesure ? On dit qu'elle n'enfante que des chimères, que rien ne dure de ses produits ; cela est quelquefois vrai, mais combien aussi d'échafaudages du raisonnement, de prétendus résultats de l'expérience, de recherches, d'observations, d'applications regardées comme pratiques, sont maintenant effacées, anéanties, perdues dans les choses vaines et les conceptions futiles ? Non, mon ami, l'expérimentalisme seul ne va pas loin ; c'est l'œil nu qui veut découvrir ce que l'œil armé d'un excellent instrument peut seul examiner. Un pareil moyen toujours étroit, incomplet, sans élan, ni haute généralisation, ne mène qu'à des vues médiocres, souvent fausses et exclusives. Mais que l'imagination anime ces froides recherches, que ce vigoureux excitateur se fasse sentir, tout aussitôt le but s'élève, l'horison s'agrandit et la science est en progrès.

Il y a plus, la méthode même de l'expérimentation a besoin de l'imagination. Cette méthode exige, en effet, une sagacité, une pénétration, une habileté à varier les conditions des expériences, une faculté de conserver les idées à constater et à vérifier, tantôt une prudence, quelquefois une hardiesse de tentatives, une présence et une finesse d'esprit qui en rendent l'art très-difficile. Quand on veut remplacer le froid *on a dit,* on a *écrit,* par l'énergique et positif *j'ai vu, j'ai fait,* ce ne peut être que par des expériences faites sur une grande échelle. Si Harvey, Eustachi, Aselli, Pecquet, Bonnet, Fontana, Spallanzani, Volta, Haller, Bichat, ont été des modèles dans ce genre, on sait à quoi ils doivent leur supériorité. L'expérimentalisme pur, simple, borné au fait, si commun de nos jours, ne conduit qu'à des inductions faibles, contradictoires, qu'il est impossible d'élever à la dignité de principe. Vous voyez, mon ami, que l'imagination ne mérite point l'anathême fulminé contre elle depuis quelque temps; car sans cette faculté, la science paraît condamnée à l'immobilité. Mais aux preuves que je vous ai données, je veux en ajouter d'autres qui me paraissent non moins convaincantes. *Vale.*

Fontenay-en-Vexin (Eure), ce 30 août 1841.

DEUXIÈME LETTRE AU DOCTEUR V***

Si je ne m'abuse, mon ami, il me semble que l'*imagination,* considérée sous le point de vue de la science, doit avoir gagné quelque chose dans votre esprit. Vous avouerez du moins qu'elle est une base aussi indispensable dans toute découverte, ou dans une grande composition scientifique, qu'un jugement profond et exquis dans un poème ou le tableau d'un grand maître. On a dit avec raison qu'Archimède avait autant d'imagination qu'Homère; on peut également poser en principe que le tableau de la *Transfiguration* est un chef-d'œuvre de logique aussi bien que d'imagination; il n'y a rien de grand, de complet, de parfait, de durable sans ces deux élémens fondus avec art dans une grande et sublime unité. Ce principe me paraît incontestable.

Dans ma lettre précédente, je vous ai entretenu du pouvoir de l'imagination quand il s'agit de découvertes, et le véritable progrès consiste dans l'invention; puis je vous ai fait voir que

même dans l'art d'expérimenter, cette faculté a
sa part d'action et d'influence, en sorte qu'elle
donne toujours la première et la plus forte impulsion. Mais ce n'est pas tout, je soutiens que
les données de chaque problême scientifique lui
appartiennent également, parce que c'est elle qui
les met en œuvre, qui leur assigne une valeur
quelconque; et savez-vous pourquoi? c'est qu'il
n'est donné qu'à l'imagination de concevoir les
rapports les plus éloignés comme les plus multipliés des faits, de les coordonner, de les réunir
dans une synthèse, d'établir le fait primitif de
mille faits et qui les relie. C'est là conclure et
achever, but auquel il faut tendre sans cesse,
car à quoi serviront les faits les plus saisissans
d'exactitude et de vérité si on les isole? Toutefois,
procéder ainsi demande une portée d'esprit,
une puissance d'imagination, une profondeur
d'observation, une sûreté de jugement qui n'appartiennent qu'à très-peu de personnes; l'induction, c'est l'*esprit* qui anime le *verbe*. Mais
où sont les hommes qui possèdent cet esprit? Encore ceux qui l'ont obtenu, le perdent-il promptement. On dirait que l'imagination est la force
du Créateur, prêtée pour un instant à la créature;
l'homme la reçoit, il ne la mesure pas, elle est
en lui, elle n'est pas à lui. Ne cherchez pas

plus loin, mon ami, la cause qui fait que dans les sciences et surtout en médecine, il est si aisé d'observer, de rechercher, d'examiner, et si difficile de poser des principes solides. En tout il faut bien accorder l'initiative au fait sensible, matériel, mais au-delà existe le *sens apprécia-teur* ou l'entendement qui plane au-dessus du monde de la contingence. Après l'expérience se trouve la science, qui a son point d'appui dans la première, mais qui la dépasse et la complète ; or, cette science consiste dans les rapports des faits. Parvenir à les combiner, à les lier, pour établir des lois, n'est-ce pas arriver au point culminant de la philo-sophie scientifique? Ainsi, plus on a d'ima-gination, plus on aperçoit de rapports des faits ; plus ces rapports sont multipliés, plus il est aisé d'en saisir les analogies ; plus ces der-nières seront saillantes, plus aussi il sera facile de les coordonner, d'en former un tout, d'ap-procher, sinon d'obtenir cette doctrine parfaite dont *le principe contient toutes les conséquences et dont chaque conséquence fait reparaître le prin-cipe.* Le radical de toute synthèse féconde me sem-ble par cela même une puissante imagination, parce qu'elle contient le plus grand nombre possi-ble de faits, d'idées et de rapports. Ainsi cette faculté, par un rare privilége, peut donner l'évidence *intuitive* et l'évidence *déductive,* ces deux colonnes de toute science ; mais sans la connaissance des rapports, il faut renoncer à l'une et à l'autre. Un philosophe étranger a donc raison de dire : « Avec l'esprit d'observation à un très-haut degré, l'infini de l'univers en grand peut vous échapper ; mais avec cet esprit et celui d'intuition, vous apercevrez l'infini dans une mitte, dans une poussière, dans une goutte d'eau. » Quoi de plus facile à concevoir ? Newton n'a-t-il pas démontré que la même force qui fait retomber une pierre ou une pomme sur la terre, retient les astres dans leurs orbites ? Le Titien ne trouva-t-il pas toute l'harmonie du coloris et du clair-obscur en considérant avec soin les reflets de la lumière sur une grappe de raisin ? Par les yeux du génie, Kant avait aperçu *Uranus* dans les profondeurs de l'espace, avant que cette planète ne se trouvât au bout du télescope d'Herschell. C'est donc uniquement par une suite infinie de rapports, par le fil non interrompu des analogies, qu'on obtient de tels résultats ; et comment y parviendrait-on, sans la magicienne qui voit ce qui est et ce qui peut être, qui, comme l'espace et le temps, contient dans son ample sein les faits et les idées, la certitude et le possible, les vérités acquises et les vérités pressenties?

Vous le voyez, mon ami, l'imagination, à qui est réservé le droit d'inventer, sait aussi féconder avec patience, disposer avec sagesse, enchaîner avec habileté; le jugement seul ne saurait suffire, il marche trop lentement, il ne voit pas assez loin. L'induction *ascendante* de Bacon, ce qu'il nomme si bien *scala intellectûs,* méthode vantée de nos jours comme la véritable philosophie, celle des faits et de l'observation, reste dans le domaine de l'imagination. De Maistre a dit : « Il faut que deux vérités s'épousent pour en produire une troisième. » Sans doute, mais la méthode analytique uniquement employée serait inféconde. En raison de ses procédés fractionnaires, il y a incapacité d'embrasser un ensemble, et par-là faiblesse capitale de déduction.

A la vérité, toutes les sciences ne sont pas susceptibles d'une telle rigueur. Il en est où, en passant d'une proposition à d'autres propositions, on sent toujours l'ordre qui les enchaîne, les liaisons qui les rapprochent, l'identité qui les confond, et pour tout dire, l'unité de l'objet sur lequel elles reposent ; ainsi, comme on l'a observé, en mathématiques tout se lie ; il y a une *première* vérité, une *seconde*, une *troisième*, etc.; on trouve la cinquième vérité dans la quatrième, la quatrième dans la troisième, etc.: mais dans aucune autre science, il n'est guère possible de procéder avec cette régularité, car la chaîne se rompt à chaque instant. C'est surtout en médecine où il est plus difficile de tendre à l'unité, à des principes fortement déduits, parce que les données de chaque problème sont trop multipliées. Avec la plus rare exactitude, on ne peut arriver qu'à des approximations, et il est toujours à craindre que les quantités négligées n'aient une influence inappréciable pour nous. Il n'en est pas moins vrai cependant que ceux qui ont le plus d'imagination, saisissant par-là le plus de rapports et d'affinités dans les phénomènes, sont seuls capables de fonder une synthèse, une théorie, une doctrine, et de prendre rang parmi les législateurs de la science. Voilà pourquoi ces derniers sont si rares, tandis que les simples observateurs sont si communs; voilà pourquoi il y a tant de *travailleurs* et réellement si peu de *producteurs*. Ceci explique en outre comment les mêmes objets semblent se prêter à des interprétations si diverses. Toutes les vérités sont incarnées dans les faits, cependant la manière de les en faire sortir diffère selon les esprits ; aussi voit-on beaucoup de propositions qui émanent moins du sujet observé que du sujet observateur. Mais quiconque, par une vue perçante de l'*imagination,* verra le plus de rapports dans les phénomènes, pourra fonder avec certitude, poser de larges et solides assises, envisager la vérité face à face et la saisir pour ainsi dire substantiellement. Pourquoi cette affligeante polysynodie médicale actuelle ? Pourquoi tant d'essais infructueux de théories ? C'est qu'il n'est donné qu'à très-peu d'esprits d'avoir une imagination hardie et créatrice, même quand il s'agit de grandes erreurs. On s'en tient aux faits ; et tel observateur qui les accumule, sent aussitôt se brouiller sa petite collection d'idées, dès qu'il veut, par la méthode philosophique, procéder du concret à l'abstrait, en un mot, formuler son expérience en théorie. Et pourtant le besoin le plus urgent de la science est un besoin d'édification ; de l'aveu même des praticiens, quel est de nos jours le *desideratum* le plus grave de la médecine ? c'est évidemment la synthèse. La plaie la plus dangereuse qui menace la science, n'est-ce pas en effet cette analyse exagérée produisant, si l'on veut, des parties admirables, d'importantes spécialités, mais qui détruit l'unité, autrement dit, ce qui constitue la science et lui assigne un rang dans la hiérarchie des connaissances humaines? Maintenant les faits sont nombreux, la terre est riche et bien remuée, mais qui fera la moisson? Encore une fois, l'homme qui verra le mieux le point de réunion où les vérités se touchent, car la vérité universelle n'est elle-même que le point de convergence des faits et la chaîne de tous les rapports.

Vous avez un esprit trop éclairé, mon ami, pour ne pas voir qu'il ne s'agit point ici de l'art de souffler ces folles bulles de savon qu'on nomme hypothèses, mais d'une théorie à base large, véritable expression, autant que possible, des phénomènes observés. Il ne faut pourtant pas trop s'effrayer de toute tentative. Quant à moi, je le redis hautement, sans l'hypothèse, l'effroi des petits esprits, la science se serait éternellement traînée dans un empirisme étroit; elle ne se fût pas exercée aux systèmes de toute sorte, qui, sans être la vérité, en étaient la préparation et comme la condition préalable : mais toujours voir, toujours palper, toujours flairer, toujours mesurer, toujours analyser, toujours s'en rapporter aux sens, c'est se livrer à des guides insuffisans, c'est s'arrêter aux appa-

rences, et déserter la philosophie de la science (1).
Et pourtant les hautes abstractions de la science
de l'homme ne sont pas à négliger, ainsi qu'on
affecte de le redire. En effet, idéaliser ou
abstraire, c'est comprendre la réalité plus profondément que les esprits vulgaires, car c'est
saisir le lien caché des choses et des faits, des
causes et des manifestations phénoménales.
Toutefois, ce mot d'*imagination* inspire de la
méfiance, parce qu'on en conçoit à peine la valeur dans la science. On croit toujours qu'il
s'agit d'absurdes visions, *nebulæ per inane vo-
lantes,* tirées de cette sphère extrême d'où l'on
ne tire rien de durable ; il n'y a pas de plus
grande erreur. Je conviens qu'il n'est rien de
plus funeste à la science que systématiser de
première vue, de généraliser par supposition :

(1) Hobbes, qui attaqua constamment la méthode
de Bacon, et se moqua du physicien Boyle, faisait très-
peu de cas de la philosophie expérimentale. « S'il faut,
disait-il, donner le nom de philosophe à un faiseur
d'expériences, le cuisinier, le parfumeur, le distilla-
teur sont aussi de vrais philosophes. » Mais, de nos
jours, *l'hobbisme,* ce grand et bizarre système, est tout
à fait en défaveur, et le célèbre auteur du LEVIATHAN
n'a pu faire dominer ses idées sur celles de ses adversaires.

mais ne pas généraliser du tout, ou à peu près, rester accroupi dans le fait matériel, a bien aussi son péril. Je ne l'ai pas nié : les utopies, les chimères, les rêves, sont de la famille des systèmes, mais aussi les grandes vues, les principes, les axiomes fondamentaux, l'action, le mouvement, le progrès. L'imagination se jette quelquefois, sans trop de mesure et de méthode, dans le champ de la conjecture; mais l'*expérimentalisme* seul, avec son infatuation de lui-même, avec sa logique bornée, plus ou moins flanqué de sophismes et de statistique, ou ne découvre pas la vérité, ou la travestit, ou la noie dans des déductions incertaines, dans des assertions contradictoires, ou dans des colonnes de chiffres.

« Mais pourquoi systématiser? direz-vous; les faits sont-ils tous connus? » A cela je réponds que non; mais s'il fallait attendre la possession absolue de tous les faits pour formuler des principes, il est évident que non seulement on ne découvrirait pas la vérité, mais que ce serait temps perdu de se mettre en route pour l'atteindre. Il convient donc, tout en cherchant à augmenter la somme de nos connaissances, de se servir des faits connus, sans quoi il n'existerait pas de science. La philosophie sur chaque chose n'est-elle pas le dernier mot de l'humanité? Ne doit-on pas arriver par l'échelle des inductions, des abstractions, sinon à la vérité absolue, au moins à la vérité relative? L'histoire de la médecine, considérée à toutes les époques, prouve aisément ces assertions. Qu'est-ce, en effet, que cette histoire? pas autre chose que l'exposé des doctrines ou systèmes enfantés par des hommes qui, doués d'une puissante imagination, et apercevant le plus de rapports dans les faits *connus de leur temps*, en ont opéré la meilleure coordination. Je ne suis point le partisan des systématiques, je les ai même combattus dans l'occasion, mais il faut aussi leur rendre justice. Pesez les grands noms des dynasties hippocratique, galenique, helmontienne, boerhaavienne, stalhienne, etc. : que trouvez-vous? de puissantes intelligences qui fondent des systèmes ou doctrines. Tenez donc pour certain, mon ami, qu'il n'y a que les systèmes bien faits qui remuent, qui agitent les esprits et forment la science. Les simples observateurs ne sont que les manœuvres, et la plupart restent dans l'obscurité (1). Ce sont les

(1) Quel médecin d'aujourd'hui connaît ou se rappelle *Haygarth*, qui avait rassemblé dix mille cinq cent quarante-neuf observations de sa pratique?

systématiques qui font les médecins ce qu'ils sont ; beaucoup de ces derniers se traînent le lendemain dans le sillon de la veille, jusqu'à ce que le mouvement de la science ait changé *systématiquement* de direction. Pourquoi s'en étonner ? une pratique active et une pratique éclairée ne sont pas toujours synonymes, soit par ignorance, soit à cause de paralysie d'attention : j'en excepte toutefois nos praticiens les plus distingués. D'ailleurs, il est toujours plus aisé de remuer des faits que de remuer et de féconder des idées ; ajoutez que quand la science se fait art et que l'art devient *gagne-pain*, il est bien difficile, à moins d'une vocation irrésistible, de planer dans les hautes régions de la philosophie scientifique. En définitive, les hommes à idées mènent toujours ceux qui n'ont que les faits pour eux. Ils ont cette puissance de réflexion, heureux supplément de l'activité matérielle : souvent à une imagination pénétrante et hardie, ils joignent une raison analytique profonde, et surtout cette volonté qui se montre à propos, patiente et énergique, persistante et tenace, forte et vigoureuse, qui s'attache à son objet, ne lâche prise qu'elle n'ait obtenu ce qu'elle cherche, ou la certitude de ne pouvoir l'obtenir.

Quelques personnes croient néanmoins que

ce partage ne reste pas long-temps égal. Leur opinion est que l'imagination séduit et égare toujours le jugement. Quant à moi, qui suis persuadé que les erreurs des systématiques viennent plus de l'abus du raisonnement que de la faculté *imaginative*, je crains plutôt que la raison, la prétendue sage du logis, ne finisse par entraver l'imagination, ne parvienne à l'affaiblir et à la comprimer pour l'*assagir*. Je n'en veux pour preuve que l'état actuel des choses, où l'on trouve tant de gens raisonnables, tant de grands raisonneurs, et si peu d'hommes à conceptions élevées, si peu de médecins qui, doués d'une certaine *audace inventive*, osent arriver à telle rêverie, qui n'est parfois que l'enveloppe d'une vérité. On préfère de beaucoup se traîner d'observation en observation, d'expérience en expérience, et accueillir tout ce qui sort de la routine scolastique d'un dédaigneux *à quoi bon?* Mais, mon ami, comme on ne change point la nature des choses, la science reste stationnaire, ou à peu près. Il faut bien se persuader que l'imagination non seulement trouve et découvre, mais qu'elle assemble et jette en moule; c'est donc à elle qu'on doit demander l'unique moyen de fonder une grande et bonne doctrine. Quel est-ce moyen? la concordance ternaire de l'observation des faits, de leur méditation, de leurs résultats positifs et progressifs.

Il est encore un autre don réservé à l'éminente faculté dont nous parlons, et que je ne veux pas oublier, c'est celui de la *forme*. Je le déclare un des plus importans; car sans lui, tous les autres peuvent être regardés comme non avenus. Une idée ne se révèle, en effet, dans toute son étendue, que par la forme qu'on lui donne. Combien de découvertes, de faits, d'opinions importantes, de vues profondes, passent inaperçus, restent enfouis dans les catacombes de l'oubli? *quia carent vate sacro*, si l'on peut ainsi s'exprimer. Qu'on présente ces idées et ces faits comme ils doivent l'être, et vous les verrez frapper les plus indifférens, quelquefois même régénérer une doctrine. Non, la science ne se trouve pas mal de l'esprit qu'on veut bien mettre à son service. N'est-il pas vrai que le complément du génie se trouve dans l'énergie, comme dans la justesse de l'expression, en un mot, dans la forme? Champfort a dit avec raison : « Pour qu'une idée neuve entre dans la circulation, il faut qu'elle passe sous le balancier de l'homme éloquent, qu'elle y soit marquée d'une empreinte ineffaçable, frappante pour tous les yeux, et garante de son aloi. »

Ceci est aussi vrai pour l'ordre scientifique que pour toute composition littéraire ou philosophique. Je dirai à quiconque ose énoncer publiquement ses idées : s'il n'existe pas en vous un sentiment profond et lucide de ce qui vous semble la vérité ; si, par un puissant effort *d'imagination* et de logique, vous n'avez pas sans cesse présens à l'esprit, l'ensemble et les diverses parties de votre travail ; si vous ne savez pas en poser avec évidence le principe générateur, puis en déduire avec méthode et clarté les conséquences les plus prochaines comme les plus éloignées ; si vous ignorez l'art d'employer les ressources d'un style convenable ; si, étranger à cette originalité de formes, à cette touche vive et ferme qui grave à jamais la pensée, à cette plénitude et force de sens, à cette vérité d'expression vive et ferme qui séduit et captive la raison du lecteur, vos idées ne s'écoulent que péniblement, votre phrase ne s'échappe que lourde et brute, louche et somnifère ; vous pourrez être savant, dire de bonnes choses, avoir même une sorte d'esprit ; mais n'espérez jamais établir une vaste synthèse, fonder une de ces théories qui ébranlent les opinions reçues, saisissent fortement la conviction des contemporains, et sillonnent la science quelquefois pour des siècles. Dans ce cas, il faut se contenter d'observations ramassées une à une, de petites expériences à grand appareil, et du pâle reflet de quelques rayons de lumière qui en émanent... Mais à quoi bon tant de préceptes? diront quelques personnes; en faut-il tant dans la science pour exposer ses opinions et ses travaux? de la méthode dans les idées, de la simplicité, de la clarté dans le style, cela suffit. Rien de plus vrai, il n'en faut pas davantage; mais croyez-vous donc qu'il soit si aisé d'être simple et clair? choses qu'il ne faut pas confondre avec le style lourd, pédant et *traisnassier,* comme dit Bayle. Ce qui ne doit être embelli qu'à une certaine mesure, est ce qui coûte le plus à embellir: ce précepte de goût, proclamé depuis long-temps par un grand maître, est particulièrement applicable aux questions scientifiques. La véritable simplicité du style consiste à mettre toujours le meilleur mot dans la meilleure place, à ce qu'il y ait un accord parfait entre le signe et la pensée; elle suppose nécessairement de la richesse sans luxe, de la magnificence sans pompe, de la sobriété sans sécheresse, de la précision sans obscurité, et surtout une sorte d'abandon également éloignée de la contrainte et du désordre, de l'apprêt et de la négligence. Or, pense-t-on que cela soit facile et commun? Une chose certaine, c'est que le jugement seul, sans une pointe d'*imagination* qui anime et colore l'expression, ne pourra jamais bien exposer les bases et l'ensemble d'une doctrine. La justesse du raisonnement, aidée de la connaissance complète du sujet, peut convaincre jusqu'à un certain point; mais l'art de pénétrer l'esprit, de le persuader, de le subjuguer, appartient incontestablement à l'imagination. Il faut qu'une pensée active et en quelque sorte passionnée, fruit d'une conviction profonde, dirige la plume, et bientôt *rem verba sequuntur;* tout prend un aspect analogue, alors on peut dire que la science des mots est aussi la science des choses. Les hommes les plus remarquables dans tous les genres de savoir ont été doués de cette heureuse faculté; tous ont pensé que la doctrine la plus exacte, la plus positive, doit beaucoup aux formes du langage, et qu'on peut lui appliquer ce qui a été dit de la vertu, qu'elle a plus de charmes dans un beau corps. Il n'est pas de science qui puisse se soustraire à cette nécessité; un mathématicien célèbre a durement reproché à d'Alembert de manquer *d'élégance* dans ses formules algébriques.

Faut-il vous rappeler, mon ami, que les plus grands médecins ont aussi été d'éminens écrivains, à commencer par Hippocrate? Et pour en citer un exemple pris dans notre époque, qui peut ignorer que, sans cette qualité, Broussais, le grand hiérophante de la doctrine de l'irritation, n'eût pas remué le sol médical comme il l'a fait pendant plusieurs années? Mais avec sa logique hardie et véhémente, avec sa fougue et sa verve, avec le ton d'inspiration et d'impétueuse obstination que lui donnait le vieux sang armoricain qui coulait dans ses veines, il a entraîné bien des esprits raisonneurs, bien des praticiens qui se croyaient solidement assurés sur le pivot de leur expérience. Croyez-le donc, mon ami, pour une doctrine, la forme est souvent une question de vie et de mort. Je sais bien qu'il y a ici une perfide industrie de mots et de phrases, une redoutable illusion d'éloquence dont il faut se méfier; qu'on peut, en un mot, orner le sophisme, lui donner avec art la contexture et l'apparence de la vérité. Mais laissez faire au temps, il saura bien démêler cette même vérité de la vraisemblance, et le succès ne sera pas de longue durée. Il est inutile de vous dire qu'en parlant de la forme, il ne s'agit point de ces vulgarités prétentieuses du

style, ni de la recherche pénible et tourmentée
de l'expression qu'affectent certains auteurs médecins; avec un pareil bagage phraséologique on
ne va pas loin, mais je parle d'une composition
forte, digne d'une haute intelligence, dont le
style s'empreint de l'élévation du sujet. J'ajoute
que la puissante intervention de l'imagination
dans la forme n'exclut point cette lente et laborieuse maturité d'un ouvrage qui en fait l'excellence et en soutient la vie; loin de là, outre
ses inspirations, sa force d'attraction logique,
elle fait sentir son influence jusque dans les
détails qui sont le produit d'un tranquille labeur.

Je m'arrête, mon ami; le temps me presse,
et il s'en faut que j'aie épuisé le grand et beau
sujet de ma lettre. Dans cette esquisse, j'ai essayé de faire considérer l'*imagination* sous les
rapports les plus vrais, dans l'ordre scientifique; j'ai voulu aussi venger cette belle faculté
de la hautaine pitié de quelques expérimentateurs qui, selon moi, s'attachent trop au fait
matériel, et restent à jamais dans une sphère
circonscrite. Cette discussion tient plus à l'a-
vancement de la science qu'on ne croit. Parce
que dans son vol l'imagination s'est parfois
égarée, devons-nous mépriser ses vues hardies,

ses vives lumières? Orgueilleusement sceptiques, déserterons-nous les hautes régions de l'intelligence, au-dessous desquelles il n'y a qu'incertitude, abaissement et stérilité? Pour moi, je pense que ce serait oublier le progrès, renoncer à faire un pas de quelque importance dans l'infini de la science. J'ose me flatter que vous partagerez cette manière de voir, dégagée assurément de tout esprit systématique. Si pourtant vous prétendiez qu'en définitive mon opinion ne vous semble qu'un paradoxe, je vous répondrai que le paradoxe est souvent le puits où s'est réfugiée la vérité : le temps et l'expérience l'ont plus d'une fois démontré. *Vale*.

(Fontenay-en-Vexin (Eure), ce 14 septembre 1841.)

MÉMOIRE

SUR L'EMPLOI DES FEUILLES DE PLOMB
DANS LE PANSEMENT
DES PLAIES ET ULCÈRES EN VOIE DE CICATRISATION.

—◦—

Il y a plusieurs années que je lus à l'Académie royale de médecine le Mémoire actuel sur l'emploi des feuilles de plomb dans les plaies et ulcères en voie de cicatrisation. Ce Mémoire attira l'attention du public médical; mais, comme il arrive d'ordinaire, les uns y mirent de l'indifférence, d'autres blâmèrent l'emploi de ce moyen avant de l'avoir essayé, ou du moins après y avoir eu recours dans des circonstances où il ne pouvait réussir. Enfin, il en est qui obtinrent des résultats favorables, incontestables, sans pourtant que ce mode de pansement, aussi simple que commode, rationnel et économique, ait obtenu de se généraliser dans la pratique.

Je rapporterai dans ce nouveau Mémoire, et d'une manière aussi succincte que possible, les doctrines et les preuves qui ont fait la base du premier Mémoire; j'ajouterai de nouveaux faits que m'ont fourni des praticiens distingués; enfin, je répondrai aux objections plus ou moins spécieuses qui ont été faites contre ce procédé.

Dans tous les arts, mais surtout dans la chirurgie, la *nécessité* a été la mère de l'industrie; disons plus, elle est la cause et le principe de tout progrès. Le chirurgien habile n'est pas toujours l'homme qui, ayant sous la main tous les moyens connus pour combattre tel ou tel cas pathologique, sait y recourir avec plus ou moins de succès : c'est souvent celui qui, manquant de tout, ou à peu près, cherche, s'*ingénie* pour y suppléer avantageusement, et par tout ce que le hasard, les circonstances de sa position peuvent lui présenter. Quiconque n'est pas étranger à l'histoire de la chirurgie, doit se rappeler ce qui arriva à Ambroise Paré, lorsqu'il fut contraint de panser des plaies d'arquebuse avec des émolliens au lieu de spiritueux, dont il manquait : personne n'ignore les inquiétudes, poussées jusqu'à l'insomnie, qu'éprouva ce grand chirurgien pour ses pauvres malades, sa surprise quand il vit que ceux qui avaient été pansés par les émolliens étaient beaucoup moins souffrans que les autres. Les difficultés qu'éprouva Paré se retrouvent souvent à l'armée, surtout quand la guerre est active, les blessés nombreux, les privations multipliées, les communications difficiles ; aussi est-ce à la chirurgie d'armée, cette maîtresse chirurgie, qu'on doit une foule de procédés qui enrichissent l'art et assurent son triomphe.

Ce fut pendant le terrible siége de Saragosse, en 1808 et 1809, que je me trouvai dans un état complet de dénûment pour secourir les blessés qui m'étaient confiés. J'ai exposé, dans mon premier Mémoire, les moyens auxquels j'eus recours alors pour purger mes malades, pour faire des potions toniques, des cataplasmes émolliens, pour remplacer les cantharides, etc. ; mais la privation qui m'était le plus sensible fut celle de la charpie. Avec de la mousse et de la bruyère hachées, je faisais bien le *remplissage* des paillassons pour les cas de fractures compliquées; j'avais même un peu de mauvaise étoupe pour les grandes et larges plaies à suppuration abondante : mais comment remplacer la charpie fine, qui me manquait tout à fait? avec quelle substance recouvrir des plaies tendant à la cicatrisation, plaies vermeilles, sensibles, dont les boutons charnus attestent le travail qui se fait, et qu'on ne doit pas interrompre? C'était là mon plus grand embarras, et je ne voyais aucun moyen d'en sortir; j'avais même fini par ne rien mettre sur ces plaies, me contentant de les abriter comme je pouvais, car le linge, et surtout le linge propre, était également très-rare. Pour remplacer aussi heureusement que possible la charpie, il me fallait une substance qui réunît les deux conditions suivantes : qu'elle fût *abondante*, facile à se procurer, et qu'elle n'eût *aucun inconvénient* dans son application sur les plaies. Cependant, à force d'y réfléchir, j'imaginai qu'à l'aide de feuilles de plomb j'atteindrais tout à fait ce but, et que je me procurerais facilement ces feuilles au moyen des balles de cartouche, dont nous étions abondamment pourvus: la suite prouva que je ne m'étais pas trompé. Ainsi, chaque soldat avait dans sa giberne ce qu'il lui fallait pour combattre son ennemi, et pour se guérir des blessures auxquelles lui-même se trouvait exposé.

A ma grande satisfaction, et, s'il faut le dire, à mon grand étonnement, je ne tardai pas à m'apercevoir que ce moyen, loin de s'opposer à la cicatrisation, la favorisait même dans certains cas. Je continuai donc à m'en servir sous le double rapport de l'utilité et de l'économie; car la même feuille était non seulement réappliquée jusqu'à l'entière guérison, mais elle servait encore à d'autres blessés. Un certain nombre de balles, plus ou moins aplaties, coupées ensuite soit carrément, soit en ovale, suffirent à tous les besoins de mon hôpital. J'y travaillais moi-même avec un soin tout particulier. Il fallait me voir après la visite, qui avait lieu dans des salles ouvertes de tous les côtés, les blessés couchés d'ailleurs sur de mauvaise paille jamais renouvelée ; il fallait me voir, dis-je, habit bas, aidé de quatre à cinq soldats, battre à coups redoublés nos balles et nos feuilles de plomb, jusqu'à les réduire quelquefois à l'épaisseur d'une feuille de papier. La nécessité, le besoin, les circonstances, le désir d'être utile à de bra-

ves et malheureux soldats, expliquent suffisamment l'ardeur que nous y mettions.

Depuis cette époque, j'ai constamment cherché en différens lieux, en différens temps, et
chaque fois que l'occasion s'en est présentée,
à substituer le procédé dont il s'agit au mode
de pansement le plus en usage ; non seulement
j'y ai eu recours pour les ulcères variqueux,
mais plus souvent encore pour toute espèce de
plaie en voie de cicatrisation, où la nature fait
à peu de chose près tous les frais de la guérison. Comparant avec soin les effets obtenus
dans l'emploi des feuilles de plomb avec la méthode ordinaire, j'ai examiné, suivi attentivement les phénomènes qui avaient lieu dans l'un
et l'autre procédés ; enfin j'ai déterminé, avec
le plus de précision qu'il m'a été possible, les
cas où on ne peut recourir au moyen que je
propose, et ceux où on doit l'employer. Pour
procéder logiquement, voyons d'abord en quoi
consiste le mode de pansement généralement
admis aujourd'hui.

De la charpie : ses avantages et ses inconvéniens.

L'ancienne Académie de chirurgie ne s'il-
lustra pas seulement en s'occupant de ce qu'on

nomme les grandes opérations : rien de ce qui tient au domaine de l'art ne lui échappa ; elle porta donc son attention sur les pansemens des plaies, et c'est à elle qu'on doit en partie la salutaire réforme des corps gras, des onguens de toute espèce dont on faisait alors un effrayant abus. En comparant nos formulaires actuels avec ceux de cette époque, on est frappé de la différence qui existe à cet égard. Pour guérir une plaie, nos ancêtres connaissaient cinq à six espèces d'emplâtres, dont on se servait selon les périodes de cette plaie. Ce n'est qu'à force de temps, de travaux et de controverses, qu'on est parvenu à ce résultat simple, positif et précis, que la nature seule guérit une plaie, et que l'art consiste à écarter tous les obstacles qui s'opposent à cette guérison. Un des premiers et des plus importans moyens qu'on emploie dans cette intention est la charpie. En effet, rien de plus commode, de plus facile à se procurer, de plus propre à atteindre le but que cette substance. Dès lors, on en fit le moyen par excellence, le topique universel dans le pansement des plaies. L'Académie de chirurgie avait délivré l'art d'un fléau, la routine et la médiocrité lui en créèrent un autre. Qui n'a pas vu, dans certaines circonstances, des chirurgiens jeter avec précipitation et négligence une masse de charpie brute sur une plaie, et la croire méthodiquement pansée? Elle était plutôt *maçonnée,* selon l'énergique expression de Lombard, ancien chirurgien militaire. Il est même encore quelques chirurgiens qui tamponnent et remplissent de charpie certains ulcères profonds et fistuleux. On sait qu'autrefois il était d'usage de compter les bourdonnets introduits dans une plaie profonde, afin de s'assurer de n'en pas oublier au pansement suivant; ce qui arrivait pourtant quelquefois.

Un des avantages de la charpie est de défendre la surface de la plaie du contact de l'air. Sous son abri, une température douce, chaude, se soutenant au même degré, l'œuvre de la cicatrisation s'opère d'après des conditions normales : or, cette température est si importante, que si, par des circonstances particulières, elle cesse d'avoir lieu, la plaie s'irrite, le pus change de nature, et l'on remarque une suite de phénomènes absolument contraires à la formation de la cicatrice. Les anciens avaient si bien observé ces phénomènes, qu'ils donnèrent le nom de *plumaceau* à de petits corps formés de plumes et de linge, qu'ils appliquaient sur les plaies dans la même intention.

La charpie défend encore la plaie des corps voltigeans dans l'atmosphère, beaucoup mieux encore que ne le ferait un simple linge apposé à la surface. Un autre avantage de la charpie est d'absorber le pus qui s'écoule de la plaie, et de l'absorber dans des proportions convenables ; car n'oublions pas que l'absorber entièrement serait contraire aux lois en vertu desquelles s'opère la cicatrisation. C'est pourquoi l'emploi de la charpie est particulièrement nécessaire dans les grandes plaies ou à large surface, dont la suppuration est abondante. On a aussi compté, parmi les avantages de la charpie, celui de produire une excitation douce et modérée, qui hâte le travail de la cicatrisation sans lui donner un degré d'activité tel qu'il en résulterait de l'irritation et de l'inflammation. Cet avantage de la charpie est-il aussi réel, aussi fondé que le croient beaucoup de personnes ? j'ai quelque raison d'en douter. De deux choses l'une : ou le principe virtuel de la cicatrisation, quel qu'il soit, a par lui-même assez d'énergie pour opérer cette cicatrisation, ou il est privé de cette énergie. Dans le premier cas, la charpie est parfaitement inutile ; il suffit d'absorber l'excédant du pus de bonne qualité qui en découle, de la garantir des impressions de l'air et du contact des corps extérieurs pour amener la guérison. C'est ce qu'on voit dans certains cas, ou lorsque, par des circonstances particulières, la plaie n'a point été couverte ; c'est ce qu'on remarque encore chez plusieurs animaux qui, se contentant de lécher leur plaie, l'abandonnent ensuite aux soins de la nature. Dans le second cas, c'est-à-dire lorsque l'énergie vitale manque entièrement, ou à peu près, la charpie est tout à fait insuffisante : il faut alors recourir à des stimulans plus actifs. Quant à ce degré ni en plus ni en moins, à ce *medium* constant d'excitation qu'on cherche toujours, et qu'on dit obtenir de la charpie, je pense qu'il est tout à fait chimérique.

Parmi les inconvéniens de la charpie, il faut certainement compter la difficulté de s'en procurer de bonne, surtout dans les grands établissemens et dans certaines circonstances, qui n'ont lieu que trop souvent. Une bonne charpie, convenable pour toute espèce de pansement, ni trop dure ni trop molle, douce, blanche, un peu cotonneuse, parfaitement sèche, sans mélange d'impuretés et de substances hétérogènes, qui n'a jamais fermenté, faite avec du linge ni trop neuf ni trop usé, blanchie à la lessive et non par le chlore, exige, comme on

voit, une réunion de qualités dont une seule
de moins rend la charpie nuisible à l'œuvre de
la cicatrisation. Si, d'un côté, une charpie dure,
brute, épaisse, meurtrit les plaies, les irrite et
augmente l'intumescence inflammatoire ; d'un
autre, quand la charpie est trop douce, la charpie râpée, par exemple, ou celle qui en approche, son emploi présente d'autres inconvéniens.
Il n'est pas de chirurgien qui n'ait remarqué
qu'appliquée immédiatement sur une plaie, cette
charpie y adhère avec force ; des lotions répétées d'eau tiède suffisent à peine pour la détacher : quelque précaution qu'on prenne, presque toujours, dans ce cas, on est forcé d'enlever la cicatrice délicate et circulaire formée autour de la plaie, tandis qu'un flot de pus se
trouve concentré dans le milieu, ordinairement
déprimé. Croit-on alors que la guérison doive
se hâter dans de pareilles circonstances ? il s'en
faut beaucoup, même pour les plaies les plus
légères. L'observation pratique journalière a tellement consacré la vérité de ce fait, qu'on a
presque renoncé aujourd'hui à cette méthode
de pansement, plus destructive que salutaire.

Mais l'inconvénient dont je viens de parler
n'est pas particulier à la charpie râpée : on le
remarque encore quand on se sert de charpie

ordinaire, mais fine, surtout lorsque la suppuration, devenant moins abondante, de meilleure qualité, indique précisément qu'on est arrivé à l'époque la plus importante, celle où le travail de la cicatrisation se prononce davantage. Aussi cette adhérence de la charpie aux bords de la plaie est-elle un véritable supplice pour le malade, car rien de plus douloureux, malgré des lavages répétés, que d'enlever cette charpie brin à brin, jusqu'à ce qu'enfin la plaie soit entièrement découverte. Presque toujours alors les bords de la plaie deviennent saignans et s'irritent ; il s'y maintient une petite phlogose qui, quoique peu apparente, suffit néanmoins pour retarder les progrès de la cicatrisation. Cet inconvénient a tellement été remarqué par les chirurgiens, qu'on tâche de le combattre, soit par des bandelettes enduites de cérat, soit, dans certains cas, par une compresse fenêtrée, également enduite d'un corps gras. Sans nier qu'on ne remédie ainsi que jusqu'à un certain point à l'inconvénient dont je viens de parler, cette modification dans le pansement présente aussi des inconvéniens dont il sera question dans un instant.

Remarquons encore que jusqu'ici il n'a été question que de la charpie de bonne qualité, ce qu'on appelle de la charpie de choix, qu'on se procure aisément dans les maisons particulières; mais il n'en est pas de même quand cette substance se fournit par masses considérables. Cette obligation où l'on est d'entasser, de presser la charpie plus ou moins long-temps, altère bien souvent cette substance : or, on doit présumer ce qui arrive en pareil cas. Toute surface vivante dénudée, plaie ou ulcère, simple excoriation du derme, jouit d'une grande faculté d'infection; il est donc essentiel que les substances en contact avec cette surface soient parfaitement pures. Cependant il est arrivé quelquefois que la charpie réservée pour de grands établissemens, ou envoyée aux armées, n'avait rien moins que les qualités dont nous avons parlé, qu'elle était plus ou moins avariée, et l'apparence est ici fort trompeuse : tantôt humide et long - temps renfermée dans des tonneaux, elle y a fermenté; tantôt elle contient de la poussière, des mites, des œufs de mouche et autres impuretés; tantôt enfin, blanchie par le chlore, elle a contracté une propriété irritante. D'autres fois, par une économie véritablement homicide, on lave cette substance pour la faire servir de nouveau. Or, il est aisé de penser que, réappliquée ensuite sur les plaies,

la charpie peut, de cette manière, inoculer plusieurs espèces de maladies ; de sorte qu'un
moyen de guérison devient ainsi une source de
maux. Rien ne s'imprègne plus facilement que
la charpie d'émanations animales et putrides ;
rien ne les conserve plus long-temps que cette
substance, si on ne l'expose au contact d'un air
pur. Qu'on juge des résultats, lorsqu'après avoir
été souillée par un premier pansement, on la
destine à un second, après un lavage souvent
superficiel ! Beaucoup d'épidémies, de gangrè-
nes nosocomiales, sont uniquement dues à l'im-
pureté de la charpie ; c'est un fait qu'on ne saurait révoquer en doute.

On conçoit que dans les hôpitaux bien or-
ganisés, lorsque la paix fleurit, que l'ordre rè-
gne, que l'administration est exacte et soigneuse ;
on conçoit aisément, dis-je, qu'il est possible
d'éviter une partie de ces inconvéniens ; mais
à l'armée, dans les ambulances, à l'issue des
grandes batailles, dans les retraites précipitées,
pendant les siéges prolongés, quand les hôpitaux sont encombrés de blessés, que tout manque à la fois, ces inconvéniens se font plus vivement sentir ; c'est un fléau de plus ajouté à
mille autres : aussi des épidémies meurtrières
exercent-elles bientôt d'affreux ravages : une

belle armée disparaît en peu de temps par des causes secrètes, souvent inconnues ou mal appréciées. Le maréchal de Saxe, en parlant des vivres, dit que *la partie faible d'une armée c'est le ventre ;* cette partie faible ne serait - elle pas plutôt dans une multitude de plaies mal pansées, d'où s'exhalent des émanations mortifères?

Aux inconvéniens dont j'ai parlé, s'en joint un autre qui se fait sentir chaque jour de plus en plus, c'est la cherté de la charpie. Dans une maison particulière, je le répète, on se procure facilement toute la charpie dont on peut avoir besoin ; encore faut-il recourir aux marchands, quand il s'agit d'amputation, de fracture comminutive, etc. : mais dans les hôpitaux , où la consommation de cette substance est considérable, on sent aujourd'hui le besoin de l'économiser ou d'y suppléer. D'ailleurs, l'usage des toiles de coton se répand de plus en plus en France ; le préjugé ridicule qui faisait regarder comme malsain de se servir de draps de coton, et d'envelopper les enfans dans des langes de cette substance, disparaît journellement. Il en résulte que le linge de toile devient de plus en plus rare, indépendamment qu'on le recherche avec soin pour la fabrication du papier, dont il se fait maintenant une grande consommation. D'un autre côté, ceux qui se livrent au commerce de la toile, ne trouvant pas un facile débit de leurs produits, en fabriquent beaucoup moins. Il est constant qu'il se tissait autrefois en Bretagne pour près de huit millions de toiles par an, et que cette fabrication a maintenant diminué de près de moitié.

Comment on remédie aux inconvéniens de la charpie.

D'après ce que nous venons de dire, on voit que la charpie, malgré tous ses avantages, avantages tels néanmoins que la chirurgie ne pourrait se passer de cette substance, présente dans certains cas d'assez graves inconvéniens. On a donc cherché non seulement à y remédier, mais encore à substituer d'autres substances à la charpie : ainsi, pour empêcher les adhérences de celle-ci aux bords de la plaie, on recouvre ces derniers de bandelettes enduites de cérat ; ce moyen n'atteint le but qu'incomplètement. Le bord linéaire cicatrisé d'une plaie se présente sous la forme d'une membrane rouge, mince, éminemment sensible : or, l'application réitérée des corps gras y détermine presque toujours un prurit incommode, quelquefois même une espèce d'érysipèle, surtout dans les hôpitaux, où les ingrédiens du cérat sont ordinairement d'une qualité inférieure. L'huile, se combinant rapidement avec l'oxygène, rancit, irrite les bords de la plaie, y détermine une rougeur plus ou moins foncée, surtout chez certains sujets très-irritables. Il y a si peu d'exagération dans ces assertions, qu'elles ont été l'objet de remarques très-importantes du docteur Nilo, médecin portugais (voyez *Journal général de médecine*, t. 80, année 1822). En effet, n'observe-t-on pas souvent de ces couches épaisses et poisseuses de corps gras et rances, espèces d'incrustations emplastiques qui nuisent à la transpiration, et qu'on n'enlève qu'avec peine? Or, de deux choses l'une : ou on laisse une partie de cette couche d'onguent ranci, soit par négligence, soit par crainte d'irriter la plaie; alors on s'expose aux inconvéniens que j'ai signalés : ou bien on se décide à nettoyer scrupuleusement et chaque jour les bords de la plaie; mais dans ce dernier cas, si c'est par des lotions répétées, le liquide se mêle peu au corps onctueux qu'on veut enlever; il détruit en même temps le fluide fibrino-purulent étendu sur la plaie, nécessaire à la cicatrisation : si c'est au contraire par des frictions assez rudes, à l'aide d'un linge ou de la spatule, on est forcé alors de *décaper,* pour ainsi dire, la cicatrice, d'y occasioner de l'irritation, de l'inflammation, qui se manifeste le jour même par de la douleur, et le lendemain par une augmentation de suppuration. Tel est le cercle vicieux où l'on se trouve placé.

Depuis la publication de mon premier Mémoire, on a fait quelques modifications à ce mode de pansement; on a moins recours aujourd'hui aux bandelettes, mais beaucoup plus aux emplâtres fenêtrés enduits de cérat. Quoiqu'on évite par-là l'obligation d'enlever presque brin à brin la charpie, et qu'il y ait moins d'adhérence aux bords de la plaie, l'inconvénient du corps gras et rance se retrouve encore, indépendamment du défaut d'absorption du pus.

Le prix de la charpie augmentant journellement, les administrations et les chirurgiens ont cherché différens moyens d'y suppléer. En Angleterre, on s'est servi d'une espèce de coton cardé et aplati, dont on coupe des morceaux selon l'étendue de la plaie. En France et à différentes époques, mais notamment aux armées, on a eu recours à l'étoupe, qu'on rend plus ou moins fine. Je me suis servi quelquefois de cette substance, mais avec peu de succès ; il y a toujours dans l'étoupe quelque chose de dur, de raide, qui contond et meurtrit la plaie ; son utilité est plus manifeste dans les grandes plaies avec suppuration abondante que dans les plaies qui tendent à la cicatrisation. Comme remplissage, l'étoupe peut très-bien suppléer à la charpie et en diminuer la consommation.

Dans ces derniers temps, après avoir fait subir à l'étoupe diverses préparations, et lui avoir imposé le nom de *charpie vierge*, on l'a proposée pour remplacer dans tous les cas la charpie ordinaire. Sans rejeter tout à fait ce moyen, on peut dire qu'il n'atteint le but que sous le rapport de l'économie, encore ne sais-je : mais sa préparation et son blanchiment par le chlore peuvent lui communiquer un principe d'irritation susceptible de déterminer des accidens. Or, une médication vulnéraire, méthodique et rationnelle, je le répète, consiste à écarter soigneusement tout obstacle à la cicatrisation.

Emploi des feuilles de plomb ; leurs avantages.

Le mode de pansement par les feuilles de plomb me paraît beaucoup plus propre à atteindre le but qu'on se propose, la cicatrisation.

Ce pansement consiste à appliquer sur une *plaie en voie de cicatrisation*, d'une médiocre étendue, une feuille de plomb, dont l'épaisseur et la grandeur sont déterminées par la largeur même de la plaie et par certaines circonstances dont il sera parlé plus bas. Cette feuille de plomb est maintenue en place par des compresses et une bande, ou bien par des bandelettes de sparadrap, lorsque le bandage contentif ne peut suffire. J'ose l'affirmer, il n'est pas de mode de pansement plus simple, plus expéditif, plus commode, et surtout plus convenable. La mollesse, la flexibilité du plomb, la facilité de lui donner toute espèce de forme, de le découper comme un morceau de linge, en rendent les applications singulièrement aisées. Quant à son innocuité dans ce cas, nous ne pensons pas qu'on puisse la mettre en doute. Le protoxide de plomb ou litharge n'est-il pas employé depuis longtemps pour favoriser la cicatrisation de certaines plaies ? Cependant, il ne faut pas croire que la feuille de plomb agisse comme la substance dont nous venons de parler, et par une qualité en quelque sorte spécifique : son action est toute mécanique. Une preuve évidente qu'il en est ainsi, c'est que j'ai exactement obtenu les mêmes effets avec des feuilles d'étain, d'or ou d'argent ; mais la ductilité du plomb, jointe à la facilité de s'en procurer à peu de frais, doivent le faire préférer.

Si nous énumérons tous les avantages de cette méthode de pansement, nous trouvons d'abord qu'il n'est plus besoin de recourir aux corps gras : à quoi pourraient-ils servir ? Il ne s'agit plus ici d'adoucir, de calmer l'irritation, de faciliter la suppuration ; c'est la cicatrisation qu'il faut se hâter d'obtenir. Comme il n'y a pas d'adhérences sur les bords de la plaie à redouter, l'usage des bandelettes graissées de cérat est tout à fait inutile. Cette non adhérence de la substance qui couvre la plaie aux bords de cette même plaie, est un avantage singulièrement remarquable dans beaucoup de circonstances ; car, outre que la douleur est nulle à chaque pansement, que le déchirement de la cicatrice commençante n'est pas à craindre, les bords de la plaie sont constamment nets, propres, dégagés de croûtes, de débris d'onguent et de charpie, qu'on n'enlève que difficilement quand on fait le pansement d'après le procédé ordinaire.

Je ne me propose nullement de charger ce Mémoire d'observations particulières ; je citerai néanmoins quelques cas, pour donner aux pré-

ceptes plus de développemens et de clarté.
M. de S*** s'était blessé au talon en descendant
un escalier, et la petite plaie ne se cicatrisait
point. L'onguent de la mère, le cérat, le diachy-
.lon, produisaient de l'irritation, et par suite du
gonflement et de la douleur. Le malade étonné,
indigné, selon son expression, de voir une pareille blessure le retenir si long-temps, se servit
de charpie fine, d'abord sèche, puis enduite de
cérat ; mais ce fut bien pis : la charpie adhérant
au bord, le pus séjournait, et la plaie, loin de
guérir, augmentait en profondeur. Je fus appelé : après avoir examiné l'état des choses, je
ne craignis pas d'assurer une guérison très-pro-
chaine. Ayant appliqué une légère feuille de
plomb sur la plaie, je la maintins au moyen de
petites bandelettes de sparadrap. Ce pansement
si simple, renouvelé pendant quelques jours,
suffit pour amener une prompte guérison.

Cette facilité de pansement, en se servant de
feuilles de plomb, est très-remarquable. En effet, rien de plus prompt, de plus facile que
ce mode de pansement. Ajoutons que de cette
manière on peut, en toute sûreté, diminuer la
fréquence des pansemens, car on n'a plus à
craindre ni la chaleur ni l'humidité de la plaie,
si favorables à la décomposition de la matière

cicatrisante, ni l'irritation prurigineuse des corps gras dont j'ai parlé. On peut encore signaler cet avantage comme un des principaux.

Il est dès lors aisé de présumer combien, avec ce mode de pansement, le travail de la cicatrisation est hâté, par le motif suivant, que ce travail n'est point interrompu. La nature, qui ne s'arrête ni ne se détourne jamais de ses opérations, quand rien ne la contrarie, ne tarde pas à guérir toute plaie où les ressources de l'art sont combinées pour atteindre ce but, écarter constamment les obstacles à la cicatrisation; et jamais peut-être on ne voit ce même travail avec plus d'évidence que quand on se sert du procédé objet de ce Mémoire. Il faut y recourir, si l'on veut observer avec soin les phénomènes qui ont lieu dans cette circonstance.

A ces avantages de la feuille de plomb pour le pansement, n'oublions pas d'en ajouter un autre; c'est que l'infection miasmatique n'est jamais à craindre ici, comme il arrive quelquefois en se servant de charpie ancienne, suspecte et avariée. Enfin, un autre avantage non moins incontestable, c'est l'économie. L'avantage sera d'autant mieux senti, je le répète, que le prix de la charpie de bonne qualité augmente chaque jour. C'est maintenant un objet si dispendieux pour les grands établissemens, qu'on cherche à diminuer les frais de cet approvisionnement. Le moyen que j'indique est aussi simple que certain. La même feuille de plomb, point trop mince, peut non seulement être employée jusqu'à l'entière cicatrisation de la plaie, mais il est possible de s'en servir pour les autres blessés, la seule précaution à prendre étant de la nettoyer et de lui donner un léger poli (1).

Tels sont les avantages de ce mode de pansement, que je propose de substituer à l'ancien, où la charpie tient toujours le premier rang. Ces avantages sont d'ailleurs démontrés non seulement par les nombreuses applications que j'ai faites de ce procédé, mais encore par beaucoup de praticiens qui l'ont employé depuis la publication de mon premier Mémoire ; en sorte que l'expérience et la théorie sont ici pleinement d'accord : c'est là, pour le dire en passant, un privilége spécial de la chirurgie. En médecine, prenant quelquefois l'écho de sa propre voix pour celle de la nature, on établit une

(1) Lors de la lecture de mon premier Mémoire à l'Académie de médecine, j'ai fait voir qu'on pouvait, avec 5o cent. de plomb laminé, panser de soixante à quatre-vingts blessés.

théorie, un système fixe, autour duquel on fait tourner et on ramène de force les faits, les observations et les expériences. Avec de l'esprit, de l'adresse, de l'opiniâtreté, un certain argot néologique, on peut fasciner, entraîner même sans convaincre beaucoup, et prouver encore moins. Il n'en est pas de même en chirurgie; le fait est toujours patent et incontestable, le résultat aussi prompt qu'évident. Il n'y a point ici des *en cas* de vérité à opposer aux faits de pratique qui combattent tel ou tel procédé; il n'y a qu'à voir, toucher et faire.

Circonstances où l'application des feuilles de plomb peut avoir lieu.

Lors de la publication de mon premier Mémoire, quelques chirurgiens, persuadés que l'emploi des feuilles de plomb n'avait été proposé que pour les ulcères, n'y eurent recours que dans cette circonstance, et n'obtinrent que peu ou point de succès. Mon but était tout différent. D'après le titre donné à ce travail, il est aisé de conclure que les plaies ou les ulcères en voie de cicatrisation, c'est-à-dire les plaies qui sont *larges, superficielles, rouges, grenues, sans douleur,* couvertes de la couche fibrinopurulente dont il a été question, entourées d'un cercle rose foncé, sont celles qui doivent être pansées et cicatrisées à l'aide de la feuille de plomb. Ce pansement peut n'être renouvelé que tous les deux ou trois jours, d'après l'abondance de la suppuration ou l'irritabilité de la plaie.

Au contraire, lorsqu'une plaie est profonde, qu'elle ne présente aucune des conditions favorables à une cicatrisation prochaine, s'il y a douleur par quelque cause que ce soit, si la suppuration est abondante, si la plaie est entretenue par un virus, et qu'on juge convenable de l'attaquer par des applications locales, des cataplasmes, par exemple, je ne pense pas que cette méthode puisse obtenir du succès; au moins tel a été le résultat de mes essais répétés. Toutefois, il convient d'y revenir aussitôt que les obstacles à la cicatrisation étant écartés, la solution de continuité tend visiblement à la guérison. Malgré l'espèce d'extension donnée à une foule de cas, on peut présumer cependant que ce mode de pansement comprend la très-grande majorité des plaies; je dirai plus, il est des cas où il réussit, quoique d'une manière différente de celle dont nous avons parlé jusqu'à présent. Par exemple, dans certains abcès de plusieurs tumeurs enkystées, après avoir évacué le fluide par une ouverture d'un petit diamètre, et par l'application d'une ventouse à piston, le pansement a consisté dans la simple application d'une assez forte lame de plomb sur les parois de l'abcès. Cette application, soutenue par un bandage convenable, a suffi pour déterminer en peu de temps l'adhésion de ces parois et obtenir une prompte guérison ; mais ces faits s'éloignant de notre sujet, je les néglige momentanément.

Ainsi, toutes les fois qu'une plaie sera ramenée à l'état de plaie simple, et que la cicatrice se fait après avoir détruit les obstacles qui pouvaient nuire à sa formation, la méthode proposée ici est préférable à toute autre, et le succès en est assuré. Cependant, les plaies larges et superficielles m'ont paru être celles où ce mode de pansement est le plus convenable. Les brûlures en sont un exemple remarquable : si elles sont légères, on peut y recourir sur le champ ; lorsqu'elles sont profondes, il faut attendre que les accidens soient passés, et que la suppuration ait diminué ; toutes guérissent en superposant à la plaie une feuille de plomb, pansement que l'on renouvelle à des intervalles plus ou moins longs. Il en est de même de certaines plaies de vésicatoires chez les sujets irritables, et à la suite de longues maladies. Beaucoup de praticiens ont remarqué que la plupart de ces malades ne supportaient que difficilement l'application de la charpie, des bandelettes ou des emplâtres fenêtrés, enduits de cérat, sur la surface ulcérée par l'épispastique. Chaque pansement est accompagné de tiraillemens, de douleurs vives ; la plaie saigne plus ou moins abondamment, quelquefois même la fièvre et l'insomnie sont les résultats de ces pansemens douloureux, qui toujours retardent la cicatrisation. Une simple feuille de plomb, que l'on relève plus ou moins souvent, remédie à tous ces accidens.

Ce pansement réussit également dans les plaies situées sur certaines parties où la cicatrisation est assez difficile à obtenir ; par exemple, au coude, sur la crête du tibia, aux malléoles et sur le tendon d'Achille. Il n'est pas de chirurgien qui n'ait éprouvé combien de petites plaies sur ces parties lui ont quelquefois donné d'embarras, et même de soucis, pour les cicatriser promptement. Le nouveau mode de pansement atteint le but avec certitude.

Les ulcères dartreux, et en général toutes les espèces de dartres et d'érysipèles qui *suppurent,* ne guérissent pas par ce moyen, mais se trouvent bien de cette méthode de pansement, quand d'ailleurs on ne veut faire aucune application tonique, ou bien lorsqu'on emploie continuellement des lotions médicamenteuses. L'expérience a démontré qu'il est des plaies avec perte de substance musculaire, qu'aucun moyen ne peut cicatriser : la feuille de plomb ne m'a pas paru avoir, dans ce cas, plus de succès que les autres méthodes ; mais les pansemens faits de cette manière sont infiniment plus prompts et plus commodes qu'avec la charpie. Ces avantages sont plus grands qu'on ne croit dans ces sortes de plaies, qu'on recouvre ainsi d'une espèce de tégument protecteur, substitué au tégument naturel.

Personne n'ignore que les larges cicatrices se déchirent avec la plus grande facilité, et que la guérison ne s'obtient ensuite que lentement, soit à cause du peu de vitalité de la partie, soit par tout autre motif. C'est ici qu'on remarque tous les inconvéniens de la charpie et du cérat. En effet, à chaque pansement on enlève la tendre cicatrice à peine formée sur l'ancienne : de là ce renouvellement perpétuel d'une plaie qu'on finit quelquefois par déclarer incurable ; mais comme cet inconvénient disparaît par l'emploi d'une feuille de plomb, la guérison a lieu, quoique toujours plus longue à obtenir que dans les autres cas. Bien plus, quand la cicatrice est formée de nouveau, on peut la rendre plus ferme en la laissant recouverte par la feuille de plomb; il est rare qu'elle se déchire de nouveau sous cet abri.

Il est aussi une espèce de plaie où l'on retrouve pleinement les avantages que j'ai signalés dans ce nouveau mode de pansement : ce sont les plaies, les ulcères, les érosions qui surviennent aux extrémités œdémateuses et engorgées par quelque cause que ce soit. Bien certainement l'observation des faits a démontré ici l'insuffisance et, j'ose le dire, le danger des pansemens avec la charpie et les onguens : le mal s'aggrave inévitablement par l'emploi de ces moyens. Peut-être objectera-t-on qu'en les secondant par la compression, on finit par obtenir la guérison; mais il est aisé de répondre, 1° que la compression ne diminue en rien les inconvéniens de l'application immédiate de la charpie et des corps gras; 2° que cette compression n'est pas toujours possible : 3° que le nouveau mode de pansement, loin de mettre obstacle à l'emploi de la compression, en favorise au contraire les bons effets. L'expérience m'a souvent prouvé la vérité de ces assertions; le cas suivant en est une preuve démonstrative.

M. le baron L***, conseiller à la Cour de cassation, d'un tempérament vigoureux, mais fatigué par l'âge et les travaux du cabinet, fut atteint d'un engorgement chronique du foie. La maladie dura long-temps, et elle finit par une hydropisie ascite qui termina les jours de M. L***. Pendant le cours de cette longue affection, il y eut de l'enflure aux jambes, même bien avant qu'il s'y manifestât une véritable infiltration séreuse; la peau, devenue rouge, mince, sensible, s'excoriait très-souvent, d'où résultaient des plaies d'une difficile guérison. De simples bas de laine fine, dont pourtant le malade ne pouvait se passer, occasionaient, par le frottement, l'accident dont nous venons de parler; de sorte que les deux jambes du malade étant couvertes de plaies ulcérées, aggravaient singulièrement sa triste position. La charpie la plus fine, le cérat le plus frais, le pansement le plus doux, ne firent qu'empirer le mal; on essaya la compression, mais en vain : le malade ne put la supporter; il fallut y renoncer. M. L*** ayant alors réclamé mes soins, je me contentai de placer les jambes horizontalement, de couvrir les larges excoriations de la peau avec des feuilles de plomb très-minces, et de les contenir au moyen d'un bandage médiocrement serré. La guérison ne tarda pas à être complète. Chaque fois qu'il se formait de nouvelles plaies, j'avais recours au même moyen, et toujours avec succès.

Il est de très-jeunes enfans chez lesquels les vésicatoires s'ulcèrent avec une grande facilité ; la plaie s'étend rapidement, sans que rien en puisse limiter les progrès. Le beurre frais, le cérat, les lotions avec l'eau de Goulard, substitués à la pommade épispastique, n'ont souvent aucun succès ; mais une feuille de plomb amène ordinairement la guérison en peu de temps. Un agréé au tribunal de commerce me fit appeler pour un de ses enfans auquel on avait appliqué un large vésicatoire au bras, pour une bronchite chronique. Le vésicatoire s'était tellement étendu, malgré ce qu'on avait fait pour s'y opposer, que le bras était presque entièrement excorié ; il y avait des douleurs vives, de l'irritation, de l'insomnie, etc. Je couvris toute la plaie d'une large feuille de plomb très-mince, qu'on n'enleva que le lendemain, et la guérison eut lieu en peu de jours. Quelquefois il arrive encore qu'après avoir établi un cautère, on ne peut l'entretenir chez certains individus, à cause de la trop grande irritabilité du système cutané, ou par toute autre cause souvent inappréciable. Une rougeur érysipélateuse se manifeste autour de la plaie, et cette rougeur semble s'augmenter sous l'influence de la feuille du lierre, du papier à cautère, etc., qu'on emploie dans ce cas. L'application plus ou moins prolongée d'une feuille de plomb légère arrête en peu de temps les accidens. J'en ai vu plusieurs exemples que je citerais, si je ne craignais d'augmenter l'étendue de ce travail.

Quant aux ulcères proprement dits, on ne peut guère employer la feuille de plomb que sous le rapport de l'économie, mais non pour hâter la cicatrisation, attendu que les ulcères sont entretenus par une cause spéciale, soit locale, soit générale, qu'il faut détruire. L'ulcère variqueux est peut-être le seul contre lequel ce moyen ait le plus de succès, surtout quand on le combine avec la compression. C'est aussi dans ce cas que M. le professeur Marjolin dit avoir employé la feuille de plomb avec succès (*Dict. de médecine*, en vingt-et-un vol., art. ULCÈRE). Quelques praticiens ont avancé qu'ils préféraient à l'emploi des feuilles de plomb, pour la guérison des ulcères, la méthode de Baynton, c'est-à-dire par les bandelettes agglutinatives. A cela je ré-

ponds, 1° que cette dernière méthode et celle
des feuilles de plomb ne s'emploient pas dans
les mêmes circonstances, et on en sentira facilement les raisons par ce qui a été dit précédemment ; 2° qu'il est des cas où la méthode
de Baynton est tout à fait impraticable ; par
exemple, lorsqu'une jambe est fortement infil-
trée, engorgée, et cependant ulcérée en plusieurs
endroits, ou bien lorsque l'ulcère est placé à
toute autre partie qu'aux extrémités.

Au reste, c'est au praticien, jaloux de sortir
des voies de la routine scolastique, à juger et à
préciser les cas où l'utilité de la feuille de plomb
lui paraît probable ou démontrée. Quand on a le
coup-d'œil qui discerne, la sagacité qui prévoit,
la fermeté d'esprit qui ose, autrement dit, ce
qui constitue le vrai praticien, on arrive toujours
au but, parce qu'on n'emploie un procédé de
guérison que dans les circonstances exigées pour
sa réussite. Maintenant, pour terminer, il convient de suivre la marche et les périodes d'une
solution de continuité aux parties molles, depuis l'instant de la blessure jusqu'à l'entière
cicatrisation.

Du mode de pansement par les feuilles de plomb.

Me renfermant toujours dans le cercle de mon sujet, celui des applications locales, j'en tracerai les règles d'une manière générale, en suivant le développement des phénomènes d'une solution de continuité quelconque.

Je suppose donc une plaie contuse assez grave à une extrémité : après en avoir examiné avec soin la profondeur et l'étendue, s'être assuré qu'il n'existe ni fracture ni luxation ; après avoir enlevé les corps étrangers, s'il y en a, il faut procéder au dégorgement, soit en laissant la blessure saigner assez long-temps, soit par quelques incisions, mais surtout par l'application plus ou moins répétée d'une *ventouse à piston*. Ce dernier moyen favorise singulièrement la réunion par première intention, quand elle est possible, et facilite la guérison dans les autres plaies. Le dégorgement fait et complet autant que possible, la congestion inflammatoire subséquente doit être combattue et affaiblie ; on y parvient à l'aide de compresses trempées dans l'eau froide ou l'eau végéto-minérale, avec addition ou non de laudanum, d'après l'intensité de la douleur ou la susceptibilité du sujet. L'inflammation déclarée, il ne reste plus qu'à modérer l'excitation organique, à ralentir le mouvement fluxionnaire : tous les praticiens ont recours alors, et avec raison, aux émolliens sous la forme de cataplasmes, de fomentations ou embrocations, et ce genre de médication est continué jusqu'à l'entier établissement de la suppuration. On distinguait autrefois deux temps dans cette période : la suppuration *préparante,* lorsque le pus était séreux et cru, selon le langage de l'époque ; puis la suppuration *consolidante.* Peut-être doit-on regretter que cette distinction soit abandonnée aujourd'hui, parce qu'elle est juste et fondée sur l'observation des faits. Pendant la durée de la première, j'insiste sur l'emploi des cataplasmes, des plumaceaux enduits de digestif, de cérat simple et autres moyens analogues ; mais aussitôt que la seconde période a lieu, j'abandonne toute application de charpie, toute espèce de médicament gras et onctueux, pensant avec Ledran (*Plaies d'armes à feu,* p. 76), « que ce ne sont pas les médicamens introduits dans une plaie qui la guérissent ; et l'on peut dire même à la rigueur que tout ce qu'on y met, soit charpie, soit médicament, y est un corps étranger. » C'est alors que j'ai recours à la feuille de plomb, d'après les règles dont il a été question précédemment. Cette application est continuée jusqu'à l'entière cicatrisation de la plaie, et même quelque temps après, pour donner à la cicatrice un degré convenable de consistance et de solidité. Je le répète, on peut ne renouveler ce pansement que tous les deux, trois ou quatre jours, selon l'abondance de la suppuration. N'est-ce pas souvent sacrifier au préjugé que de faire le contraire? Si l'indication se présente de comprimer légèrement la plaie , on peut se servir d'une lame de plomb un peu épaisse, toutefois avec mesure, car le poids du métal fatigue beaucoup le malade. Lorsque, malgré ce moyen, l'hypersarcose continue, que les chairs sont molles, un peu fongueuses , enfin que la plaie reste stationnaire et prend le caractère atonique, la décoction de roses de Provins dans le vin rouge, du *gros vin austère,* selon l'expression de Paré, ce qui est bien supérieur à la décoction miellée de feuilles de noyer, tant vantée par Belloste, la solution de chlorure de soude à un degré convenable, et surtout la solution légère de nitrate d'argent, comme l'a proposé depuis long-temps Richard Walker, chirurgien anglais, enfin l'application plus ou moins réitérée de ce dernier caustique.

sont les moyens qui m'ont le plus souvent réussi. Au reste, cette médication faisant partie du traitement général, sort de mon objet, et m'oblige à ne pas entrer dans de plus grands détails. La seule observation sur laquelle j'insiste est d'activer l'énergie vitale de la plaie, jusqu'à son entière cicatrisation.

Les chirurgiens qui, depuis la publication de mon premier Mémoire, ont employé les feuilles de plomb dans les pansemens des plaies simples, avec les précautions que je viens d'indiquer, ont obtenu de constans succès. Je pourrais en citer beaucoup ; mais je me contenterai seulement de rappeler que feu Yvan, alors chirurgien en chef de l'hôtel des Invalides, y eut recours avec succès en 1827 et 1828 (voy. *Gazette de santé,* 1828, p. 63). Non seulement ce chirurgien distingué a employé les feuilles de plomb dans les cas que j'avais indiqués, mais il s'en est servi pour combattre avec avantage la gangrène nosocomiale (pourriture d'hôpital) : quant à moi, j'avoue que, n'ayant point employé contre cette grave affection la méthode dont il est question, je ne puis en parler avec certitude.

Sous le rapport de l'économie, objet important dans un grand établissement, Yvan assure que les feuilles de plomb lui ont paru un moyen très-précieux. Chaque invalide blessé était pourvu de deux de ces feuilles : l'une que l'on appliquait le jour même sur la plaie, ce qui constituait le pansement du jour; l'autre qui, ayant servi, était confiée au malade pour la nettoyer, la frotter légèrement, afin qu'elle servît au pansement du lendemain.

Quant au moyen de se procurer du plomb laminé de toute grandeur, de toute épaisseur, rien de plus aisé et de moins coûteux, en s'adressant à une manufacture de ce genre de produits; les potiers d'étain peuvent aussi en fournir aisément; enfin, dans les cas les plus ordinaires, le premier morceau de plomb qui tombe sous la main, qu'on aplatit ensuite de manière à le rendre doux, poli, malléable, facile à couper avec des ciseaux, peut très-bien servir à ce pansement.

OBJECTIONS ET RÉPONSES.

Ainsi que je l'ai déjà remarqué, il n'est pas aussi facile en chirurgie qu'en médecine, de fasciner à l'aide d'une théorie subtile, d'assertions ou de formules paralogistiques. En chirurgie, le progrès se constate par le fait et par le chiffre ; il y faut voir et *étudier des mains*, selon l'expression d'un homme d'esprit. Cependant l'insouciance, le préjugé ont aussi leurs parts en chirurgie ; il y a des tard-voyans dans cette branche de nos connaissances comme dans les autres, et je pourrais en citer maint exemple. Il est aussi des objections qui, faites de bonne foi, discutées de même, éclaircissent bien des questions. C'est à ce genre de sage critique que j'ai à répondre, et je le ferai toujours d'après les faits et la pratique.

Ire OBJECTION. — *Ce procédé n'est pas nouveau.* J'ai déjà fait remarquer, dans mon premier Mémoire, qu'on avait trouvé dans les ruines de *Pompéi* des *sondes droites*, objet récent d'une assez vive dispute ; j'ai cité aussi deux passages, l'un d'Ambroise Paré, l'autre de Gui de Chauliac, sur les bons effets d'une lamine de plomb frottée de vif-argent, et de la ligature *spraignante* (compression) : je n'ai donc pas besoin de répondre davantage à cette frivole objection. Faire quelques plongeons dans le fleuve d'oubli pour en retirer des vieilleries, répéter ce qui est connu et bien connu, copier quelques recettes dans un vieux formulaire, etc., mérite assez peu d'attention : mais il n'en est pas de même lorsqu'un procédé, en germe le plus souvent chez les anciens, est mis au jour, développé, agrandi par l'expérience et de nouveaux faits. A vrai dire, on trouve dans Franco et autres chirurgiens quelques idées sur la lithotritie ; dira-t-on pour cela qu'ils en sont les auteurs, et que les chirurgiens modernes ne sont que leurs plagiaires? cette thèse serait insoutenable.

2ᵉ OBJECTION. — *La feuille de plomb fatigue la plaie par son poids et par ses plis.* Quand cette feuille est bien choisie, ni trop mince ni trop épaisse, cet inconvénient n'est pas à craindre ; et quand il aurait lieu, il n'entraînerait aucun accident grave.

3ᵉ OBJECTION — *Cette feuille se déplace et se déchire facilement.* Il est certain que, si elle n'est pas fixée avec soin, la feuille de plomb glisse sur la surface de la plaie ; mais c'est un inconvénient commun à toutes les pièces d'appareil dont on se sert pour les pansemens, et c'est précisément dans le mode régulier méthodique de leur application que consiste le véritable art des pansemens. Un point essentiel est de faire en sorte de bien fixer la feuille de plomb, de la choisir de manière à ce que, sans être trop épaisse, elle offre assez de consistance pour ne pas se déchirer au moindre effort. Ce n'est pas qu'on ait à craindre un accident de quelque valeur ; mais on n'atteindrait que tardivement le but, car les compresses, pénétrées par le pus de la plaie, occasionnent ensuite des adhérences plus ou moins douloureuses lors du pansement subséquent. J'ai vu plusieurs personnes recourir aux *feuilles d'étain* très-légères qui enveloppent les tablettes de chocolat ; mais ces feuilles ont rarement assez de consistance, même en les doublant et quadruplant, pour qu'on puisse les employer plusieurs fois de suite. Le seul cas peut-être où leur usage est indiqué, est celui d'une légère excoriation qui n'exige ensuite aucun pansement : le papier brouillard qu'on emploie alors a l'inconvénient d'adhérer plus ou moins fortement à la petite plaie.

4ᵉ OBJECTION. — *La substance métallique dont il s'agit, n'excite pas la plaie comme la charpie.* Cet excitement est-il bien nécessaire ? a-t-il réellement lieu ? Lorsque le travail de la cicatrisation s'arrête, que la plaie reste stationnaire, couvrez sa surface de charpie, de linge ou de plomb, l'énergie vitale ne se réveille pas davantage ; il faut des moyens plus actifs, et parmi ces moyens, le nitrate d'argent tient le premier rang. C'est ce dont je me suis assuré nombre de fois, par des essais comparatifs sur les deux modes de pansement dont il s'agit.

5ᵉ OBJECTION. — *La feuille de plomb n'absorbe pas l'humidité de la plaie, ce qui nuit à la prompte cicatrisation de celle-ci.* Cette objection est plus importante que les précédentes. Je fais d'abord remarquer que j'ai insisté sur ce point, que le plomb laminé ne convenait pas dans les plaies profondes, étendues, et dont la suppuration est abondante ; alors la charpie est préférable. Encore une fois, le plomb n'a de succès que quand la plaie tend à se cicatriser, que le diamètre en est rétréci, la suppuration diminuée ; et pourtant il est des chirurgiens qui ont eu recours, même dans les cas de suppuration abondante, à la feuille de plomb, mais en y pratiquant de nombreuses piqûres à l'aide d'une grosse épingle. Cette modification est des plus heureuses, en ce qu'elle permet d'employer ce nouveau mode de pansement dans des cas plus graves que je ne l'avais pensé.

6ᵉ OBJECTION. — *Les longues bandelettes de sparadrap ont une efficacité plus marquée.* Sans doute, dans les ulcères variqueux, qui exigent une compression forte, soutenue, les chirurgiens qui les préconisent ont parfaitement raison : mais l'emploi des feuilles de plomb n'a pas pour but unique, comme on s'obstine à le croire, de guérir les ulcères : il s'applique particulièrement aux plaies *ordinaires* en voie de cicatrisation et dans les conditions particulières exposées dans le Mémoire qui précède. On voit donc que les bandelettes et les feuilles de plomb ne s'excluent nullement. On peut ajouter que les bandelettes de sparadrap, excitant facilement les tégumens, surtout chez les femmes et les enfans, déterminent assez promptement des inflammations érysipélateuses qui forcent d'en suspendre l'emploi. D'ailleurs, dans les cas urgens où les ulcères sont rares et les plaies fréquentes, comme aux armées, jamais les bandelettes de sparadrap ne pourraient remplacer les feuilles de plomb, qu'on peut se procurer à chaque instant et sans les moindres frais, immenses avantages qu'on ne peut bien apprécier que quand on s'est trouvé dans les circonstances dont il s'agit.

Telles sont les objections faites à la méthode que je propose pour le pansement des plaies simples. Examinées avec impartialité, appréciées à leur juste valeur, on voit à quoi elles se réduisent. D'un autre côté, les avantages de cette méthode sont aussi évidens qu'incontestables. D'abord, une *économie* très - sensible

dans le prix des objets ; puis, *simplicité, propreté, commodité, promptitude* des pansemens,
progrès journaliers et faciles à saisir de la cicatrisation. Ajoutons encore, absence de toute
douleur, de prurit incommode, de rougeur érysipélateuse, parce qu'il n'y a ni adhérence des
bandelettes ou de la charpie au bord de la
plaie, ni emplâtre, ni onguent d'une rancidité
insupportable. Voilà ce qu'ont observé les chirurgiens qui, nullement dominés par la routine
traditionnelle ou le *more majorum,* ont adopté
les pansemens par la feuille de plomb, dans le
désir de guérir leurs blessés le mieux, le plus
promptement et le moins chèrement possible.
Je termine en faisant des vœux pour que ce
mode de pansement devienne général dans les
hôpitaux et les établissemens publics ; l'humanité, l'art et l'administration y gagneront également.

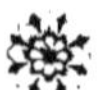

GALERIE MÉDICALE.

PREMIÈRE SÉRIE.

« La gloire se doit toujours mesurer aux
moyens dont on s'est servi pour l'acquérir
(LAROCHEFOUCAULD.)

CORVISART (Jean-Nicolas).

Une chose frappe toujours, quoique assurément vulgaire, c'est le point de départ obscur, souvent inconnu
de la plupart des hommes célèbres, c'est le sentier
rude et pénible qu'ils sont obligés de suivre long-temps

avant d'acquérir un nom, un rang et la gloire qui consacre ces avantages. Corvisart n'échappa point à cette destinée, commune à ceux qui s'élèvent au-dessus de la foule. Dès sa jeunesse il apprit ce que c'était que le malheur; et les leçons de l'adversité, cette austère nourrice des âmes fortes et des hautes intelligences, ne lui furent point épargnées. Cependant il triompha; il eut une grande réputation, de belles places et des richesses, il parvint même au point culminant des honneurs de sa profession, c'est-à-dire qu'il fut le médecin de l'empereur Napoléon.

La première fois que je vis Corvisart, ce fut à l'hôpital de la Charité, pendant sa visite. Le son de sa voix, la gravité de ses paroles, la mobilité de sa physionomie, le pénétrant rayon de son regard, me frappèrent vivement. Au premier aspect, on pouvait dire de ce grand médecin ce que Lavater dit en voyant un portrait de John Hunter : « *Cet homme pense par lui-même.* » N'ayant pas l'habitude de me voir, Corvisart s'arrêta un jour devant moi et me demanda ce que je venais faire : étudier, lui répondis-je tout déconcerté. *Étudier!* répéta-t-il en souriant, c'est bien, mon ami, voici les livres qui vous conviennent, en me montrant les malades; mais, je vous en préviens, il n'est pas aussi aisé d'y lire que dans les livres imprimés. Il avait raison, le temps, la réflexion et la pratique de l'art ne me l'ont que trop prouvé. Quant à lui, personne ne sut mieux déchiffrer ce grand et curieux livre de la nature, car peu de médecins eurent autant que Corvisart l'art de saisir les principaux caractères d'une maladie, d'en apprécier les symptômes, d'en lier les rapports et d'en prévoir les conséquences : ce fut là son triomphe et l'origine de sa grande réputation. Quoiqu'on ait un peu exagéré la sûreté de son diagnostic, il est certain que, dans beaucoup de cas, Corvisart avait une rapidité d'aperçus, un coup d'œil profond et un tact exquis qui lui faisaient découvrir des vérités cachées sous l'écorce et jusque dans la racine des phénomènes. C'est par ce rare talent qu'il sut donner aux études cliniques une impulsion aussi forte que salutaire ; et, à vrai dire, on peut le regarder comme le fondateur en France de ce genre d'études médicales. Le don de voir et de faire voir, véritable caractère du génie professoral, cet illustre médecin le posséda dans toute sa force et sa splendeur. Il avait cette activité soutenue, sans laquelle on parvient difficilement à compléter les plus heureuses conceptions. Ce n'est pas que dans ses leçons Corvisart fût éloquent, loin de là, il était trop plein de faits et de choses pour aller à la recherche puérile des expressions élégantes, pour acquérir cette auréole de clinquant qui éblouit tant les yeux du vulgaire. Mais, toujours clair, toujours précis, toujours logique, instructif, il était puissant par sa parole, parce qu'il était puissant par l'excellence de son jugement, par sa haute raison et par ses convictions. Sévère, impartial, exempt de préjugés, il chercha constamment cette médecine de *vérité* que des hommes à vues étroites et à larges prétentions, assurent si aisément avoir trouvée. Si Corvisart se vantait à bon droit, c'est de ses leçons cliniques et du concours d'auditeurs qu'elles lui attiraient ; il n'en était pas de même de ses livres. Bien qu'il eût traduit les aphorismes de Stoll, commenté savamment le livre d'Avenbrugger sur la percussion de la poitrine, ouvrage entièrement oublié, quoique traduit en 1770 par Rozière de la Chassagne, très-rarement il parlait de ses ouvrages. Écrire pour écrire, faire des livres comme on en fait tant, sans but et sans portée, prodiguer de belles phrases à ses lecteurs et de mauvaises drogues à ses malades, lui paraissait indigne d'un médecin honnête. Son *Traité des maladies du cœur,* si profond, si original et qu'aucun n'a surpassé depuis, lui appartient sous le rapport des faits et des observations, mais il ne l'a ni écrit ni publié. Toutefois en beaucoup d'endroits on y reconnaît son cachet; et la terrible épigraphe qu'il y mit : *Hæret lateri lethalis arundo,* toute aussi effrayante que celle du Dante à la porte de l'enfer, prouve que, sous le rapport de la guérison, il ne se faisait point illusion sur les maladies qu'il avait si profondément observées.

De cette impuissance de notre art dans certains cas, si hautement avouée par un tel médecin, on en conclut que Corvisart ne croyait pas à la médecine. On l'avait dit, on le répéta; or, comme l'envie fait arme de tout, et trouve toujours de l'écho, on répandit avec malveillance une aussi sotte et perfide accusation; on attribua même à Corvisart cette plaisanterie assez froide : « Enfin, mon ami, je viens décidément d'arracher une victime à la mort. J'ai empêché Mme *** de se jeter par la fenêtre.» Est-il besoin de réfuter un pareil reproche? Non, la vie et les travaux de Corvisart suffisent pour en démontrer l'absurdité. A dire vrai, ce grand médecin ne croyait guère à certaines théories prédominantes de son temps : il raillait les nosographes sur leur manière de décrire, de parquer les maladies ; il y employait même cette verve d'ironie dont il flagellait parfois les petits hommes, les petits écrits, et ces aigles de coterie dont la phrase est un dogme et la parole oraculaire pour leurs admirateurs. Il n'aimait pas ces manœuvres qui, selon son expression, «gâchent les intérêts de la science avec la plate truelle de la médiocrité.» Plus confiant dans les efforts de la nature que dans la vertu des drogues, il n'employait celles-ci qu'avec une extrême réserve. «Quoi qu'on fasse, disait—il, dans les fièvres continues, elles n'en continuent pas moins.» Sa médecine à lui était celle de l'observation pure et simple, mais profonde, impartiale, exacte ; en un mot, cet empirisme qui se raisonne et se comprend par les faits, se conduit par l'expérience, se fortifie par les résultats. Je voudrais bien savoir s'il est une autre médecine que celle-là.

Au reste, plus on pénétrait dans le caractère de Corvisart, plus il était facile de voir que nul ne fut plus conséquent que lui à ses principes, et qu'ayant cette vaste intelligence qui met l'homme de plein pied avec toutes les sommités de son temps, ce grand médecin ne dévia jamais de la route qu'il s'était tracée. En général, c'était une netteté de pensées, une ampleur de coup d'œil, une sagacité de perception, une justesse de raisonnement qui rarement se démentaient ; et tout cela sans prétention, sans apprêt, sans artifice. Étudier les maladies en elles-mêmes, recher-

cher le vrai, distinguer les phénomènes réels, constans, des phénomènes qui n'ont qu'une apparence
contingente et passagère ; saisir en tout le point de
vue utilitaire, tel fut toujours le but de Corvisart.
Esprit hardi, pénétrant, élevé, il prenait dans l'occasion tous les tons et toutes les formes, selon le
sujet, le temps et l'occasion : quelquefois caustique
fin et railleur, il savait lancer ce sarcasme profondément sensé qui se cloue à un adversaire et ne lâche
plus prise : cependant, il usait rarement de cette redoutable faculté, il n'était pas homme à passer ses confrères et ses collègues au fil de ses bons mots. La nature l'avait également doué de cet esprit argent
comptant qui se manifeste dans les circonstances ordinaires. Ayant construit un cadran solaire, il y mit
cette courte et philosophique devise: *Jam non tua,* « déjà
elle n'est plus à toi. » Il était ordinairement grave et
posé ; mais quand un sentiment vif l'excitait, il devenait impétueux, il y avait de l'âme dans son langage,
dans son geste, sur ses lèvres et dans ses yeux. Sa manière d'argumenter était forte, brève, logique, positive, sans détour comme sans ambages; il disait et
prouvait, autrement il gardait le silence. Animé par
ce zèle qui produit les grands ouvrages et mène aux
grandes réputations, jamais on ne le vit se lancer
dans des discussions oiseuses sur les principes de la
médecine, sur les règles de notre art : toute polémi-
que qui n'avait pas un but précis, une tendance utile
prononcée, lui paraissait un non-sens dont il fallait
se méfier comme d'une maladie contagieuse. Aussi
dans le *Journal de médecine*, qu'il fonda avec Le-

roux et Boyer, ses articles sont-ils marqués au coin de cette précision originale qu'il donna à tout ce qu'il écrivit : or, on le sait, la précision est la vraie clarté ; mais c'est la clarté des forts.

D'ailleurs ces articles sont très-rares, car outre la répugnance naturelle de Corvisart pour écrire, un fond de paresse rêveuse, d'aptitude méditative, propre aux esprits mélancoliques, le dominait souvent ; jamais auteur ne fut plus indifférent à l'effet de ses écrits. Quoiqu'il aimât sa profession, quoiqu'il l'eût enrichie de belles observations, il n'était pas homme à se poser en martyr pour quoi que ce soit, à s'agiter dans l'intérêt d'une doctrine, ni à s'enfiévrer à la recherche de la vérité. Faire son devoir, remplir sa tâche, se reposer le plus tôt possible, et mourir, voilà, selon lui, la destinée de l'homme. Son apathie, son insouciance étaient même telles dans certaines circonstances, qu'on aurait pu lui appliquer ce que disait Napoléon d'un de ses ministres dont il gourmandait sans cesse la paresse : il semblait être *né fatigué*. Et pourtant, chose remarquable, peu de médecins ont eu une instruction plus solide, plus étendue, plus variée que Corvisart ; on en était frappé lorsque dans l'intimité de la conversation, il ouvrait les trésors de son savoir : jamais il ne négligea d'acquérir une foule de connaissances toujours utiles dans notre profession, et qu'il savait parfaitement assimiler. Il est certain que la médecine ne fut pour Corvisart qu'une partie de la philosophie générale ; que son intelligence, son âme et son esprit, se retrempaient souvent dans une région de hautes et nobles pensées.

Ce que je viens de dire peut déjà donner une idée du caractère de l'homme privé. La franchise et la loyauté en faisaient la base; mais cette franchise, il faut le dire, allait jusqu'à une sorte de brusquerie qu'on lui a souvent reprochée. Il est vrai que Corvisart n'aimait ni les babillards, ni les importuns, ni les flatteurs de sa renommée; qu'il les rudoyait. Cependant sous cette forme, parfois âpre et dure, fut-il jamais un meilleur cœur, plus disposé à obliger? où trouver un homme d'une bienveillance plus réelle, d'une amitié plus constante, d'un commerce plus sûr? Une chose très-difficile pour certaines personnes est de se mettre à leur place, c'est-à-dire ni trop haut ni trop bas : ce fut là précisément le talent de Corvisart. Incapable de grimacer la modestie, très-souvent synonyme d'hypocrisie, il savait *s'estimer son prix*, comme dit Pascal, et dans plus d'une occasion, il vit de haut le suffrage de la multitude. Insouciant par philosophie, dédaigneux des hommes par expérience, il sut par cela même extirper de son repos cette plante parasite, incommode, qu'on appelle l'opinion d'autrui, ou du moins la contenir dans une juste mesure, ce dont il faut le louer, comme d'un acte de force morale qui l'éleva au-dessus de la nature humaine vulgaire. Remarquons néanmoins que dans la vie ordinaire et intime, Corvisart était très-communicatif, plein de gaieté, de laisser-aller et même de bonhomie; il avait alors le ton affectueux qui attire, le sourire franc qui invite et accueille; jamais on ne remarqua en lui ce ton hautain, cette morgue calculée, cette solennité affectée qui semblent dire : Voyez, je suis une notabilité ; petites misères de l'orgueil constamment au-dessous de son noble caractère.

A Dieu ne plaise pourtant que je veuille faire de ce grand médecin un homme parfait! lui même se fût à coup sûr moqué du portrait et du peintre. Il est certain que la jeunesse de Corvisart fut orageuse, et que plus d'une fois il franchit dans les plaisirs la ligne qui sépare l'usage de l'abus. Mais pour se faire un nom, pour acquérir de la réputation, il eût préféré cent fois rester dans l'obscurité, plutôt que d'avoir recours à certaines manœuvres, devenues maintenant si communes qu'on les remarque à peine; il eut en tout la marche rectiligne de l'homme fort. Largement doué du sens critique des choses humaines, il ne s'étonna pas trop des obstacles, et il sut en triompher. Lorsque Mme Necker lui refusa la place de médecin de l'hôpital qu'elle avait fondé, par ces deux grands motifs : 1° qu'il ne connaissait pas la poudre de James ; 2° qu'il ne portait point perruque, Corvisart s'en affligea peu, parce qu'il avait la conscience de son mérite, parce qu'il savait que le temps qui juge tout, car il interroge la raison de tous, finirait par faire pencher la balance en sa faveur. En effet, aidé de son protecteur et de son ami, Desbois de Rochefort, il ne tarda pas à être nommé médecin de l'hôpital de la Charité, où il acquit une si brillante réputation. Point de manége, aucune basse manœuvre pour parvenir, telle fut toujours sa règle de conduite; le mot ambition renferme une idée complexe de bassesse et d'orgueil qu'il ne pouvait comprendre, et il agissait en conséquence; peut-être même dédaigna t-il un peu trop les

mignardises, les douces fourberies d'une politesse affectée, plus utiles dans le monde qu'il ne le croyait
lui-même. Aussi nul plus que lui ne méprisait les intrigans, cette race d'hommes dont la flexibilité dorsale
est le caractère idiosyncrasique , qui , sans pudeur
comme sans conviction, se font commodes et faciles
pour plaire à **ceux-ci**, hautains et rudes pour imiter
ceux-là. Corvisart les avait particulièrement en aversion ; il put se tromper, mais à coup-sûr il fit tout ce
qu'il put pour ne pas l'être. Une fois parvenu au faîte
des honneurs de sa profession, on l'accusa de s'entourer à dessein et par calcul de médiocrités ; on appela
par cette raison les médecins qui l'entouraient, les *bas-*
reliefs du piédestal de Corvisart, reproche tout-à-fait injuste, si l'on réfléchit que parmi ces hommes on comptait un Leclerc, un Hallé, professeurs à la Faculté, et
d'autres que je pourrais nommer. Ce fut lui qui engagea Napoléon, alors premier consul, à faire placer à
l'Hôtel-Dieu le marbre qu'on y voit en l'honneur de
Bichat. Corvisart eut des complaisans, des adulateurs,
et cela devait être : l'homme qui parvient au pouvoir
n'a-t-il pas de son vivant toutes les vertus d'une épitaphe ? il en est de même pour quiconque arrive à la
célébrité, qui est aussi une espèce de pouvoir. Corvisart fut donc loué et flatté outre mesure, surtout quand
il fut nommé premier médecin de l'homme puissant qui
gouvernait alors une partie de l'Europe.

Une chose certaine, c'est qu'il ne sollicita point cet
insigne honneur. Ce fut le maréchal Lannes qui produisit Corvisart auprès de Napoléon ; le médecin plut
à l'empereur, précisément à cause de sa brusque fran-

chise, de son abord froid et de son jugement exquis,
dont il lui avait déjà donné une preuve non équivoque.
Une fois parvenu à ce poste, Corvisart s'y comporta
avec toute l'élévation, toute la dignité de caractère qui
conviennent à un médecin. Il fit partie de la cour im-
périale, mais non de la domesticité du palais. Jamais
on ne le vit confondu dans cette foule de courtisans
de Napoléon, se glorifiant dans la poussière où nous
les avons vus ramper : c'est ce qui fit que l'empereur
ne cessa de l'aimer, de l'estimer; il lui accorda souvent des grâces qu'il refusait même aux membres de
sa famille, par exemple la liberté de quelques pri-
sonniers anglais. Il faut avouer aussi que Corvisart
n'abusa point de son crédit : il en usa, au contraire,
avec une excessive discrétion. Bien moins encore
se hasardait-il à se mêler de la politique du chef de
l'État. On ne conçoit donc pas le motif de Cuvier,
qui dit que Corvisart ayant fait une question indis-
crète à Napoléon, celui-ci lui répondit froidement:
« Toujours Champenois. » Cuvier fut certainement
mal informé, ou peut-être voulut-il par cette moquerie se venger du peu d'assiduité de Corvisart à l'Institut. Cet illustre médecin paraissait en effet très-in-
différent aux honneurs académiques; il assistait bien
rarement aux séances de l'Académie des sciences, soit
qu'il n'en eût pas le temps, soit qu'il voulût se soustraire au despotisme que Cuvier était déjà accusé
d'exercer sur cette compagnie savante. Toujours est-il
qu'il fut très-réservé sur ce qu'il savait de Napoléon.
Seulement dans la profonde intimité de ses amis, il
racontait l'anecdote suivante : Étant allé, comme à son

ordinaire, s'informer de la santé de l'empereur, il apprend qu'il était renfermé et ne voulait voir personne. Cependant le médecin se fait annoncer, on ouvre ; que voit Corvisart ? Napoléon écumant de colère, frappant du pied, jurant, en un mot furieux au plus haut degré. Corvisart s'informe avec prudence quelle peut être la cause de cette irritation, et si elle a quelque rapport avec son art. Oui, sans doute, docteur, dit Napoléon, il y a une demi-heure que faisant ma toilette, un misérable crin de ma brosse à dents s'est implanté entre deux incisives, et je ne puis l'arracher. Le médecin regarde dans la bouche, enlève la cause du mal, et Napoléon reprend toute sa sérénité. Ce fut quatre jours après qu'il partit pour l'expédition de Russie. Alors il supporta avec calme d'immenses désastres, mais l'Europe avait les yeux fixés sur lui : il n'en était pas de même dans son cabinet ; là souvent *le masque tombe, l'homme reste,* etc.

C'était donc par cette extrême discrétion que Napoléon faisait cas de Corvisart, et qu'il le combla de biens. Il est vrai aussi que le désintéressement du médecin ne lui laissait pas beaucoup à faire : Corvisart acceptait, mais il ne demandait, ne sollicitait jamais rien pour lui-même. Cette gloutonnerie envahissante de places, d'honneurs, de clientèle, si commune de nos jours, fut constamment l'objet de son dédain ; il se démit même de la chaire de clinique de la Faculté et de celle de médecine du collége de France, se contentant du titre d'honoraire. Peu soucieux d'accumuler des richesses, il *choisissait* ses malades, parmi lesquels on en comptait beaucoup que la fortune n'avait guère favorisés, tandis que plus d'un grand dignitaire de l'empire eut à se plaindre du peu d'empressement de Corvisart à lui donner des soins. Bon, généreux, ouvert, jamais l'homme ne se cacha sous le personnage; il eut de cette bonté douce qui sympathise avec le malheur, et de cette fierté délicate qui rend susceptible avec les grands et les riches. Aimant à faire le bien sans ostentation, il donnait secrètement de l'argent aux malheureux, faisant à la fois l'aumône et la médecine. On sait qu'il a fondé à la Faculté un prix de réception gratuite. Toutefois, Corvisart aimait avec raison que les riches témoignassent assez largement leur reconnaissance. L'ingratitude envers le médecin était une chose odieuse à ses yeux; et pendant plusieurs années on lui a entendu dire avec amertume d'un riche financier : « Il me doit *une fièvre quarte* et *deux catarrhes.* » Cette prétendue manière de s'acquitter envers le médecin, par un cadeau bien au-dessous de la valeur des honoraires, était surtout l'objet de ses sarcasmes. Quand il recevait le cadeau, il avait soin d'ajouter tout haut avec son remercîment : « Ce sera bon pour la *vente après décès.* » Bien entendu que son dédain était selon les circonstances, car nul ne se montra plus noble, plus désintéressé que lui; personne ne fut plus prodigue de son talent envers les infortunés, les pauvres honteux : aussi, peu de médecins ont-ils été plus respectés, plus aimés que Corvisart; c'est un fait que jamais on ne s'est avisé de contester.

Entre autres preuves, je citerai la fête qu'on lui donna le 6 décembre 1808, jour de Saint-Nicolas, son patron. Une foule d'hommes célèbres parmi les gende lettres, les plus grands peintres de l'époque, les premiers artistes de l'Opéra et des Français, concoururent par leurs talens à donner à cette solennité un éclat extraordinaire. On remarqua surtout *douze tableaux* faits par le célèbre Isabey. Chacun de ces tableaux, qu'on fit voir successivement aux spectateurs et avec explication, représentait les évènemens les plus remarquables de la vie de Corvisart : il y en avait un entre autres où il était peint recevant, à l'âge de trente ans, les *douze sous* par semaine que lui faisait son père. Des couplets, faits par Picard, furent ensuite admirablement chantés par les artistes de l'Opéra. En voici un que je retrouve dans mes notes:

Gloire au docteur! quand la fièvre nous presse,
Par son talent, il nous rend la santé ;
Gloire à l'ami! dès que notre mal cesse,
Par son esprit, il nous rend la gaieté.

Enfin, rien ne manqua pour prouver à ce grand médecin la haute estime qu'il s'était acquise depuis long-temps, et il fut très-sensible au témoignage public qu'il en reçut. Cette preuve le toucha tellement, qu'il en versa des larmes. C'était un spectacle attendrissant de voir des pleurs couler sur la noble et sévère figure de Corvisart, lui dont la fermeté et la solide raison étaient si bien connues. Cependant, malgré l'apparence extérieure, il était facilement ému; plus d'une fois même sa physionomie trahit les secrets de son cœur. On cessera de s'en étonner en réfléchissant que jamais intelligence ne fut représentée par une physionomie plus mobile, plus expressive, dont le beau portrait de Gérard donne une idée assez exacte. Corvisart eut en effet à un degré très-marqué la physionomie de son caractère; elle en était le type le plus manifeste : sa tête, grosse et carrée, avait pour trait distinctif un front large, bien dessiné, dont la courbe gracieuse et prononcée prouvait le parfait développement du cerveau. Il était petit, ramassé, large de buste, musculeux comme un lion, mais seulement aux parties supérieures ; le reste était grêle et peu développé. Son air, tantôt grave, tantôt réfléchi, tantôt jovial, gai, animé, représentait avec fidélité les mouvemens de son âme dans toute leur étendue et leurs nuances : quand il parlait, sa pose, son geste, son regard trahissaient je ne sais quelle sécurité de force, quelle profondeur de jugement, de sagacité qui persuadaient ou imposaient: en un mot, c'était un de ces hommes faits pour occuper un des premiers rangs, quelque carrière qu'ils eussent parcourue.

Cependant, ainsi qu'il arrive à beaucoup d'hommes d'élite que le vulgaire admire et envie, Corvisart ne fut pas heureux. Parvenu à la célébrité, à la fortune, aux honneurs, il lui manqua toujours le sentiment du bonheur qui donne du prix à tout. Un incurable ennui le saisit et le tourmenta souvent ; joyeux convive en apparence, une secrète mélancolie empoisonnait ses plaisirs, gâtait ses jouissances et les réduisait à rien. Comme tous les esprits doués d'une grande perspicacité et qui creusent trop avant, il ne put pas se faire long-temps illusion sur les choses de ce monde. Non-seulement il estimait peu les hommes en général, mais il ne fit pas à l'humanité l'honneur de croire qu'elle pût jamais se corriger.

Une autre cause de sa mélancolie fut, dit-on, l'impuissance virile, une insupportable *agénésie,* dont il fut atteint d'assez bonne heure. Or, on sait combien cette disposition physique imprime au moral de tristesse et de mélancolie. Toutefois, ce sentiment d'amertume intérieur n'altéra en rien sa conduite envers ses amis. Lorsque les évènemens politiques lui enlevèrent une partie de ses honneurs, bien que le nouveau gouvernement le traitât avec distinction, il ne s'en affligea pas. Quoique robuste encore, la connaissance qu'il avait de sa constitution lui fit prédire la maladie dont il devait mourir. La concentration céphalique des forces vitales, qui chez Corvisart était perpétuelle, devait en effet amener l'apoplexie dont il fut frappé. Malheureusement le coup fut à peu près manqué, et il languit dans un état de paralysie qui le cloua plusieurs années dans son fauteuil et sur son lit: c'est là qu'il eut le loisir, selon l'expression de Montaigne, d'*affronter la mort de près et de la colleter ;* mais son courage ne faillit point, il sut se résigner; enfin, comme il s'y attendait, la mort reprit son œuvre, et Corvisart succomba le 18 septembre 1821. Son génie, ses travaux, ses bienfaits, sont restés profondément gravés dans le souvenir de ses amis, tant que la mort les a épargnés; il est difficile que son nom périsse entièrement dans les fastes de la sience. Quant aux monumens élevés directement à sa mémoire, je ne sais s'il en existe. Seulement on a pu voir son cœur chez un de nos plus honorables pharmaciens, chargé de l'em-

Rép. le 15 frimaire

Paris, 23. frimaire XII.

J'ai reçu en son tems, Mon cher Concitoyen, la fatale
nouvelle que vous m'avez annoncée: je n'en ai point été
surpris, et j'ai partagé sincèrement la peine que vous en
avez ressentie. Le tems et les distractions du travail y apport[ent]
de l'adoucissement, ce sont les deux grands Consolateurs aux q[uels]
bien peu de chagrins résistent. Vous êtes heureux, dans v[otre]
malheur, d'avoir été uni peu longtems à Celle que vous
regrettez : une plus longue habitude eut rendu votre attach[ement]
plus étroit encore, et la plaie que vous fait Sa perte en e[ut]
été plus profonde ; tout Serait=il au mieux jusques dan[s]
le mal qui nous arrive ?

Je vous remercie bien du petit envoi que vous m'av[ez]
fait ; j'en boirai à votre Santé et à votre prospérité, car
vous n'oserez jamais douter de l'intérêt que j'y prend[s]
ni du sincère attachement que je vous ai voué.

Corvisart

E.

baumer ; il était là depuis seize ans, bien et dûment empaqueté comme une vieille relique dont personne ne se soucie. Oh! la belle chose que la gloire! c'est dommage qu'elle ait pour revers l'envie, l'ingratitude,

« Et le rapide oubli, second linceul des morts. »

La lettre ci-jointe, en *fac simile,* a été adressée à feu M. Heim, préfet du Jura, beau-père de l'auteur de cet ouvrage.

HALLÉ (Jean-Noel.)

Justitiæ cultor. rigidi servator honesti.

(Lucan, lib 2.)

Il y a très-peu de temps que dans une conversation avec un étudiant de nos écoles, déjà avancé, j'eus l'occasion de citer Hallé. Le jeune homme m'interrompit, et me demanda quel était ce médecin, le titre de ses ouvrages, en quel temps il avait vécu. Son étonnement fut extrême quand je lui appris que Hallé était naguère un illustre professeur de la Faculté de Médecine, que j'étais un de ses élèves, et que sa mort avait à peine quinze ans de date. Voilà donc où aboutit ce qu'on appelle une célébrité! Quoi! après un petit nombre d'années, tout s'oublie, tout s'efface dans nos cœurs fragiles et inconstans! Les travaux passés perdent de leur éclat, les noms s'obscurcissent, la plupart des réputations diminuent et s'éclipsent; le temps les mine peu à peu et les entraîne au fond de son gouffre insondable. Bien qu'il y ait peu d'hommes ayant vécu qui n'aient fait de pareilles réflexions, elles reviennent toujours comme malgré soi dans la pensée. Cet ostracisme de l'oubli, auquel sont condamnées tant d'illustrations, attriste pourtant l'âme, parce qu'il démontre ce que nous sommes et où nous allons,

nous et nos œuvres, et nos prétentions, et notre orgueil et notre souvenir. Quel médecin, mon contemporain, ne se rappelle la haute réputation dont Hallé
à joui? qui ne sait que ce fut un des professeurs les
plus distingués de l'école? qu'à son cours d'hygiène
une foule ardente se pressait et se heurtait? que l'amphithéâtre était toujours comble? que le profond silence qui avait lieu pendant la leçon, n'était interrompu que par le bruit accéléré de deux ou trois cents
plumes se hâtant de fixer sur le papier les paroles
oraculaires du maître? Eh bien! aujourd'hui un élève
de trois ou quatre ans d'études, demande ce qu'était
Hallé, où il a vécu et ce qu'il a fait!

Soyons vrais néanmoins, ce médecin n'a laissé dans
la science, ni le souvenir d'une de ces découvertes importantes auxquelles un nom est irrévocablement lié,
ni une opinion, ni un système qui ait marqué son passage et tracé profondément son sillon dans la science.
Hallé n'a pas même écrit un de ces ouvrages com-
plets qui, rassemblant dans un seul et vaste cadre les
richesses de la science sur un ou plusieurs points,
ajoutent à ses acquis, indiquent la limite où on est
arrivé, ce qui a été fait et ce qui reste à faire. On peut
dire cependant que nul plus que ce médecin n'était
propre à laisser un pareil monument. Savoir, travail,
application soutenue, désir de se faire un nom, il
avait tout ce qu'il faut pour atteindre ce haut point de
maturité qui produit les fruits de l'expérience, donne
des résultats précis, importans et positifs. A l'incroyable
et minutieux approvisionnement scientifique d'un Al-
lemand érudit, Hallé joignait le sens judicieux, la sa-

gacité lucide d'un Français de la bonne roche. N'ayant nul besoin de l'amer excitant d'une émulation jalouse, ses travaux, et il en a beaucoup fait de partiels, portent l'empreinte d'un homme profondément instruit, qui n'a d'autre but que le progrès de la science et le bien de l'humanité. C'est à la fois une fécondité et une plénitude d'idées qui attestent la richesse de la source. Il n'en pouvait guère être autrement, car Hallé était pour ainsi dire né dans une atmosphère scientifique et médicale ; neveu du célèbre Lorry, dont il fut toujours aimé, il respira dès son enfance les principes de la médecine, science qu'il cultiva ensuite avec amour à toutes les époques de sa vie. Cependant, à l'exception de ses travaux à l'ancienne Société de médecine, sa réputation ne commença qu'assez tard, et à près de 40 ans, âge où l'on est ordinairement bien convaincu que *l'art est long,* etc.. Il travailla fortement avant de se faire connaître, car les puissantes natures sont longues à se découvrir ; on ne les perce pas d'un seul coup - d'œil, mais aussi elles ne s'épuisent pas vite : sachez les attendre à l'occasion et à l'œuvre, à leur convenance, à leur opportunité : elles vous étonnent ensuite par des manifestations imprévues et par des forces supérieures. C'est précisément ce qui arriva à Hallé quand il fit paraître les divers articles d'hygiène, de physique et de géographie médicale, insérés dans l'*Encyclopédie méthodique,* son rapport sur le *méphitisme des fosses d'aisance,* etc. Ces travaux furent appréciés comme ils le méritaient ; on jugea dès-lors ce que pourrait dans la suite un médecin aussi laborieux ; ce concert de louanges ne fut pas même troublé par la

critique de certains hommes constamment prêts à ra
baisser quiconque cherche à s'élever ; qui, toujours
nuls et toujours malfaisans, nient le mérite comme un
inconnu qu'ils n'ont jamais pu rencontrer.

Hallé se distingua surtout par son prodigieux savoir :
on peut le compter parmi ces hommes qui, bien persuadés du principe d'Hippocrate, qu'il faut tout savoir
en médecine, s'il est possible, car tout peut être utile,
étudia non seulement toutes les parties de notre art,
mais aussi une foule de connaissances accessoires ; il
pensait d'ailleurs que les sciences les plus diverses en
apparence, viennent se fondre dans une immense
unité ; il voyait *partout* une coordination des phénomènes vers des fins générales. Langues anciennes,
belles-lettres, histoire naturelle, physique, chimie,
mathématiques, philosophie, Hallé ne négligea rien
pour étendre ses connaissances, pour les varier, les
approfondir, surtout pour les rapporter, les relier à
la médecine, la science de l'homme par excellence.
Il ne fut pas même étranger aux beaux-arts, car fils
d'un peintre distingué, n'ayant eu dans sa famille que
des artistes ou des hommes de lettres, tels que Largil-
lière, Greuze, Latour, peintres célèbres, Lafosse, auteur de la tragédie de Manlius, etc., il dissertait sur la
peinture avec un goût fin, éclairé, qui eût fait honneur à
un artiste de profession. Qu'on se garde néanmoins de
croire que Hallé ne fut qu'un simple érudit, uniquement
ment capable de compulser et de recueillir, mais sans
la puissance de produire ; il en était autrement, et ses
ouvrages le prouvent évidemment. Beaucoup ont entendu et retenu, beaucoup ont vu et lu ; mais leur

cerveau rétif ne peut dépasser une certaine ligne, mais leur intelligence inactive ne sait pas composer un miel pur du butin qu'ils ont amassé, ils restent dans le cercle des savantes médiocrités. L'art d'étudier les faits, l'art plus difficile encore d'en lier les rapports et les conséquences, cette perspicacité tout à la fois pleine d'élan et de mesure, de mouvement et de règle, d'énergie et de sagesse, qui fait atteindre juste le but sans rester en-deçà ni aller au-delà, telles sont les qualités capables de donner à la science une impulsion progressive. Eh bien! Hallé en fut doué par la nature à un degré remarquable. C'est principalement dans son cours d'hygiène et de physique animale, qu'il déployait cette force de conception, cette hauteur de vues, cette féconde magnificence de savoir, cachet particulier de son rare mérite. La puissance de sa parole, simple, dogmatique, étendue, variée, plaisant à toutes les intelligences, et satisfaisant les plus élevées ; le talent de présenter les objets sous les aspects les plus divers, de faire parvenir les regards et la pensée de l'auditeur à de grandes profondeurs ; le soin d'indiquer comment la nature doit être interrogée, par quelle série d'études, d'observations et d'expériences on découvre ses lois, par quels procédés l'homme peut lui ravir ses secrets, firent d'un simple cours d'hygiène un véritable gymnase de philosophie naturelle transcendante, dont le modèle n'existe plus. Il est même douteux que l'opinion, ce tyran capricieux et sans discernement, puisse rien permettre de semblable aujourd'hui.

Cependant la vérité nous oblige de dire que c'est

peut-être à cause de l'immensité de son savoir que
Hallé n'a pas répondu à ce qu'on attendait de lui et
justifié tout son mérite. Voyant toujours les choses à
leur plus grande hauteur, l'horizon s'agrandissait
sans cesse à ses yeux : n'apercevant que les masses,
les détails lui échappaient nécessairement, ou bien s'il
voulait descendre à ces derniers, alors il classait, il
divisait, subdivisait si souvent, si minutieusement,
que le fil logique lui échappait, ou du moins devenait
imperceptible pour l'auditeur qui ne saisissait plus
l'ensemble. Ce cercle tracé par Hallé était trop vaste,
il n'a donc pu ni ne pouvait le parcourir que par frac-
tions. Aussi ce fut en vain qu'on attendit la publication de son *Cours d'Hygiène;* l'illustre professeur eût
vécu quinze ans de plus, que cet ouvrage tant de fois
promis n'aurait pas paru davantage, parce que l'auteur
accumulant outre mesure le trésor de ses connaissances, ne savait point se borner. Pouvait-il donc ignorer que l'homme peut tout, excepté d'épuiser les secrets
de la nature, même dans ses productions les plus li-
mitées ?

Les mêmes défauts, quoique moins sensibles, se faisaient remarquer à son cours de médecine du Collége
de France. Le style même de Hallé se ressent de cette
exubérance de faits et de pensées ; il est clair et cor-
rect ; on y remarque cette touche de simplicité mâle,
de dignité sans affectation et sans emphase, propres à
de graves objets ; mais ce style souvent prolixe, redondant, fatigue l'attention, et plus d'une fois on
pouvait adresser à l'auteur ces mots du régent à un de
ses secrétaires : « Monsieur.... de grâce, un *point.* »

J'en excepte pourtant l'excellent discours que prononça Hallé en 1815, à la rentrée des écoles, ainsi que son *Mémoire sur les tempéramens*, un de ses meilleurs écrits, bien que le goût des divisions et subdivisions s'y fasse encore sentir.

Ce que je viens de dire prouve qu'en général Hallé péchait par excès d'abondance, défaut si rare parmi la foule des observateurs et des écrivains. Peut-être n'eut-il pas la petite science des mots, la monnaie courante de la phrase, mais il avait ce qu'on peut appeler le génie en lingots, celui des idées. Or, celui-là ne s'aperçoit pas d'abord, il faut souvent de longues années pour le mettre en circulation. A ces hautes qualités, Hallé en joignit une autre non moins précieuse, c'est qu'il fut vrai en toutes choses. En effet, le caractère est l'étoffe dont se fait le vrai médecin. C'était un de ces hommes qui donnent de l'autorité à ce qu'ils disent, parce qu'on reconnaît dans leurs paroles, dans leurs écrits, un accent de candeur qui ne trompe jamais et ne se fait illusion sur rien, parce que possédant cette inflexible droiture qui met l'assentiment de la conscience au-dessus de tout, ils savent rechercher la vérité pour elle-même, la proclamer dans le seul intérêt de l'humanité. Hallé marcha constamment dans cette ligne qu'il s'était tracée de bonne heure. Lorsque le gouvernement voulut acheter le remède anti-goutteux de Pradier, on nomma une commission afin de vérifier, par des expériences convenables, l'efficacité de ce médicament. Dès qu'on sut que Hallé faisait partie de cette commission, qu'il en était même le rapporteur, on fut parfaitement tranquille sur les résultats. En effet, le travail de ce médecin, vrai modèle en ce genre, et qui eut deux éditions, prouve avec quel soin, quelle prudence, quelle réserve on avait procédé à l'examen du remède en question ; tout y est exposé avec une lucidité, une fidélité, un talent des plus remarquables.

Au reste, la probité scientifique de Hallé était chez lui la conséquence nécessaire de sa manière de voir en général. Il y a un don d'apprécier les hommes et les choses, d'en connaître la valeur, de saisir les intentions, de préjuger les suites, de distinguer la nuance qui sépare le vrai du faux, le vraisemblable du possible, etc., ce don s'appelle *justesse* d'esprit. Quand on y joint la fermeté qui revêt sur-le-champ votre opinion d'un caractère décidé, on a cette intelligence qui met hors de rang et au-dessus de la foule. Tel fut sans contredit l'illustre médecin dont nous parlons, et ses contemporains l'attestent. En effet, personne n'a porté plus loin que Hallé dans les affaires de la vie comme dans l'exercice de sa profession, ce jugement sain et lumineux, ce courage de son opinion, partage du petit nombre. Pour la constance des affections, la hauteur des sentimens, la parfaite conséquence des actions, il n'y eut pas d'homme au-dessus de lui : c'était l'âme la plus loyale et le cœur le plus affectueux. La ligne de son caractère était si droite, si bien connue, que dans une circonstance donnée, on pouvait deviner avec exactitude ce qu'il devait faire ou dire ; il en résultait que sa parole et son sentiment furent toujours d'un immense poids parmi ses collègues de l'école et parmi ses confrères. Quand on voulait convaincre un adversaire sur quelque point controversé de la science, on croyait faire beaucoup en s'appuyant de l'opinion de Hallé, et l'on était à peu près sûr de persuader. Nicole disait à l'illustre Arnaud : Monsieur, *ce n'est pas la vérité qui persuade les hommes, ce sont ceux qui la disent ;* principe souvent confirmé par l'influence de Hallé dans la science et la médecine de son temps. Que de fois dans les consultations où il s'agissait de questions de pratique très-délicates, ne les a-t-il pas complètement résumées, puis décidées ! on s'en rapportait à son coup-d'œil, à son savoir, à sa prudente sagacité. Quoique par la nature et la direction de ses études, cet illustre médecin ne se fût pas livré spécialement à l'exercice de l'art, et qu'il passât pour ce que les routiniers appellent un médecin de cabinet, il fit bientôt voir, dès qu'il voulut pratiquer, qu'on ne devait pas le confondre avec la foule vulgaire et rampante des tâteurs de pouls. La perspicacité de ses remarques, la justesse de son coup-d'œil, sa profonde et judicieuse attention, indiquaient ce qu'il fallait faire et le traitement le plus convenable : de là la vogue qu'il obtint comme médecin consultant. Toutefois les mêmes défauts que nous avons remarqués dans ses cours se reproduisent encore ici. Malgré, ou peut-être à cause de l'immensité de leurs connaissances, certains médecins manquent totalement d'assurance au lit du malade ; leur esprit flotte sans cesse indécis et perplexe ; les fâcheux effets qui peuvent éventuellement résulter de l'emploi d'un médicament le mieux indiqué, se présentant à leur esprit, alors ils hésitent, ils tâtonnent et ne prennent aucun parti. Hallé en fut

quelquefois un exemple : voyant toujours le pour et le
contre , le principe et l'objection , il tombait dans une
certaine confusion d'idées, et ne pouvait se décider. Cet
inconvénient, joint à celui de quelques distractions, ne
l'empêchèrent pas néanmoins d'avoir la confiance du
public, et d'être fréquemment appelé par ses confrères.

Mais si, par excès de prudence et de savoir, ce
grand médecin hésitait dans certains cas à se prononcer, il est un point sur lequel on le trouva toujours
invariable, ce fut celui du désintéressement. De même
qu'il acquit une célébrité légitime, c'est-à-dire qu'il
n'employa pour l'obtenir ni basses manœuvres, ni
manége adroit, non plus que cette activité d'intrigues
ou cet entregent subtil qu'on pardonne presque en
faveur du mérite , de même aussi Hallé sut se défendre de l'esprit de lucre , de ce poignant désir du gain
si opposés aux sentimens d'une belle âme. Il recevait ses honoraires avec plaisir, comme étant dus
à son sacrifice de temps et de travail d'esprit, mais il
y mettait des conditions particulières : « Je ne dirai
point, dit son panégyriste de l'Académie des sciences,
qu'il n'acceptait rien de ses confrères ni de ses élèves,
cela était trop naturel ; mais il ne recevait rien non
plus des artistes , parce que , fils et petit-fils, neveu et
petit-neveu de peintres connus, il était de leur famille ;
il ne recevait rien des ecclésiastiques, parce que, s'ils
n'avaient que le nécessaire, ils ne devaient pas le réduire, et que, s'ils avaient du superflu, il appartenait
aux pauvres. Des raisons semblables ne lui manquaient
jamais : il fallait presque être privilégié pour lui faire
accepter des rétributions. »

J'ajouterai à cet éloge que non seulement Hallé donnait des preuves multipliées de sa noblesse d'âme, mais qu'il protégea une infinité de jeunes gens, qu'il les abrita de son mérite et de sa haute protection. Son patronage était d'ailleurs tout-à-fait désintéressé, car jamais il ne lui vint dans l'idée de faire de ses protégés les trompettes de sa renommée, de les obliger par la reconnaissance à se transformer en thuriféraires ; ses idées étaient trop élevées, son caractère trop indépendant pour s'abaisser à courtiser ainsi l'opinion publique. Nysten fut un de ceux qu'il protégea le plus, sans doute parce que ce médecin en avait le plus besoin. Nysten avait en effet tout ce qu'il faut pour devenir savant, l'amour du travail et de la solitude, mais rien de ce qui convient pour plaire au public, jugeant toujours la médecine par le *métier*, et pour qui le savoir-faire est bien au-dessus du véritable savoir, parce qu'il peut juger l'un, tandis qu'il est incapable d'apprécier l'autre. Aidé par Hallé, Nysten eut donc de la réputation, et si une apoplexie foudroyante ne l'eût frappé à l'âge de quarante ans, dans le moment où il examinait un de ses malades, cette réputation se serait sans doute accrue avec l'âge. Hallé faisait toujours le bien sans faste ni ostentation, comme quelque chose de naturel, qui vient de lui-même sans qu'on doive y faire attention ; il en était de même de sa modestie sous le rapport de son immense savoir. Si quelqu'un s'entretenait avec lui sans le connaître, il était difficile de croire qu'on se trouvait avec un des savans les plus distingués de la capitale, un de ces hommes toujours utiles et toujours au service de l'humanité, bien différent de ceux qui, vides de choses et d'idées, étalent dans la moindre occasion leur petit et chétif talent. Or, n'est-ce pas ici le lieu de rappeler la magnifique comparaison faite par Saint-Augustin : « Voyez, dit-il, la tulipe et l'épi ; l'inutile fleur est orgueilleuse et droite, parce qu'elle est *vide,* et la grappe du froment est humblement penchée, parce qu'elle est *pleine.* » Cependant quand il s'agissait de la conscience et des éternelles exigences de la morale publique et privée, Hallé reprenait toute la hauteur de l'homme de bien ; et il avait une colère de lion pour ce qui tenait à l'honneur, quelque sacrifice qui en fût la conséquence. D'une humeur assez douce, facile à vivre, son argumentation était pourtant hardie, foudroyante, sa réplique ferme, quelquefois mordante, et il fut toujours convaincu que les principes sont les passions de la vérité. Quoique de mœurs graves et même austères, cet illustre médecin avait le rire franc et communicatif, aimant même à se réjouir dans l'occasion ; ainsi que Boerhaave, il regardait un joie honnête comme *le sel de la vie.* Toutefois sa gaîté n'avait lieu qu'avec ses égaux et dans quelques circonstances, autrement il était toujours grave et posé. Un jour Napoléon, dont il était un des médecins ordinaires, s'avisa, suivant sa singulière habitude, de lui pincer une oreille. Hallé se retira brusquement en s'écriant : « Sire, vous me faites mal ! » Peut-être ce mot fut-il assaisonné d'un peu de mauvaise humeur, peut-être aussi le patient avait-il raison. Quoi qu'il en soit, depuis ce jour les oreilles de Hallé ne coururent aucun danger.

Si l'on considère la puissance et le caractère de

l'homme auquel Hallé fit sentir l'inconvenance de ses manières, on sentira qu'il fallait dans ce médecin du courage et de la dignité de caractère. Du reste, bon, confiant, généreux, réservé, doué d'une belle âme et d'un cœur haut placé, d'une affabilité extrême, connaissant le monde et la société, jugeant les évènemens avec sang-froid, se gardant surtout de hasarder son bonheur dans la zône torride des passions politiques, Hallé eut à toutes les époques de sa vie, et dans des circonstances difficiles, cette tempérance d'opinion qui constitue la véritable sagesse; il savait s'estimer, mais parvenu à la célébrité par le rude et long sentier du travail, jamais on ne le vit ni froid ni hautain; qui oserait croire un tel homme capable de passer du diapason de la bassesse à celui de l'insolence, quand la fortune a couronné ses efforts?

Si Hallé eût prolongé sa carrière, nul doute qu'il n'eût continué à agrandir le domaine de la science. Son ardeur pour le travail était d'ailleurs secondée par une constitution robuste. Gros, court, vigoureux, les épaules carrées, la poitrine ample, ayant le dos *bon et rond,* si estimé de Diderot comme la marque d'une franche bonhomie, tout annonçait chez lui l'énergie et la santé. Sous ses cheveux épais et crépus, provenant de la race à laquelle il tenait, dit-on, au huitième degré, se dessinait une forte et vaste tête, un front large, bien développé, très-propre à protéger et comprimer la flamme d'une intelligence supérieure. Hallé était taillé sur cet heureux patron des favoris de la nature qui ont la force et la volonté, le savoir et le pouvoir de mettre à fin leurs entreprises;

cependant il en fut autrement. Atteint d'un calcul dans la vessie, on le vit supporter long-temps les douleurs inséparables d'une telle affection. Vaincu néanmoins par leur continuité, leur intensité, il consentit à se faire opérer par Béclard. Avant de se livrer au fer du cystotome, il avait parfaitement compris le danger de sa position ; mais, disait-il à un de ses amis, que voulez-vous ? *Autant vaut mourir que de ne pouvoir ni travailler, ni dormir, ni reposer, ni marcher, ni même aller en voiture. Qu'est-ce que la vie à ce prix ?* Il fut donc opéré, et il le fut avec habileté ; mais comme il n'y a en chirurgie que des probabilités, non plus qu'en médecine, cet illustre médecin succomba au bout de peu de temps. Toutefois Hallé, en philosophe religieux, n'avait rien oublié pour se tenir prêt ; la mort vint le trouver et non pas le surprendre. Il mourut avec ce calme de l'homme de bien qui, jetant un dernier regard sur la carrière qu'il a parcourue, n'y voit que des sujets de satisfaction et de sécurité ;

præteritosque dies et tutos respicit annos.

BOYER (Alexis).

Non est ad astra mollis è terris via.
(Sénec., Herc., act. 2)

Un complément utile des études médicales serait, selon moi, de les terminer par la connaissance de la vie des plus grands médecins et chirurgiens. Non seulement les jeunes docteurs apprendraient ainsi à honorer leur profession, mais encore à imiter les hommes célèbres qui les ont précédés, à ne pas désespérer dans l'adversité, ni à devenir orgueilleux quand la fortune a couronné leurs efforts. En effet, la vie entière de Boyer n'est-elle pas un bel exemple pour tout jeune médecin qui a de l'âme et de l'instruction? N'est-il pas vrai que cette vie si pleine, si laborieuse, égale et uniforme comme un sillon bien droit ensemencé de bon grain, est la vie de l'honnête homme à sa plus haute expression de vérité, comme celle du grand chirurgien dans la plus belle acception de cette formule laudative? L'exemple est d'ailleurs encourageant, car il prouve jusqu'où l'on peut parvenir quand on a du talent, du courage et de la persévérance.

Boyer, né dans une condition des plus médiocres,

eut contre lui le défaut presque absolu de fortune, obstacle souvent insurmontable dans l'état actuel de la société. D'un autre côté, si la nature l'avait favorisé de quelques dons, elle lui avait précisément refusé ceux qui semblent le plus nécessaires pour réussir, un esprit aisé, piquant, une imagination vive, de la saillie, de la finesse, une élocution facile, enfin cet art de se produire, de se plier à propos, de se faire valoir : art si connu de la médiocrité, et qui lui vaut tant de biens en ce monde. L'éducation de Boyer était d'ailleurs assez peu soignée, car ses études furent toujours imparfaites, et il en convenait. Ajoutons que son extérieur répondait assez à son genre d'esprit. Gros, un peu lourd et massif, rien n'annonçait en lui ni ce qu'il était au fond ni ce qu'il pouvait devenir, encore moins ce qu'il fut. Voilà bien des désavantages, et cependant Boyer sut en triompher ; il acquit une haute réputation et une belle fortune ; il fut un professeur distingué, et le premier chirurgien de Napoléon. Que fit-il donc pour aller si loin et si haut ? il appela à son secours trois puissans auxiliaires qui n'ont jamais manqué à personne, le *travail*, la *patience* et le *temps*. C'est ainsi qu'en traçant dans le roc le pénible sillon de sa vie, il parvint au but que beaucoup d'autres, plus favorisés que lui en apparence, ne purent approcher ; c'est ainsi qu'il sut rompre maille à maille le réseau de fer qui le séparait de la fortune et d'une position élevée. Convaincu de bonne heure que le travail est le seul capital de ceux que le sort a dédaignés, il le fit valoir avec soin, avec adresse, sans cesse et sans relâche. L'or de ses qualités était caché dans sa gangue, il sut l'en faire sortir, le mettre en œuvre, et il montra tout ce que peuvent des habitudes laborieuses, une volonté ferme, le désir bien conçu, bien arrêté de parvenir, conditions indispensables de tout mérite réel, de tout talent progressif : en un mot, Boyer offrit le vivant exemple du degré incroyable de flexibilité et d'énergie dont est doué l'esprit humain, lorsqu'une persévérante activité en dirige les efforts; tant la vie est longue pour qui sait l'employer! tant l'homme peut augmenter sa puissance en ne laissant à l'indolence et à l'apathie aucune de ces minutes si précieuses pour quiconque en connaît la valeur!

Convenons aussi que ce grand chirurgien se trouva à bonne école, celle de Desault. C'était un maître rude, âpre, parvenu lui-même à force de travail et de patience; il distingua aussitôt un élève qui répondit en tout à ses soins, à ses conseils et à son amitié. La première chose à laquelle s'attacha Boyer fut l'anatomie; il l'étudia dans les plus petits détails et avec cette attention soutenue qui caractérise le chirurgien distingué. Or, ce goût pour cette branche de l'art lui resta toute sa vie, et je lui ai entendu dire très-sérieusement, qu'il préférait l'odeur du cadavre à celle de la rose, qui n'était faite que pour des freluquets. Son *Traité d'anatomie,* si complet, et qui fait encore autorité, est la preuve de son profond savoir dans cette partie de l'étude du corps humain. On a reproché à cet ouvrage trop de détails, mais tous sont essentiels pour la fin qu'on se propose. Chaque organe, chaque fibrille n'ont-ils pas en effet leurs formes, leurs rapports, leurs usages déterminés, par conséquent leur importance?

Alors, pourquoi dédaignerait-on de les examiner, de les étudier? Cet art de bien voir les petites choses a souvent donné l'explication des plus grands phénomènes, et l'attention scrupuleuse qu'il exige est la première qualité d'un bon observateur. Une autre *passion* de Boyer, le mot n'est pas trop fort, fut l'étude de la pathologie externe : c'est là qu'on le vit déployer son infatigable application, sa constance inébranlable. Il étudia avec soin, avec une attention profonde toutes les parties de la chirurgie, et dans les plus grands détails. Observateur d'un esprit droit, réservé, réfléchi, jamais la *folle du logis* n'eut accès dans son entendement, et par conséquent jamais aucun nuage ne s'interposa entre lui et l'objet qu'il examinait. Il eut au plus haut degré cette patience investigatrice qui n'oublie rien, cette raison nette et ferme qui aperçoit aussitôt le but ; enfin cette sagacité laborieuse, moins admirable peut-être qu'une première vue du génie, mais qui donne souvent des résultats plus certains et plus justes. Observer et réfléchir, voir et faire, telle fut sa marche invariable, rejetant d'ailleurs avec soin ce qui lui semblait incertain, peu probable, ce qui n'était vrai qu'à demi, ce qui ne paraissait pas prouvé jusqu'à la démonstration, autant du moins qu'il est possible d'y atteindre.

Aussi, combien de méthodes, de procédés, ce grand maître n'a-t-il pas revus, modifiés, perfectionnés! Quel coup-d'œil fut plus sûr, plus profond que le sien sur la plupart des maladies chirurgicales? Ce n'est pas que Boyer ait fait de ces découvertes qui influent sur les destinées de la science, car son *attelle à vis*, sa *sonde conique*, ses recherches sur les *maladies des os*, sur la *fissure de l'anus*, etc., ne peuvent être élevées à ce degré d'invention qui fait époque; mais il est peu de maladies chirurgicales dont il n'ait profondément examiné la nature, les causes, ou modifié le traitement : or, quoi qu'on dise, c'est souvent ainsi qu'on met son nom dans l'histoire d'une science, de manière à n'en être jamais effacé.

Indépendamment de cet éminent savoir, Boyer eut encore le rare talent de le communiquer aux autres. Il est des personnes qui s'imaginent que, pour bien professer, il faut de toute nécessité avoir de l'éclat, du feu, de l'élégance dans le discours, une sorte d'entraînement : eh bien! Boyer n'eut aucune de ces qualités, et il fut le professeur de chirurgie le plus distingué, le plus suivi de Paris. Sa diction était lourde, traînante, empâtée; on y distinguait sur certaines syllabes un accent méridional qui faisait dire, avec malice, que chaque leçon était le plus savant *charabias* chirurgical qu'on ait entendu : et pourtant Boyer fit d'excellens élèves! Est-ce donc, je le répète, par le raffinement, par la recherche, par l'habileté ingénieuse de la parole? nullement. La verve, la saillie, le ramage professoral étaient remplacés par quelque chose de grave et d'instructif, par un discours coulant sans effort comme sans prétention. La proportion juste des idées et leur importance, chaque objet pris dans son point de vue le plus vrai, le mieux adapté à l'intelligence des élèves ; la clarté, la précision, la netteté des préceptes, l'enchaînement des faits, la dilucidation des questions les plus difficiles faisaient le fond des excellentes leçons de Boyer. Jamais chez lui les mots n'étaient substitués

aux idées, les phrases aux choses, mais tout s'enchaî-
nait avec une méthode admirable, une liaison qui con-
duisait l'auditeur précisément au point où le professeur voulait qu'il arrivât, au grand et plein jour de la
vérité. Remarquons que Boyer ne se servait jamais de
cahier ni de notes ; tout était si bien rangé dans sa tête,
il y avait un tel ordre dans ses idées, une si grande habitude de les émettre, que rien n'était omis. D'ailleurs,
ces leçons étaient le continuel objet des méditations
de Boyer, et il fallait des circonstances bien extraordinaires pour y apporter la moindre interruption. En
1803, il finit son cours un *vendredi ;* il le recommença
le *samedi* suivant, et ce cours durait un an. En toutes
choses, Boyer manifesta cette ardeur, fruit de sa constante application, véritable feu sacré qu'il dérobait au
dieu du labeur.

Ce que je viens de dire peut donner une idée des
opinions et des manières de voir de cet illustre chirurgien. C'était un de ces caractères entiers, tout d'une
pièce, qui n'ont jamais trempé dans la boue par aucun
côté ; personne ne put mieux dire que lui et dans tous
les temps : *je vis sous verre.* Ayant abordé la fortune
par le sentier le plus étroit, il fut indulgent et bon
pour les autres, sans orgueil comme sans pédanterie,
facile à vivre, ce qui n'ôta rien néanmoins à sa persévérance, à cette volonté toujours ferme, toujours debout au milieu des obstacles dont le commencement de
sa carrière fut largement semé. En général, il savait
ce qu'il voulait, chose beaucoup plus rare qu'on ne
pense. Sous l'apparence assez rustaude, se trouvait
caché un esprit souvent fin, délié, d'autant plus re-

marquable qu'on s'y attendait moins, et pourtant il
n'employa pour parvenir que son propre mérite. L'intrigue, ce signe fatal d'infériorité intellectuelle, ne
fut jamais à son usage ; on peut dire qu'il paya sa
fortune de son travail, de ses veilles et de ses sueurs,
parce qu'il y avait en lui une probité rigoureuse, ce
fond de rectitude et de bonté morale qui est la base
de la vertu. Avec quel dédain n'eût-il pas rejeté loin de
lui ces pratiques, presque passées en habitude de nos
jours, de se vanter soi-même en toute occasion, sans le
moindre détour ni la plus petite rougeur ; de choisir
quelques élèves, qui ayant la religion de l'*ipse dixit*, font
toujours et partout l'éloge du maître et de ses œuvres ;
ou bien encore de recourir aux journaux, aux réclames plus ou moins déguisées, etc., etc. Toujours simple dans ses manières, dans son langage, Boyer avait
surtout l'affectation en mépris ; sa politesse n'était ni
recherchée ni étudiée ; elle était vraie, parce que sa
raison et sa conscience se prêtaient un appui mutuel.
Il aimait surtout le calme et fuyait les assemblées tu-
multueuses, semblable en cela à son maître Desault,
qui ayant cessé d'aller à l'Académie de chirurgie, répondit au reproche qu'on lui en faisait : Que voulez-
vous ? *je suis comme les substances salines, je ne cristal-
lise qu'en repos.*

D'ailleurs rien ne changea chez Boyer, quand pré-
senté par Corvisart, il fut nommé premier chirurgien
de l'empereur Napoléon. Ayant atteint ce haut point
d'honneur envié par tant de personnes, on ne s'en
serait guère douté en le voyant dans sa vie privée et
ses habitudes ordinaires. Selon un grand peintre du

cœur humain : « Les traits découvrent la complexion et les mœurs, mais la mine désigne les biens de fortune : le plus ou le moins de mille livres de rente se trouve écrit sur les visages. » Boyer fut certainement une exception. Bien différent de ces parvenus qui, menés en laisse par un bout de ruban, sont les esclaves de quiconque à su les garotter aux honneurs, ou qui, ayant rempli d'or leur besace, se croient estimés parce qu'ils sont riches, et ne dérangent leur quiétude égoïste que pour s'enrichir davantage, Boyer se laissait faire sans orgueil, sans faste ni trop de modestie, se moquant même de ceux qui se pavanaient de leurs titres. Il racontait en riant, qu'un certain docteur ayant acheté je ne sais quel objet, écrivit son nom pour qu'on le lui apportât chez lui. A peine au bout de la rue, il revint essoufflé, haletant, et dit au marchand : rendez-moi votre plume, j'ai oublié d'ajouter *chevalier de la Légion d'honneur.* Car un des traits du caractère de Boyer était d'être plaisant et jovial dans mainte occasion ; il aimait assez l'esprit tout fait du genre anecdotique. C'était même une chose assez singulière de voir ce grave chirurgien, à son hôpital, les manches retroussées, ceint du tablier classique, raconter l'anecdote gaillarde, le mot pour rire, le trait plaisant, sans néanmoins qu'il cessât d'être digne et honorable ; on sentait que cette manière d'animer la conversation venait d'une gaieté intérieure, fruit d'une bienveillance naturelle.

Cependant comme il n'est point d'homme sans empreinte de faiblesse, comme tout grand succès est justiciable de la raison et de la vérité, on ne peut

taire que Boyer fut accusé d'être enclin à l'avarice,
d'être trop spécial dans sa partie, enfin de nier les
progrès de la chirurgie. Oui, certainement, Boyer aimait l'argent ; connaissez-vous quelqu'un qui en fasse
fi et le dédaigne? Ne serait-ce pas, aujourd'hui surtout,
le plus grand des prodiges? Mais ce qu'il y a de certain,
c'est que ce grand chirurgien le gagna toujours noblement et qu'il le dépensa de même. Plus d'un trait de
sa vie atteste sa bonté, sa générosité, la belle trempe
de son âme. Pourquoi s'étonner s'il mit quelquefois à
un haut prix son talent et sa réputation? N'avait-il pas
raison? N'était-il pas dans son droit? Mais les malheureux trouvèrent toujours en lui le chirurgien bienfaisant, l'homme qui dans l'occasion sut s'élever au-
dessus du terre à terre des intérêts matériels. D'ailleurs,
très-simple dans ses goûts, le monde des superfluités nécessaires ne l'a jamais séduit, d'où il résulte
qu'exempt des besoins du luxe, et comme sans y penser, Boyer acquit peu à peu la richesse, et n'en devint
ni plus fier ni plus fastueux. Vu de près, on trouvait que
sa personne valait tout autant que sa réputation, et l'é-
preuve est assez rude. J'ajouterai que cette conduite
était d'autant plus sage, qu'il regardait l'économie
comme un moyen d'être indépendant, condition plus nécessaire qu'on ne croit pour conserver son honnêteté (1).

(1) Il fut pourtant une époque où cette économie n'était pas
possible. L'illustre Desault ne laissa presque rien après sa mort,
arrivée le 1er juin 1795. Il y eut un rapport de Chénier à la
Convention nationale, en date du 1er messidor an III (19 juin 1795),
par suite duquel on décréta deux mille francs de pension à la
veuve de Desault. Il est dit dans ce rapport que ce don était ac-

On a dit aussi que Boyer avait des connaissances peu étendues, qu'après tout, c'était un cerveau limité aux idées de sa profession, reproche assez absurde. Boyer n'ignorait rien de ce qu'on savait dans la science ; la chirurgie, et ce champ d'ailleurs très-vaste, était tout à ses yeux ; il parvint au sommet de son art, il fut, il est encore une autorité pour ceux qui suivent la même carrière ; on le cite presque comme un ancien ; que veut-on de plus ? Peut-être lui a-t-il manqué quelques connaissances littéraires assez futiles ; mais avec son immense talent, qu'en avait-il besoin ? Il sut aussi communiquer son savoir à ses auditeurs, à ses lecteurs ; et plus d'un frelon s'est emparé du miel de cette abeille, tout en déguisant son larcin sous des dehors plus ou moins brillans. A la vérité, la manière d'opérer de Boyer n'avait pas ce degré de prestesse qu'on regarde comme le *summum* de la perfection du genre : toutefois, il opérait bien ; le *tutò* lui paraissait très-préférable au *citò*. Du reste, il n'était pas homme à tenir constamment le bistouri ouvert et suspendu sur la tête de ses malades ; bien avant Abernethy il avait proclamé ce principe, qu'en beaucoup de cas une opération est la honte du chirurgien, car son art consiste à empêcher qu'elle devienne nécessaire, et à guérir le malade sans avoir recours à ce moyen extrême.

Toutefois, il n'est pas aussi aisé de disculper Boyer

cordé « pour les soins que ce chirurgien de l'hospice de l'Humanité (ci-devant Hôtel-Dieu) avait donné aux conquérans de la liberté dans les immenses journées du 14 juillet, et surtout du 10 août.

du dédain qu'il affectait pour les progrès récens de la chirurgie. Ce n'est pas que, semblable à ces individus qui, s'enveloppant dans leur savoir d'autrefois, restent immobiles sous le mouvement de la science, comme les zoophytes sous les courans de la mer, Boyer ne crût en rien à l'avancement de son art; il admettait quelques progrès, quelques rares méthodes de perfectionnement, mais voilà tout. Il niait la réalité d'autres progrès avec une assurance, une opiniâtreté qui affligeaient, venant de la part d'un homme d'un aussi grand sens. On eût dit que, sur beaucoup de points, il en était resté à la chirurgie de 1750. La lithotritie surtout, cette grande découverte qui jette tant d'éclat sur la chirurgie française, lui paraissait fort peu digne d'être remarquée; il en blâmait amèrement le but et les moyens. « En fait de maladies chirurgicales, disait-il en plaisantant, la vessie est la bouteille à l'encre. » Voilà son dernier mot. Mais à quoi bon décourager ceux qui s'efforcent d'inventer de nouveaux moyens de guérison, des procédés opératoires plus sûrs, moins douloureux, qui répugnent peu à la faiblesse humaine, qu'on emploie sans attendre d'incurables altérations organiques? Rien de mieux, dans une science comme la nôtre, que d'être sceptique; mais où le trop d'une qualité commence, la qualité finit et prend un autre nom.

Quoi qu'il en soit de ce travers, malheureusement trop commun chez les hommes célèbres qui ont vieilli, Boyer conserva tant qu'il vécut le haut point de réputation où il était parvenu. Depuis long-temps cette réputation était européenne, et lorsqu'il fut en Espagne,

par ordre de Napoléon, pour opérer de la fistule à l'a-
nus le maréchal Suchet, il eut la satisfaction de voir que
les Espagnols instruits savaient tout aussi bien apprécier son mérite que ses compatriotes. Enfin, quand les
évènemens politiques lui eurent fait perdre le poste
élevé qu'il avait occupé, il n'y parut en rien dans la
conduite de cet illustre chirurgien. Bien plus, satisfait
d'avoir un peu plus de loisir, il travailla avec ardeur
à terminer son grand ouvrage, véritable monument
élevé à la gloire de la chirurgie du dix-huitième siècle ;
vaste et féconde synthèse, où tous les principes de l'art
sont exposés avec autant de méthode que de fidélité.
Quiconque n'a point entendu Boyer dans son cours et
dans ses leçons cliniques, peut se faire une idée de
son savoir par cet ouvrage. Tout ce qui est hypothétique, incertain, nullement démontré, en est sévèrement
banni ; le résultat positif des faits longuement observés, en forme la base principale : c'est l'exposition
la plus méthodique des principes de la science, faite
avec cet inappréciable sentiment du vrai, la plus précieuse acquisition de l'intelligence. Ne cherchez pas
dans ce livre l'élégance de style des Louis, des Percy,
des Sabatier, mais vous y trouverez une simplicité de
causerie instructive, un fond de bon sens exquis, une
clarté d'expression, une netteté d'idées qui plaisent et
captivent : s'il est vrai que le style est l'homme même,
comme on l'a tant répété d'après Buffon, celui de
Boyer exprime très – bien ce qu'il était, ce qu'il pensait. C'est une parfaite image de sa vie ferme, égale,
modérée, cette vie d'un honnête homme qui va tou -
jours droit devant lui, sans trop s'inquiéter de la ga -

leric. En aucune circonstance il ne se démentit; jamais il n'annonça cet amour-propre souffrant, irrité, mal à l'aise, qui tend sans cesse à se produire, à s'exalter, ni cette force intempérante du moi qui déborde à tout propos et veut que chacun s'abaisse devant le soleil de sa gloire. Boyer eut toujours de la modestie, c'est-à-dire le bon goût du triomphe et du succès. Souvent il répétait ce proverbe : « Un complimenteur est un accompli menteur. » Ce sentiment de modestie était même si profondément gravé dans son esprit, qu'il défendit par son testament qu'on fît sur lui aucun discours ni éloge académique. En effet, sa vie et ses œuvres témoignent assez en sa faveur.

Avec sa constitution robuste et sa modération, Boyer jouit long-temps d'une parfaite santé. Quand la vieillesse arriva, il combattit avec succès les maladies légères dont il fut attaqué; mais enfin, assez rudement atteint d'une inflammation des reins pour qu'il craignît d'y succomber, il eut alors recours à un moyen curatif contre lequel il avait souvent exercé sa raillerie; il se fit appliquer une énorme quantité de sangsues : tant l'homme, en général, même le plus judicieux, est un tissu de contradictions ! Il en résulta une si grande perte de sang et de forces, que le malade tomba dans un *collapsus* qui ne tarda pas à devenir mortel. Ainsi périt Boyer, le 18 novembre 1833. Quoi qu'on ait pu dire de ses vues rétrogrades, de ses méthodes arriérées, ce fut un grand, un vrai chirurgien; et c'est là un magnifique éloge.

CHAUSSIER (François).

<blockquote>Selon lui, et d'après Montaigne, « il fallait s'enquérir qui est le mieux savant, non qui est le plus savant »</blockquote>

Le préjugé enraciné chez certains savans de la capitale, de regarder les provinces comme une Béotie, tout au plus capable de comprendre et de vanter leurs ouvrages, reçoit souvent de formels démentis : Chaussier en fut un exemple. Il habitait Dijon, il y était déjà avantageusement connu du public et des États de Bourgogne, soit par différens mémoires d'hygiène publique, soit par son excellent ouvrage fait en commun avec Enaux, sur la morsure des animaux enragés, lorsqu'il vint à Paris en 1794, pour s'occuper avec Fourcroy de l'organisation des écoles de santé. Après être resté quelque temps dans la capitale, où il vit tout, où il examina tout, notamment les hôpitaux, les écoles, les bibliothèques, les amphithéâtres, où il s'entretint avec les médecins et les chirurgiens les plus célèbres de l'époque, il retourna dans son pays. Cependant, pressé par de puissans amis, peut-être aussi par le désir secret de s'illustrer sur un grand théâtre, Chaussier revint à Paris; il était alors âgé de près de cinquante ans ; on le nomma professeur d'anatomie et de physiologie à cette même école de santé qu'il avait contribué à organiser. L'avenir prouva que ceux qui l'avaient choisi ne s'étaient pas trompés. Chaussier sut en effet ajouter à la science, et il sut la populariser. Esprit hardi, pénétrant, lumineux et tenace, doué d'une grande aptitude aux recherches scientifiques, d'une incroyable activité, il s'occupa surtout et sans relâche à reculer les bornes de la physiologie ; il y travailla avec un zèle infatigable, avec une ardeur, une persévérance qui manquent trop souvent à ceux qui se vouent au culte du progrès ; aussi acquit-il en peu de temps la réputation d'un savant du premier ordre, celle d'un homme qui pense et agit par lui-même.

Chaussier fut le professeur de physiologie le plus célèbre de l'école de Paris ; contemporain de Bichat, la gloire de ce dernier, dont il ne fut point jaloux, n'a jamais obscurci la sienne. Une foule nombreuse, contenue ou plutôt comprimée dans l'amphithéâtre, accourait les jours où ce professeur célèbre faisait sa leçon ; on l'écoutait avec avidité, on recueillait ses paroles, on notait jusqu'à ses plus petites remarques, jusqu'à ses aperçus les plus fugitifs. Chaussier n'était point éloquent, mais sa voix forte, claire, saccadée, un certain accent qui lui était particulier, sa manière frappante, expressive de présenter les objets, la hauteur des principes, l'étendue des conséquences qu'il savait en tirer, tout cela assaisonné d'observations curieuses, de faits intéressans, de plaisanteries plus ou moins fines, mais toujours vives et piquantes, de critiques souvent justes et hardies, de sarcasmes sur

les vulgarités scolastiques, sur les médiocrités voleuses
et envieuses de son époque, rendaient ses leçons singulièrement attachantes pour les élèves. D'ailleurs
Chaussier avait introduit dans ses cours de physiologie, l'usage d'un tableau noir où il représentait du
mieux qu'il pouvait la structure des organes. Avec mes
mauvaises figures, disait-il, je vous ferai comprendre
tous les phénomènes de la vie ; et il avait raison, tant
sa méthode avait de force, de précision et de clarté.
Toutefois ces leçons présentaient beaucoup d'irrégularités ; souvent Chaussier, perdant de vue l'objet
principal, se lançait dans des digressions tout-à-fait
étrangères au sujet en question. C'est ainsi qu'il dis-
courut pendant une heure à propos d'une puce ; il
nous prouva que cet animal, à raison de sa puissante
élasticité, de la hauteur où il s'élève en sautant, avait
relativement dix mille fois plus de force qu'un élé-
phant, problème qu'il démontra à l'aide de l'anatomie,
de la physiologie et même des mathématiques. Malheureusement ces leçons qui attiraient tant les élèves
n'étaient jamais multipliées, et je ne crois pas que
Chaussier ait fait un seul cours entier dans sa longue
carrière professorale. Il ne retombait pas pour cela
dans l'oisiveté *cathédratique*, cet oreiller si commode
pour la paresse ; loin de là, son activité scientifique
était prodigieuse et continuelle ; il n'y a peut-être pas
de profondeurs de la science où il n'ait jeté la sonde
de son intelligence pour en retirer quelques vérités ;
demersam veritatem in profundo...., et l'exposé de ses
travaux, de ses ouvrages, que je ne puis faire ici, en
est la preuve la plus complète. L'attention forte et

prolongée, cette sorte d'avidité scrutatrice, de curiosité inquisitive, si nécessaires dans l'avancement des
sciences, parce qu'on doit tout voir et bien voir, ne
rien négliger, ni les détails ni l'ensemble, étaient
précisément les qualités de Chaussier. A l'impartialité
du vrai savant, exempt de préjugés, à cette pureté
mentale si propre à discerner l'erreur, ce grand physiologiste joignait une faculté d'investigation patiente
et appliquée qui examine tour à tour et sans se lasser
toutes les faces d'une idée, d'un moyen, d'un procédé ;
puis cette opiniâtreté qui, ayant choisi un objet pour but
de ses expériences, l'étreint, le saisit avec force, le
parcourt, le retourne, le creuse, le pénètre, arrive aux
principes, et voit ainsi tout ce que cet objet renferme
d'aperçus exacts, de résultats importans, de solutions
positives, de considérations larges et saillantes. Mais
aussi par quels rudes sentiers Chaussier s'avançait vers
le point qu'il voulait atteindre! quelle habileté! quelle
sagacité dans ses expériences et ses recherches! Comme
il savait attendre et comprendre les phénomènes avant
de les expliquer! Avec quel art il sut *mettre la nature
à la question*, selon le mot de Bacon, afin de lui arracher des réponses! Avec quelle prudence il les inter-
prétait, car les faits ne disent rien par eux-mêmes,
c'est l'*esprit* qui les fait parler. Jamais il ne perdit
une occasion pour s'instruire et communiquer son
instruction aux autres. A peine fut-il nommé médecin
de la Maternité, qu'il recueillit une foule d'observations curieuses sur le fœtus, sur l'art de nourrir les enfans artificiellement, sur les maladies puerpérales, etc.
Lorsqu'on le consulta sur un cas de médecine lé-

gale des plus graves, le public resta étonné de la justesse de ses remarques, de l'étendue et de l'importance de ses expériences à cet égard. Il fut un instant question des meilleurs moyens de conserver les substances animales ; tout aussitôt Chaussier démontra que le deuto-chlorure de mercure avait cette propriété au plus haut degré, et il nous apporta dans l'amphithéâtre des portions de cerveau préparées de cette manière, et aussi dures que le marbre ; on aurait pu, selon lui, *bâtir un palais* en l'honneur de la science avec de tels cerveaux.

Ce qu'il y a de certain, c'est que Chaussier ne négligeait aucun moyen pour approfondir tout problème scientifique soumis à son examen ; il le traitait avec une ampleur de vues, une abondance de lumières qui ne laissaient rien à désirer. Bien persuadé de ce principe écrit par Turgot, que *toute question ne s'épuise que par le vrai démontré*, il faisait en sorte d'arriver le plus tôt et le mieux possible à cette démonstration. Au reste, ce grand observateur avait assez peu de confiance dans les expériences faites sur les animaux pour la solution des problèmes relatifs aux actes vitaux. Bien moins encore se fiait-il à ces longues colonnes de chiffres, qui en médecine n'éclaircissent rien en paraissant tout dire, d'après lesquelles on tire des conclusions sur des *à peu près*, en un mot, à la statistique, si bien comparée depuis à un mirage qui fait que la vérité échappe toujours au moment où l'on croit la saisir.

Toutefois cette éminente aptitude qu'avait Chaussier de couler à fond les questions dont il s'occupait, lui fut peut-être fatale , dans ce sens au moins, qu'il ne publia rien de complet sur aucune des grandes parties de la science. Il parcourait successivement, quoique profondément, trop d'objets pour s'attacher à un seul et le présenter dans tous ses rapports. Chaussier étudiait toujours, apprenait toujours, enseignait toujours, et ne finissait jamais un ouvrage ; il promettait, voilà tout. Combien de temps les élèves et le public n'ont-ils pas attendu son *Traité de physiologie*, et celui bien plus important encore de médecine légale ! Quel immense succès était réservé à ces ouvrages ! L'esprit de Chaussier n'était peut-être pas propre à de pareils labeurs ; il avait trop de cette verve capricieuse qui passe d'un sujet à un autre, qui parfois pousse la vérité jusqu'au paradoxe, et le paradoxe jusqu'à la vérité, puis se complaît à vous laisser dans l'attente et le doute. D'ailleurs Chaussier s'était attaché à un travail ingrat et même d'une utilité fort contestable ; il voulut changer radicalement la nomenclature anatomique, et il a échoué. Sans doute il serait à désirer que le vocabulaire d'une science fût toujours clair, éminemment précis ; mais l'innovation est ici dangereuse, en ce sens qu'il faudrait changer la nomenclature suivant les progrès de la science et au gré de tout homme de génie. N'est-ce pas ce que nous voyons pour la chimie, obligée de refaire son dictionnaire tous les vingt ans ? Ajoutons que les mots anatomiques introduits par Chaussier ne furent pas également heureux, et pour n'en citer qu'un seul, celui de *grand sympathique*, donne une idée peut-être plus juste des relations étendues du nerf de ce nom que celui de *trisplanchnique*.

Eh bien! on ne saurait croire l'intérêt, le soin, l'inquiète sollicitude de Chaussier pour la propagation de sa nomenclature. Comme il arrive toujours, ce fut l'homme de son idée, on le vit s'y renfermer, s'y complaire outre mesure. Employer sa nomenclature était un moyen certain de lui faire la cour ; alors on était un homme éclairé, savant et progressif; mais malheur à celui et surtout au candidat qui hasardait les anciens mots, qui, par exemple, disait le *deltoïde* au lieu du *sous-acromio-huméral ;* la figure de Chaussier se contractait aussitôt, il affectait de ne pas comprendre, on radotait, on parlait *patois*, etc. Pardonnons ce léger travers ; quel est l'homme célèbre qui n'a pas sa part de la faiblesse humaine, comme de notre argile matérielle ?

Un autre reproche peut-être plus grave qu'on peut faire à Chaussier, c'est d'avoir contribué à donner à l'école de Paris ce caractère de matérialisme scientifique qui la distingue, cette recherche minutieuse du fait, cet esprit d'analyse qui, poussé à son dernier terme, n'aboutit qu'à entasser des matériaux. Que penser de ce grand appareil d'expériences, de dissections, de macérations, d'injections, de vivisections qui souvent n'a pas fait avancer la science de la plus mince vérité, du plus petit axiome? N'est-ce pas une véritable ignorance expérimentale? car remuer des faits et remuer des idées ne sont pas toujours la même chose. De hautes généralisations constituent les seules bases de la science; celle-ci réside essentiellement dans les rapports, dans le lien, dans l'ensemble; là est la vérité, de là aussi naît la certitude, parce que de là jaillissent les principes. Et pourtant nul médecin n'avait plus que Chaussier la tête mieux organisée, plus synthétique, plus propre à concevoir des vérités générales, à ramener les faits à l'unité, fin dernière de la science. Je n'en veux pour preuve que ses *tables synoptiques;* il faut les avoir étudiées avec une attention réfléchie pour en bien connaître la portée. Réduire la science à de telles proportions, établir une synthèse immense de corollaires et d'axiomes, faire le répertoire, l'inventaire exact de nos acquis scientifiques, tracer une vaste encyclopédie médicale dans un recueil de quelques feuilles, est certainement l'effort d'un esprit des plus éminens, et ces tables sont, selon moi, le plus étonnant des travaux de Chaussier. Au reste, plus on approchait de cet illustre professeur, plus on concevait l'étendue de son savoir, sa manière de le répandre, de le communiquer. Possédant une foule d'idées, de vues fécondes, d'aperçus profonds, il ne se pressait jamais de les mettre en relief, parce que voyant toujours au-delà, il voulait toujours pénétrer plus avant. Personne ne songeait moins à ce qu'il y a de personnel dans le savoir et une grande réputation, personne n'eut moins que lui cet excès d'amour-propre, de vanité morbide et insatiable, faisant le plus pénible contraste avec un mérite incontestable; et cet homme qui avait passé sa vie à fouiller les bases de la science ne se produisait nullement en dehors, bien que pendant ses leçons il eût toujours une sorte de verve fanfaronne. C'est au point que dans les circonstances les plus communes de la vie, dans ses discours, dans ses manières, il avait une modestie si peu cal-

culée, qu'un sot aurait pu le croire un homme ordinaire. Quoiqu'il eût dans le langage une apparence
d'âpreté et même de causticité, il supportait parfaitement la raillerie et même l'épigramme, quand elle
avait un peu de justesse. Dans un examen d'anatomie,
il se montrait rigoureux et tracassier envers un candidat qui ne se servait pas de sa nomenclature. Vous
n'avez donc pas suivi, lui dit-il, le cours du professeur
de physiologie? — Je l'aurais volontiers suivi, répliqua finement le jeune homme, mais le professeur n'a
fait que *trois* leçons. — Vous vous trompez, dit Chaussier, il en a fait *quatre;* et la plaisanterie n'eut aucune suite.

Ceci prouve combien, sous une écorce assez rude,
ce célèbre professeur cachait de bienveillance, de
bonté, de franchise réelle, sans arrière-pensée, et
non de cette franchise hypocrite dont l'amertume se
délaye dans une certaine dose de paroles mielleuses
et polies. Un des côtés heureux de son caractère,
c'était la facilité de ses rapports avec les amis et les
élèves qui l'entouraient et l'écoutaient. Tout en se
plaignant des voleurs de ses découvertes, il n'en cachait pas davantage ce qu'il savait pour ceux qui
l'abordaient; c'était une source où l'on puisait impunément à toute heure, à chaque instant, la science
sous toutes ses formes. Aussi combien ont fait valoir
des idées, des faits, des opinions qui venaient directement de ses travaux; en sorte qu'on aurait pu lui
attribuer ce mot de Camper sur Daubenton, *qu'il ne
savait pas toutes les découvertes dont il était l'auteur.* Mais
pour bien apprécier ce que sa causerie avait d'at-

trayant, d'instructif, il fallait être des réunions qui avaient lieu chez lui le soir ; beaucoup d'élèves étaient admis dans ce cénacle de la science médicale. Recueillir les cas les plus remarquables des hôpitaux, les faits de pratique les plus importans ; lire les ouvrages nouveaux, signaler les progrès de nos connaissances, écouter les paroles du maître et les commenter ; telles étaient les occupations de cette société intime de docteurs à venir, de savans consommés. On a beaucoup parlé des vives critiques auxquelles les auteurs étaient exposés dans ces réunions ; on a remarqué que Chaussier s'y érigeait en grand prévôt de la littérature médicale. Il est certain que pénétré des vérités de la science, animé d'un zèle ardent pour ses progrès, Chaussier était un juge des plus redoutables. Malheur à l'écrivain médiocre qu'il prenait en flagrant délit de non-sens ou de plagiat, et qu'il tenait dans l'étau de son syllogisme ; il l'avait aussitôt dépouillé du clinquant de ses phrases et de son érudition ; car un de ses talens était de dégager le fait, la chose, la substance de son enveloppe rhétoricienne, et d'en faire voir le peu de valeur intrinsèque. La renommée ne lui imposait nullement, le bruit de sa trompette n'était, selon lui, que du vent qu'il était bon de peser au poids de l'or de la vérité. Aussi la plupart de ses jugemens avaient-ils une plénitude de force et de sens qui séduit et captive la raison. Selon lui, et d'après Montaigne, « il fallait s'enquérir qui est le mieux savant, et non qui est le plus savant. » Quoiqu'il ne fît pas grand cas des ouvrages nouveaux, il était loin néanmoins de se parer d'un superbe mépris pour toute innovation, pour toute espece de progrès ; et pourtant il était vieux, savant et célèbre. Toutefois, il fallait, pour obtenir son approbation, que les ouvrages ou les opinions modernes eussent une supériorité marquée, autrement Chaussier les soumettait à un creuset dont ils ne sortaient que dans le plus triste état. C'est alors que jaillissaient dans de piquantes et énergiques saillies, ce bon sens mordant et spirituel, cette ironie *gausseuse,* cette bonhomie goguenarde et caustique si redoutable aux sophistes, les traits particuliers et distinctifs de son esprit.

Mais si l'ouvrage était maltraité, l'auteur n'avait pas à se plaindre personnellement ; à la vérité, Chaussier n'allait pas jusqu'à appeler un chat *une colombe,* et Rollet *un homme de bien;* un peu de médisance railleuse assaisonnait ses discours, mais la calomnie lui était odieuse. Son âme élevée, son cœur essentiellement bon, de belles actions, des traits multipliés de générosité, en sont des preuves d'autant plus convaincantes, que d'une part, cet illustre médecin les tenait secrètes, et que, de l'autre, il était accusé d'une étroite parcimonie. Chaussier aimait *qu'on reconnût* ses soins, ses travaux, par des honoraires équivalens, et ne s'en cachait nullement; mais, outre qu'il concevait que l'argent ne doit être que le serviteur et non pas le maître d'un homme de sens, il ne lui vint point dans l'idée de transformer des idées scientifiques en idées commerciales. Toujours prêt à retirer son pied de l'échelle par laquelle il pouvait monter aux places et aux honneurs, s'il fallait y employer des manœuvres et de l'intrigue; son mérite et ses travaux, voilà les

seuls titres qu'il fit valoir, ou plutôt qu'on fit valoir
pour lui. Jamais, par la même raison, il ne lui passa
par la tête de couvrir d'un diplôme de comte, de baron, de chevalier, sa nudité roturière ; son opinion à
cet égard était celle du grand Haller, qu'il prit souvent pour modèle. Ce n'était donc pas dans les antichambres des puissans du jour qu'il fallait le chercher,
mais dans les hôpitaux, dans les amphithéâtres ou les
bibliothèques. Son caractère, trempé de vigueur et
d'énergie, ne se pliait guère aux souplesses, ni au
manége, ni à cet art de ruse et d'astuce qu'on appelle,
par abus de mots, esprit de conduite ; il avait et il
voulut conserver l'estime de soi-même, le plus grand
mobile des âmes fières et scrupuleuses. Toutefois,
Chaussier sentait vivement et fortement. Quand on
reconstitua l'Ecole de Médecine, en 1823, et qu'il en
fut éliminé, le coup devint si douloureux, que faisant
sa visite à l'hôpital de la Maternité, il fut frappé d'une
légère apoplexie, et, par suite, d'une hémiplégie assez
intense. Néanmoins, il se rétablit peu à peu ; et
comme les facultés intellectuelles reprirent une partie
de leur vigueur, on le vit continuer ses travaux, au
moins comme moyen de consolation ; il vint s'abriter
sous l'arbre de la science, ce fut là son *champ d'asile*,
et il le cultiva avec ardeur, même à plus de 80 ans,
âge où l'on peut à peine compter sur le lendemain.
Ce n'est pas qu'il eût changé, loin de là ; ainsi qu'autrefois, dans la science, il ne s'attacha au char d'aucun
nom ; il ne se fit l'écho d'aucun système, l'apologiste
et le tributaire d'aucune renommée ; en médecine,
toujours *examiner* et difficilement *croire*, voilà sa règle

invariable. Dans la vie ordinaire, il se conforma au temps et aux circonstances, sans trop d'aigreur, de récrimination ; tel fut Chaussier dans ses dernières années. Mais remarquons que les qualités et les défauts qui le constituaient formaient pour ainsi dire un tout, un type qui n'appartenait qu'à lui ; il n'empruntait rien aux autres. Sa voix, son langage, ses manières, ses opinions, son extérieur, sa démarche, bien qu'il n'eût, comme on l'a dit de Turnèbe, « rien de pédantesque que le port de sa robe, » avaient néanmoins quelque chose de particulier, d'excentrique, qui en faisaient un homme à part. Sa taille élevée, un peu courbée, ses yeux ronds, clairs, vifs, où brillaient à la fois l'expression de la bonté, l'étincelle de l'esprit, le trait de la malice ; sa physionomie brune et animée, sa manière de parler un peu embarrassée, quoique toujours forte et précise, annonçaient l'homme instruit, sagace, franc et ouvert, marchant dans la vie le front haut, la contenance assurée, et qui ne veut point dévier du sentier que lui-même s'est tracé. Il n'y avait pas jusqu'à la forme un peu bizarre de ses vêtemens, son habit largement carré, où l'on ne voyait jamais de boutons par derrière, comme très inutiles, sa petite perruque ronde et rousse, portant les signes d'un long et rigoureux service, sa longue et modeste canne, qui n'indiquassent qu'il voulait vivre comme il l'entendait, ne prenant souci de la mode et de ses graves futilités. Dans notre société, où rien ne dure, ni les hommes ni les idées, aujourd'hui que les caractères s'effacent, que les volontés s'aplatissent, que l'égoïsme et la faiblesse se cachent bien souvent sous le nom de mode, ration, de pareilles individualités nous paraissent dignes d'un autre siècle, tant les mœurs diffèrent en peu d'années chez le même peuple !

Chaussier avait donc un cachet d'originalité, et néanmoins il était facile de vivre avec lui, car un jugement exquis ne l'abandonnait jamais. On lui pardonnait d'ailleurs d'être original, parce que n'en ayant point la prétention, il n'en avait que l'esprit et le piquant. On disait d'un philosophe, ennemi de toute affectation, qu'il était *simplement simple ;* on put dire également de Chaussier qu'il était original, comme on naît grand ou petit, beau ou laid ; c'était un des élémens de son tempérament moral.

Une preuve qu'il en était ainsi, c'est qu'il ne varia jamais. Mêmes sentimens, mêmes opinions, même sûreté dans le commerce de la vie ; ce fut un savant, tel qu'on aime à s'en faire la flatteuse idée ; aussi acquit-il une célébrité de bon aloi, entièrement opposée à cette famosité, véritable parodie de la gloire, qui en a le son, l'éclat, mais non le poids, la valeur et surtout la durée. Il fut long-temps accusé d'athéïsme ; c'était à tort, et l'on n'aurait pas dû le juger aussi sévèrement sur quelques mots dits avec légèreté. Chaussier avait une trop riche mesure d'intelligence, il fut trop grand, trop profond physiologiste, pour adopter une opinion aussi choquante pour le bon sens, que contraire à la raison, aux faits, à l'évidence. Ne voir dans les phénomènes des êtres vivans qu'un simple développement automatique, nier l'omniprésence de la cause suprême dans les fins déterminées de tout acte organique, c'est fermer volontairement ses yeux à la lumière et son esprit à ce qu'il y a peut-être de plus frappant au monde. Or, Chaussier fut incapable d'un pareil non-sens intellectuel ; la vérité est que le déïsme était son opinion, qu'il fut toute sa vie plein d'enthousiasme et d'admiration pour ce divin poème de l'organisme humain. *Nec tumulum curo,* disait Mécène, *sepelit natura reliquias ;* ce fut sans doute aussi le sentiment de Chaussier, du moins si l'on en juge d'après ses dernières volontés.... Mais ne pénétrons pas plus avant dans le domaine de la croyance, la seule réelle propriété de l'homme en ce monde. Chaussier mourut le 18 juin 1828, après avoir occupé près de trente ans la chaire d'anatomie et de physiologie. La veille de sa mort, il jouissait de la plénitude de ses facultés ; on assure que préparant un discours pour les sages-femmes de la Maternité, il avait fait mettre cette phrase : « l'année prochaine, je traiterai telle partie des maladies des femmes ; » mais que soudainement frappé de l'idée de sa mort, il fit mettre immédiatement : *j'espère* l'année prochaine, etc. Au reste, quels que soient les progrès réservés à la médecine, la mémoire de Chaussier restera dans les fastes de la science ; son nom a droit de cité dans l'étroite enceinte où se trouvent inscrits ceux des médecins illustres. Il a enrichi la science et honoré son pays, il sut découvrir des vérités et les enseigner, il but avec modération dans la coupe du succès ; enfin il fut digne qu'on lui appliquât cette belle définition du médecin, que lui-même répétait souvent : *Vir bonus* MEDENDI *peritus.*

BOURDOIS DE LA MOTTE (Edme-Joachim).

*Fuit illi verò ingenium amœnum, et
temporis ejus auribus accomodatum.*

(Tacit. ann. XIII.)

Dans les portraits précédens, j'ai essayé de peindre
des hommes célèbres dans la science par leurs travaux
et leurs découvertes ; il s'agit ici d'un médecin remarquable seulement par une longue et heureuse pratique.
Pendant sa vie, Bourdois de la Motte fut à peu près
ignoré des étudians et des praticiens de nos départe-
mens ; mais ce médecin eut pendant près de cinquante
ans une grande réputation dans la capitale, et il était
très-estimé de ses confrères. Ne dédaignons pas de tels
hommes, quand ils ont du talent et un noble caractère ; ils jettent de l'éclat sur notre profession ; ils l'é-
lèvent, ils l'honorent aux yeux des gens du monde,
toujours enclins à conclure de l'individu à la corpora-
tion.

Bourdois de la Motte avait été, dans sa jeunesse, à
une excellente école de mœurs et de bons principes
scientifiques, celle de son père, médecin renommé à
Joigny, et qui dépassa de beaucoup le grand niveau de

la médiocrité. Vicq-d'Azyr nous apprend que ce docteur eut l'excellente idée de consigner dans un registre toutes les observations de sa pratique, et que ce recueil avait pour titre : *Ma justification ;* mot heureux, et qui peut s'interpréter de bien des manières. Ajoutons que ce même médecin était tellement estimé pour ses lumières et sa générosité des habitans de Joigny, qu'arrêté la nuit sur un grand chemin il se nomma, et les malfaiteurs s'éloignèrent avec respect. Ainsi, des voleurs français furent aussi touchés des vertus d'un médecin bienfaisant, qu'autrefois des bandits italiens le furent de l'harmonie des vers de l'Arioste. Bourdois de la Motte suivit l'exemple d'un tel père ; et sur un théâtre plus vaste, dans cette serre-chaude de vanités, d'ambitions, de rivalités, qu'on appelle *Paris,* il sut acquérir une belle réputation et la conserver pendant de longues années. Mais ceux qui l'ont connu et apprécié n'en furent pas étonnés ; c'était une conséquence inévitable des qualités dont il fut doué. Serrao, ce savant médecin napolitain, si célèbre par ses voyages et ses malheurs, dit que trois choses sont indispensables au médecin pour réussir dans le monde, *scientia, facundia, comitas ;* on peut assurer que Bourdois de la Motte avait cette triple qualité, base sur laquelle il éleva sa réputation et sa fortune.

Qu'on ne s'imagine pas pourtant que ce médecin eût pour la science la brûlante ardeur de certains esprits qui, infatigables défricheurs du sol médical, cherchent un domaine inexploré pour le féconder par un labeur persévérant : le savoir de Bourdois de la Motte était celui d'un praticien judicieux, éclairé, sans prétention, mais qui veut marcher de pair avec les hommes instruits, et ne pas rester étranger au progrès ; ce qu'il savait, il le savait bien, et l'appliquait encore mieux. Sa théorie était si bien fondée et si juste, qu'elle ne fut en définitive que le résultat d'une pratique raisonnée et confirmée. Jamais on ne le vit, sectaire outré d'une doctrine quelconque, en arborer hautement le drapeau, et tomber dans cette espèce de *fétichisme* médical dont les annales de la science ont conservé le souvenir. Convaincu que les faits et l'expérience prononcent tôt ou tard la déchéance d'un principe trop exclusif, il s'en tint à ce que la science avait de plus clair, de plus positif, sans dédaigner aucune innovation. Il n'adoptait rien avec enthousiasme, il attendait que le temps eût prononcé : en effet, le temps fait les bonnes doctrines, parce qu'il y met l'indestructible empreinte de l'expérience. Bourdois de la Motte apporta cependant sa pierre et son tribut; c'est à lui qu'on doit en France la connaissance des propriétés de la ratanhia, par sa traduction de la *Dissertation* de Ruiz *sur ce végétal péruvien.*

Une pratique aussi sage et aussi heureuse que celle de ce médecin lui avait acquis une belle réputation dans cette classe de la société qui s'en tient au savoir; mais Bourdois de la Motte visait à obtenir la clientelle du grand monde, et il y parvint. En 1811, Napoléon, dont il avait été connu, lui confia même la santé de son fils, de cet enfant héritier de tant de couronnes, et qui mourut dans l'exil. Dès lors, la célébrité de Bourdois de la Motte n'eut plus de bornes dans les hauts rangs de la société ; il y devint à la mode, et l'on n'était bien guéri que par ses soins. Toutefois on doit avouer que cet habile médecin avait tout ce qu'il faut pour réussir dans une pareille sphère. Rien de plus gracieux, rien de plus aimable, de plus aisé que ses manières et son langage. C'était le type des médecins de cour, le modèle de l'urbanité, de la politesse exquise, de l'homme bien élevé, possédant au suprême degré la science du salon, celle de bien dire et de dire à propos; il ne lui manqua peut-être qu'un peu d'égoïsme pour être tout à fait un *homme comme il faut.* Celui qui part de très-bas et s'élève tout à coup, éprouve, quand il entre dans le grand monde, une oscillation pénible, autant pour lui que pour les autres, entre son orgueil souffrant et sa timidité invincible; ce mélange de fierté et d'humilité produit un effet presque intolérable; on s'aperçoit que c'est un important, un parvenu à la célébrité. Il n'en fut pas de même pour Bourdois de la Motte : il parut tout d'abord comme un homme naturellement élevé dans les rangs distingués de la société, et qui s'y trouvait dans son milieu ordinaire; on en était aussitôt convaincu par son affabilité, par le bon ton sans affectation de ses manières. La marque certaine de l'homme habitué aux usages de la haute société, c'est de n'avoir rien d'original, rien de tranché, de ne faire saillie ni tache par aucun côté; c'est ce je ne sais quoi de calme, de naturellement noble, sans calcul et sans effort, qui met chacun à sa place et reste toujours à la sienne. Tel était Bourdois de la Motte dans l'ensemble de son caractère et de sa vie. C'était une de ces natures qui plaisent, parce qu'elles ne heurtent personne.

parce que tous les angles sont rentrés, effacés. Sans avoir la lymphatique indifférence d'un optimiste béat qui ne s'inquiète de rien et ne songe qu'à lui, il s'abandonnait au train des choses et du monde. Sa conversation avait du feu, du sens, de la verve, mais sans épigramme, sans ironie, sans aucune recherche d'esprit ; on pouvait la prendre comme une bonne, une fine et délicate causerie que les vieillards aimaient, et où les jeunes gens trouvaient toujours à profiter. Point de bruit, point d'éclat, rien d'analogue à ces médiocrités sonores qui bruissent et bourdonnent dans le monde, auxquelles on peut si bien appliquer l'ancien proverbe : « Trop de vent pour une petite mouture. »

D'ailleurs, dans quelque circonstance que ce fût et avec qui que ce soit, jamais Bourdois de la Motte ne s'écartait de ce principe si propre à avancer dans le monde, que, pour un médecin, les *solécismes* de politesse sont toujours et nécessairement des fautes de jugement et de conduite ; aphorisme du simple bon sens, auquel il resta fidèle : aussi savait-il éminemment l'art du bien-vivre, qu'il avait étudié à fond. Souple et réservé, sagace et patient, adroit avec mesure, confiant avec prudence, habile à deviner les obstacles et à les tourner, il ne blessait personne, plaisait au plus grand nombre, en tant qu'il ne mesurait pas le monde sur une échelle idéale de perfection. Il sut mettre à profit toutes les circonstances, en homme qui veut faire son chemin et le mieux possible par des voies honnêtes, mais qui ne consent pas plus à être victime que de faire des dupes. Connaissant, comme dit Chamfort, *la toute-puissance des sots, qui ont tout ar-*

rangé pour eux dans ce monde, il avait le talent de s'accommoder avec leur redoutable puissance ; il estimait donc à leur valeur la médiocrité protégée et la sottise protectrice, mais il ne froissait ni l'une ni l'autre, tout en préférant les gens d'esprit, où il tenait parfaitement sa place.

On tomberait pourtant dans une grave erreur, en pensant que l'art du monde, si bien connu de Bourdois de la Motte, ressemblait à celui de certains hommes qui se font humbles le plus possible pour tâcher de fléchir la fortune. Loin de là, une sorte de vulgarité élégante, un masque de politesse basse, servile, se prêtant à tout, même aux services les plus abjects, étaient au contraire l'objet de son dédain; c'est ce qu'il appelait le *calcul des courbes.* Si on lui parlait d'un de ces caméléons-valets, toujours disposés à obéir et à s'aplatir, d'un *sempre bene,* au service de toute lâcheté, pourvu qu'elle rapporte, on le voyait s'animer, prendre feu, verser le ridicule sur ce genre de politesse fardée, au-dessous de laquelle ne se trouve rien qu'égoïsme et turpitude. On disait d'un homme très-obséquieux qu'il était « le serviteur très-humble du genre humain. » C'est là ce qui indignait Bourdois de la Motte, quand il s'agissait de la médecine et de ceux qui l'exercent. Pourquoi s'en étonner? N'est-il pas pour nous un degré de bonté au-delà duquel on sort nécessairement de la dignité convenable à notre belle profession? Quelque complaisance qu'on doive à celui qui souffre, n'y a-t-il pas ici des bornes que le médecin ne saurait franchir? Un malade n'est-il pas sous sa direction? Ne doit-il pas éclairer et dominer sa raison, maîtriser ses penchans? La vie de ce malade n'est-elle pas sous la garantie de son savoir? En un mot, n'est-ce pas son *client?* Ce fut là le principe fondamental de la conduite de Bourdois de la Motte. Sa politesse à lui était libre, aisée, attentive; elle avait toujours quelque chose de noble, d'élégant, de distingué. Elle consistait surtout dans un tact exquis des convenances, dans l'exacte et parfaite entente des bienséances sociales. Au reste, il y avait en lui comme un esprit de tradition de l'ancienne Faculté de médecine; il est des personnes, en effet, qui survivent au siècle où elles ont vécu, et qui transportent dans l'autre les habitudes du précédent. Bourdois de la Motte était du nombre de ces personnes parmi les médecins, sous le rapport des manières élégantes, du bon ton, du savoir-vivre. Et pourtant, dans l'occasion, son caractère avait de la tenue, de la fermeté, en sorte qu'il aurait pu prendre cette devise : *Intus ut iibet, foris ut moris est.*

Bien plus, c'est qu'auprès des femmes, Bourdois de la Motte n'était pas homme à gâter la louange par la flatterie. Il sut les mettre de son côté; on le croira facilement, d'après les qualités dont il était doué; mais il faut le dire à son avantage, quoique personne n'eût plus que lui de bonté, de laisser-aller, le *maniérisme* d'une politesse doucereuse et câline, qui touche de si près à la finasserie astucieuse, était loin des formes et du langage qu'il avait auprès des dames de haut parage confiées à ses soins. Les banalités louangeuses et vulgaires étaient ce qu'il avait le plus en aversion, ainsi que cette souplesse hardie qui fait plier toutes les vanités par tous les intérêts. Ce qui prouve que le secret de la fortune tient aussi, quoi qu'on en dise, au secret de bien faire, de bien agir et de bien vivre. Parfait modèle d'urbanité, toujours doux, bienveillant, amène, contant bien, causant bien, naturellement aimable, les femmes le trouvaient froid, réservé, dès qu'il s'agissait de certaines exigences, pour peu qu'elles eussent compromis sa dignité de médecin. A cet égard, il fut toujours inflexible, surtout avec la classe des riches, toujours portés à confondre la complaisance avec la domesticité, les services avec les obligations. Bourdois de la Motte raillait surtout ces médecins touche-à-tout, à boursoufflure empirique, grands dans les petites choses, graves dans les niaiseries, et qui cherchent ainsi à se faire valoir auprès des gens opulens. Il racontait que, se trouvant en consultation avec un confrère de ce triste acabit, chez une dame atteinte d'une enflure au poignet, on prescrivit un cataplasme émollient. Le médecin donna aussitôt sa montre à la femme de chambre, en la priant de bien faire attention que le cataplasme fût bouillant exactement pendant quatre minutes et demie, ni plus ni moins. Comme je marquais, dit Bourdois de la Motte, ma surprise sur la singulière exactitude de cet ordre, la malade s'écria: « Que voulez-vous ! mon docteur est un homme admirable, il calcule comme un ange, vous en voyez la preuve. »

Certes, en réfléchissant au talent, à l'habile conduite de Bourdois de la Motte, il ne faut pas être surpris de l'espèce de vogue qu'il obtint à une certaine époque dans le grand monde, et s'il fut en rapport avec ce que la société avait alors de plus distingué. Toutefois, un de ses cliens les plus remarquables fut M. de Talleyrand, dont le nom se rattache à toutes les phases de notre histoire depuis cinquante ans. Nés dans la même année, ils se connurent de bonne heure, et l'un choisit l'autre pour lui confier sa santé, avec d'autant plus d'empressement qu'il connaissait mieux les hommes. On a prétendu que Bourdois de la Motte ayant profondément étudié la constitution physique et morale de son célèbre client, savait à cet égard de piquantes particularités. Rien de plus naturel, car un médecin est, par excellence, l'observateur du cœur humain; et s'il est vrai qu'aucun homme n'est un héros aux yeux de son valet de chambre, que sera-ce donc pour le médecin, auquel on confie des choses à jamais ignorées, même des amis les plus intimes? Quoi qu'il en soit, par l'extrême réserve de Bourdois de la Motte, rien n'a transpiré de ce qu'il savait sur le personnage historique dont il s'agit.

La postérité pourra peut-être s'en plaindre; quant à nous, contemporains de Bourdois de la Motte, ce que nous lui reprocherons, c'est de n'avoir consigné dans aucun ouvrage le fruit de sa longue pratique. Chaque habile médecin, en particulier, comme on l'a dit, a son savoir qui n'est que pour lui; il y a ici quelque chose d'individuel et par conséquent d'insaisissable, d'intransmissible. Cependant, il est une foule de faits, de remarques, d'axiômes pratiques dont la science fait son profit, quand on sait les recueillir avec discernement et les exposer avec méthode. Bourdois de la Motte n'a pas fait sa *justification* comme son père ; il mérite donc une part de blâme, parce que s'étant confiné dans sa haute réputation, dans le soin de s'enrichir, il a déshérité la science de ce qu'elle avait droit d'espérer. Non, ce n'était pas impuissance, ainsi qu'on l'a répété, c'était oubli, indifférence peut-être, amour du repos et du laisser-aller. Ce médecin ressemblait à certains grands seigneurs qui, dédaignant le titre d'auteur, comme une dérogeance, prouvaient néanmoins qu'ils y auraient eu une supériorité marquée. C'est ainsi que Bourdois de la Motte ayant été chargé d'un rapport à l'Académie de médecine, pour placer le buste de Corvisart dans la salle des séances de cette société, on fut frappé de l'art avec lequel ce rapport était fait. Pensé avec hauteur de vues, écrit avec élégance, avec une sorte de dignité sans affectation et sans emphase, la clarté et la correction du style, la finesse et la vivacité du trait, prouvèrent que l'auteur n'avait qu'à vouloir pour obtenir des succès parmi les écrivains les plus distingués de sa profession.

Mais une chose particulièrement fâcheuse, c'est que Bourdois de la Motte n'a rien laissé, que je sache, sur les maladies produites ou entretenues par les passions et les sentimens violens. Ceci est d'autant plus à regretter, que la thérapeutique morale, si importante dans l'exercice de l'art, est tout-à-fait négligée par la plupart des médecins ; la chétive lampe de la science éclaire même si peu ce beau sujet, que *l'analyse psychologique* d'un être souffrant est encore à faire. L'organe, le tissu, la matière, voilà ce qui attire, ce qui

concentre l'attention de nos grands observateurs. J'a-
joute que par une cruelle fatalité, la médecine morale
est complètement nulle et inapplicable dans les hôpitaux, qui d'ailleurs rendent de si éminens services à
la science. Ce n'est donc que dans la pratique civile,
notamment dans celle des grandes villes, qu'on peut
en comprendre les difficultés, en sentir l'importance,
en apprécier les résultats. Or, qui jamais eut plus que
Bourdois de la Motte les moyens d'étendre et de cultiver le champ de cette belle partie de la science, qui
lie si intimement la médecine à la philosophie? Tous
les moyens étaient à sa disposition, il n'eut qu'à étudier et recueillir. D'ailleurs, insinuant et persuasif, il
connaissait le cœur humain, ses profondeurs et ses
mille replis; il put souvent en diagnostiquer avec précision les tourmens et les maladies morales. Ce talent
est assez rare pour le signaler; car, chez un malade,
toucher avec délicatesse la corde des angoisses secrètes, provoquer le sentiment expansif de la confiance,
amortir le chagrin, entretenir des illusions, jeter, s'il
est possible, le passé dans l'abîme de l'oubli; donner,
en un mot, à ce pouvoir autonome et incompréhensible de l'économie qu'on nomme *principe vital*, une
énergie d'autant plus forte, qu'elle a ses racines dans
l'imagination et la volonté, c'est créer d'incalculables
ressources pour la thérapeutique. Telle est, en effet,
la puissance de l'âme, et qui n'a pas compris ses mi-
racles n'est pas médecin. Bourdois de la Motte avait
à cet égard un mérite particulier; aussi se vantait-il à
bon droit d'avoir opéré de ces guérisons où le savoir
entre pour moitié, et l'art de consoler, de faire espé-

rer pour l'autre moitié. Il avait surtout le talent d'obtenir cet accord, cette simultanéité sympathique du médecin et du malade, si indispensables pour dompter et diriger les âmes passionnées, souffrantes, qui, vivant de désirs immenses, rapportent tout à un sentiment exclusif et dominateur. Son extérieur même aidait singulièrement à atteindre ce but; sa taille élevée, sa figure longue et sévère, ses traits prononcés, presque numismatiques, l'accent affectueux de sa voix, son sourire fin et gracieux, son air tout à la fois ouvert, grave et réservé, prédisposaient le malade à accueillir favorablement ses conseils; on l'écoutait avec plaisir, on avait foi en lui; chaque malade le regardait comme un ami, comme un protecteur bienveillant et éclairé. Belle et noble science que celle-là! de quelle hauteur elle domine par ses résultats et ses bienfaits les autres connaissances humaines! Bourdois de la Motte l'avait acquise de bonne heure, la posséda long-temps et avec dignité.

Ce fut à lui que Mme Michel de Civrieux, une de ses malades, confia le secret de son testament et de la somme qu'elle avait léguée à l'Académie de médecine. Personne n'ignore que le prix fondé par cette dame, a pour but la connaissance des maladies qui résultent d'*une trop grande sensibilité*. On a beaucoup parlé de ce testament, plusieurs en ont même blâmé la forme et l'expression. Mais comment ne pas voir qu'il s'agit moins ici des causes morbifiques matérielles que de celles qui sont le produit des excitations passionnelles, de ces luttes morales excessives, qui brisent les ressorts de l'économie et consument rapidement d'énormes quantités de forces vitales? Très peu de médecins comprennent la passion, cette folie raisonnante et logique à qui tout cède, qui ne voit et ne sent qu'elle-même, devant qui la vie et la mort n'ont de prix que comme moyen ou comme refuge. Dès l'instant qu'une sensibilité morale extrême, active, concentrée, se manifeste, soyez certain qu'un principe de destruction a pénétré dans l'économie; or, l'action de ce délétère se trahit par des altérations organiques innombrables, et toutes relatives, ensuite, à la constitution individuelle. Un anévrisme au cœur, un squirre au pylore, un engorgement du foie, une congestion cérébrale, c'est l'ambition, c'est la haine, c'est l'envie, l'inquiétude, le désespoir sous d'autres noms. Un chagrin renaissant, voila le vrai *pabulum morbi;* il n'est pas de cause qui détruise plus vîte et plus radicalement la trame organique. Quant à moi, je pense qu'à l'exception des blessures et des poisons extérieurs, il n'est point de maladie qui ait une cause purement matérielle. Dans l'origine, il n'y a pas de malades, il n'y a que des malheureux; c'est un paradoxe, si l'on veut, mais qu'on peut soutenir par une incontestable expérience. Toujours est-il que s'il y a des joies qui font vivre, une espérance qui guérit et des douleurs qui tuent, c'est au médecin à trouver en lui-même des ressources pour combattre ces dernières : c'est alors qu'il convient d'attaquer les idées par les idées, les sentimens par d'autres sentimens, de leur donner ou subitement ou peu à peu une tendance salutaire. Qui pourrait croire tout ce que peut obtenir l'esprit pénétrant et adroit d'un médecin? Combien un geste, un sourire, un mot, l'expression du regard et de la physionomie ont d'influence sur certains malades dont la susceptibilité nerveuse morbide est portée au plus haut degré? La parole surtout, grave, douce, affectueuse ou ferme, a ici une incalculable puissance. Que de fois un pauvre malade a pu adresser à son médecin ces divines paroles : *dic tantùm verbum, et sanabitur anima mea.* Les praticiens des grandes villes, ceux qui exercent surtout la médecine avec réflexion, en s'élevant au-dessus du métier, peuvent dire si ce tableau est exagéré. Bourdois de la Motte aurait pu nous éclairer sur d'aussi importantes et délicates questions ; mais, possesseur d'une belle fortune, il borna ses désirs, et s'en tint à son ancienne clientelle ; nullement tourmenté par la crainte de perdre une *partie de son pavé,* crainte si commune et si puérile chez les vieux médecins, même riches, il se faisait un plaisir d'aider ses confrères moins avancés, se hasardant sur cette mer orageuse, et il y mettait une verve d'obligeance et de bonté très-remarquable. Si sa part d'action sur la science a été nulle, il n'en a pas été de même sur celle de la destinée de plusieurs médecins. Toutefois, quand les années se multiplièrent, il s'éloigna peu à peu du monde et du bruit ; comme médecin il avait fait son temps. Ce n'est pas qu'il eût renoncé tout-à-fait à la science ; il ne tomba ni dans l'oisiveté ni dans cette nonchalante insouciance, maladie des âmes qui ont trop espéré de la vie, mais il voulut jouir à sa manière de ses loisirs. Il vécut alors, pour ainsi dire, au jour le jour, sans se confier le moins du monde à ce lointain avenir qu'on nomme le lendemain. Ayant acquis sa belle campagne de Marne.

près Ville-d'Avray, terre qui avait appartenu à Linguet et d'où ce célèbre avocat fut arraché pour monter à l'échafaud, Bourdois de la Motte se plut à embellir cette agréable propriété. C'est là qu'il se livrait aux travaux du jardinage avec l'ardeur d'un homme qui a vu le monde, qui l'a connu, et qui a su l'apprécier ; c'est là qu'il put goûter ce bonheur-vérité toujours recherché et souvent méconnu. Il espérait encore en jouir quelques années dans cet asile rural, lorsque la mort vint le frapper, après une courte maladie. Il mourut le 23 décembre 1835; sa carrière octogénaire et heureuse peut être enviée par plus d'un de ses confrères. Pour parler le langage à la mode, il a droit à son *dividende* dans la grande loterie des illustrations de l'époque: toutefois son nom ne vivra guère que dans le souvenir de ses amis. L'Académie de médecine, où Bourdois de la Motte était particulièrement connu et estimé, suspendit ses travaux quand elle apprit qu'il avait succombé, honneur qu'elle n'avait point fait à Dupuytren, mort quelques mois auparavant.

PORTAL (Antoine).

Suis ea cuique fingitur moribus.
(Cic.)

Comment *le fils d'un petit apothicaire de Gaillac,* ainsi que Portal le disait de lui-même, a-t-il pu parvenir si loin et si haut? Comment né, perdu dans une petite ville de province, a-t-il franchi les difficiles degrés qui séparent l'obscurité d'un succès éclatant? Comment a-t-il fait pour devenir premier médecin de deux rois de France, membre de l'Institut, professeur au collége de France et au Jardin-des-Plantes, président d'honneur perpétuel de l'Académie de médecine, écrire de nombreux ouvrages, acquérir une grande réputation, un nom européen, et laisser quatre-vingts mille livres de rente?... Voulez-vous trouver la solution d'un pareil problême? Eh bien! cherchez-la dans les qualités mêmes de Portal, dans sa volonté ferme, arrêtée, inflexible de s'élever, dans son obstination laborieuse, dans son savoir, sa prudence, son habileté, son activité, enfin dans l'art de connaître les hommes et de les faire servir à son avancement. La fortune lui fut favorable, mais il faut convenir qu'il provoqua ses faveurs avec infiniment d'esprit et d'adresse. Car tout homme fait son destin plutôt qu'il ne le reçoit, et le médecin dont il est question dans ce portrait en est un insigne exemple; sa vie, ses travaux, ses succès le démontrent invinciblement.

Quoiqu'on ait beaucoup exagéré la liaison de Portal avec le célèbre abbé Maury, et les circonstances du fameux voyage qu'ils firent à pied, mettant en commun leur avoir très-petit et leurs espérances sans bornes, il est certain qu'ils se connurent de bonne heure, que tous deux arrivèrent à Paris pour commencer leur duel avec la fortune, dans un assez triste état de dénuement; néanmoins, on vit pour eux la complète réalisation des magnifiques châteaux en Espagne qu'ils élevèrent sur le sable mouvant de leurs rêves. Ce fut en 1766 que Portal vint à Paris; il était par conséquent très-jeune encore, étant né en 1742; mais à peine installé dans la capitale, il se livra à de grands travaux, en même temps qu'il cherchait à se faire de puissans protecteurs. Une chose importante pour réussir est de bien saisir le côté faible d'une science et de remplir cette lacune avec tout le soin possible; c'est précisément ce que fit Portal. Bien que docteur de Montpellier, il vit d'abord que l'anatomie était fort peu cultivée parmi les médecins de Paris, notamment dans ses rapports avec la pathologie. Une preuve de leur ignorance, c'est que dans la plupart des cas d'engorgement au foie, presque tous les médecins ne manquaient pas de dire, en palpant la région hépatique, que le *petit lobe* de Spigel était sain ou malade; or, on sait que cette portion du foie est inaccessible à la main placée sur la surface de l'abdomen. Portal s'appliqua donc à l'anatomie, et il professa avec éclat cette partie de la science. C'était dans la petite et triste rue du Cimetière-Saint-André-des-Arts qu'il faisait des cours, et ces cours lui rapportaient, bon an mal an, environ 27 fr. par mois. Son logement était même si modeste que la leçon avait lieu dans sa propre chambre; quand on venait le voir, il se hâtait de cacher le cadavre dans son alcove. Certes il y avait loin de ce jeune professeur au baron Portal vu à cinquante ans de distance, mais on ne doit pas s'en étonner; il y a des succès qui, ayant commencé par l'estime de dix personnes, ont avec le temps rempli le pays tout entier; à son premier cours, Cuvier n'eut qu'un seul auditeur. Bien souvent encore les cadavres manquaient à l'activité de Portal; une nuit, il enleva avec ses élèves, dans le cimetière voisin de sa demeure, le corps d'un épicier nommé Lecoq. Cet enlèvement fit grand bruit dans le monde, on cria au scandale, à la profanation, et ce fut avec mille difficultés que Portal s'en tira, en prouvant au lieutenant de police Lenoir, la nécessité d'étudier l'anatomie pour l'étude des maladies.

Bientôt la réputation de Portal, comme anatomiste distingué, passa des amphithéâtres dans le public; il fut appelé, même par ses confrères, pour examiner anatomiquement les malades; c'est ce qu'on appelait alors les médecins *tâteurs*; singulières mœurs médicales, et dont un demi-siècle nous sépare à peine ! Mais non seulement Portal étudiait et professait l'anatomie avec distinction, il publia une histoire de cette partie de la médecine, et longues années après, son

Cours d'anatomie médicale. On a fait honneur à beaucoup d'autres médecins d'avoir introduit en France le goût de l'anatomie pathologique, mais on n'a pas rendu justice à l'ortal sous ce rapport. Il fut certainement, après Lieutaud, un des premiers à proclamer en France l'indispensable nécessité de lier les affections pathologiques aux lésions organiques. Dans ses cours, dans sa pratique, dans ses écrits, c'est une idée qui ne le quitte pas, il y revient sans cesse, et il a fini par fonder un prix à l'Académie de médecine, afin de hâter les progrès de cette branche de l'art. Les contemporains de sa jeunesse, même étrangers à la médecine, furent frappés de ses travaux à cet égard. Lorsque Voltaire vint en 1778 à l'Académie des sciences, il remarqua un homme d'une physionomie grave, d'une tenue sévère, et qui le regardait attentivement. Il en demanda le nom à d'Alembert, qui lui apprit que c'était Portal. Ah! dit le philosophe, je le connais déjà; c'est donc là ce médecin qui sait si bien découvrir les secrets de la vie en fouillant dans le sein de la mort.

Cependant Portal ne borna point ses travaux à l'étude des organes sains ou malades; il n'avait pas une entière confiance dans les principes de la fameuse thèse de Winslow, *an ex anatomia subtiliori, ars medica certior? affir.* Dès qu'il eut augmenté sa clientelle, il s'appliqua à recueillir une foule de faits pratiques qu'il publia ensuite successivement. Quoiqu'arrivé aux sources de la fortune, on ne le vit point perdre de vue la médecine comme science, ni s'endormir sous l'édredon de sa réputation; jamais il ne dit: *je suis riche, c'est assez;* il aspirait à s'élever plus haut. Ardent à la

science, infatigable au travail, il ne perdait pas un
jour, pas une heure, pas un instant : conçoit-on que
harassé par la foule des malades et par des consultations multipliées, que malgré les travaux de l'Académie des sciences et de diverses sociétés savantes, les
obligations de deux chaires à remplir, une correspondance fort étendue, il ait trouvé le temps d'écrire plus
de quarante ouvrages ou mémoires sur divers sujets de
la science, sans tomber dans le docte fatras de l'*in-fo-
lio ?* On voit qu'il sut se soutenir constamment au niveau de ses promesses de jeune homme. Le premier
de ses ouvrages remonte à 1764, le dernier à 1827,
c'est-à-dire peu d'années avant sa mort. Certes une
période de soixante-trois ans ainsi remplie mérite bien
d'être remarquée. Dans ces divers écrits, Portal est
toujours le même, un praticien judicieux, instruit ; le
bon sens médical, cet instinct de la vérité, se manifeste dans toutes ses observations. Rarement l'hypothèse, quelque ingénieuse qu'elle soit, trouve grâce a
ses yeux ; on voit pourtant que l'ancien humorisme
était encore sa théorie de prédilection. A dire vrai, il
ne faut chercher dans les productions de ce médecin ,
ni conceptions de premier élan, ni de ces vues originales et profondes qui éclairent tout un sujet ; mais
en revanche, aucune erreur grave et fondamentale,
aucune décision outrecuidante ne vient blesser l'esprit
du lecteur. Descendre du vague des abstractions sur le
terrain des applications, tel fut l'objet des constans
efforts de Portal, ce qui est fort opposé à la prétention
ambitieuse de l'explication forcée des faits. Aussi disait-il en parlant d'un médecin fameux de son époque

(Broussais), il y a dans les entrailles de son système
un *vice organique* radical , c'est que sa thérapeutique n'a
qu'une règle et qu'une mesure. Le génie de Portal ne le
portait point à se faire l'évangéliste d'une théorie nouvelle, pas plus que de la heurter de front ; il avait appris
pour appliquer , il avait su pour agir , il s'en tenait là.
Son opinion était que le temps vannant sans cesse les
idées et les méthodes, le *vrai* finit toujours par se séparer
et rester en évidence. Mais un reproche peut-être plus
fondé que méritent les écrits de ce médecin célèbre ,
c'est qu'ils ne sont pas assez élaborés , c'est qu'ils ne
paraissent pas avoir été soumis à cette lenteur fécon-
dante du temps qui leur donne une saine et durable
vigueur. Il est certain qu'on y désirerait un travail plus
fini , plus complet , que les faits y manquent de précision, que l'idée et l'expression ne se serrent pas d'assez
près. Cependant on puisera toujours dans les ouvrages
de Portal une instruction abondante et variée , parce
que les observations y sont nombreuses, parce qu'on y
sent partout la consciencieuse recherche du bon et de
l'utile. Le style d'ailleurs, quoiqu'un peu diffus, est
toujours net, facile, sans affectation ; l'auteur ne tombe
ni dans l'abondance théorique et fatigante de la dissertation , ni dans la sécheresse numérotée des faits ;
à tout prendre, il faut préférer l'or pur qui s'y trouve
mélangé , à ces oripeaux de similor passé au laminoir
d'une faconde adroite et subtile. Remarquons encore
que ce qui nous semble inutile et commun aujourd'hui,
était autrefois des vérités nouvelles qu'il fallait hardiment proclamer. Ainsi le *Traité de la phthisie pulmonaire* eut plusieurs éditions, parce que c'était et que

c'est encore un bon livre. Sprengel, ce critique sévère, caustique, *parcus laudator*, surtout pour les médecins français, en fait l'éloge le plus formel. « Antoine Portal, dit-il, publia sur la phthisie pulmonaire un excellent ouvrage, qui est même unique, sous le rapport de l'excellence des caractères assignés pour reconnaître les espèces. » (*Hist. de la méd.*, t. VI, p. 253.) Cet ouvrage acquit bientôt à son auteur une belle réputation, pour la guérison de cette maladie aussi terrible que fréquente dans les grandes villes.

Quoique livré à la pratique, Portal n'oublia cependant ni la science ni l'enseignement, et ses cours ne manquaient pas d'auditeurs, surtout avant qu'il fût frappé *d'aphonie*, maladie cruelle, dont il ne guérit jamais entièrement. Sa méthode de professer était claire, méthodique, sans apprêt et sans faste. Ses locutions paraissaient avoir quelque chose de vulgaire, mais d'un vulgaire qu'un homme de beaucoup d'esprit pouvait seul trouver et faire passer, d'autant qu'elles étaient assaisonnées de plaisanteries d'un atticisme fort mitigé, mais toujours racontées avec cette hilarité gasconne, piquante et spirituelle qui lui était propre. S'il fut dépourvu d'une certaine éloquence d'apparat, il eut au moins du savoir et une grande application; c'est ce qui fit que Buffon le préféra à Vicq-d'Azyr pour la survivance de la chaire d'anatomie au Jardin-des-Plantes, occupée par Antoine Petit. Un pareil choix surprit peu, parce que, d'une part, Vicq-d'Azyr n'avait pas encore fait voir tout ce qu'il valait : en second lieu, parce que la réputation de grand anatomiste était acquise à Portal depuis long-temps. Toutefois, on ne

manqua pas de dire que le nouveau professeur avait
été trop favorisé : c'est là du bonheur, disaient quelques personnes, et il n'a eu que les dés pour lui. Sans
doute; mais comme on l'a remarqué, il y a des bon-
heurs qui n'arrivent jamais à des sots ou à des ignorans,
Portal en fut un exemple. Il marcha vite et bien ; cependant par combien de soins, de labeurs, d'activité
ne sut-il pas tantôt surmonter les obstacles, aplanir la
voie, tantôt écarter les pierres ou la boue jetées sur sa
route par le hasard ou les malins vouloirs!

Il faut dire aussi que la nature avait doté ce célèbre
médecin des qualités propres à le faire réussir dans le
monde, très-exigeant sous certains rapports. Doux,
souple, poli, insinuant, sachant se faire tout à tous,
ne heurtant ni les choses, ni les hommes, ni les usages, ni les opinions régnantes ; doué de cette finesse
de tact qui ne s'écarte jamais des convenances, saisit
avec bonheur l'à-propos et la circonstance, Portal eut,
au plus haut degré, le savoir et le savoir-faire ; il s'en
servit avec prudence et habileté : c'était une science
qu'il semblait même avoir étudiée dans ses profondeurs et ses difficultés. Qu'on ne s'imagine pas cependant que, selon les vues ordinaires de l'intrigue,
il s'agisse ici de plier, ramper, briser sa pensée, écra-
ser sa volonté, s'abdiquer, en un mot, se mettre
à genoux pour faire son chemin; de tels moyens
peuvent conduire à la fortune, jamais à la considération. Portal suivit un autre chemin : il fut toujours digne, sans cesser d'être fin et adroit, véritable
point de perfection dans l'exercice de l'art. Il est pourtant une classe d'individus qu'il n'a pu vaincre ; cette

classe se compose de ceux qui ne peuvent pardonner à quiconque a le talent de les dépasser. Les envieux constatent le succès, ils en sont le dynamomètre, Portal eut donc des envieux. Il avait réussi, il avait de la célébrité, des titres, une belle clientelle; il hantait les grands, il était riche, il allait en voiture, en fallait-il davantage pour exciter la sottise arrogante, la jalouse et hypocrite médiocrité? Toutefois Portal, quoique naturellement impatient, eut le bon esprit de ne pas s'inquiéter de quelques propos ridicules et de cacher avec art le trop plein de ces petites irritations dont pas un cœur n'est exempt. Il avait adopté cette philosophie à la fois douce et commode qui résume si bien et en peu de mots les moyens d'être heureux, *avoir l'esprit tranquille et marcher toujours droit devant soi*. Prenant les hommes tels qu'ils sont, il ne s'inquiéta nullement du combat éternel entre le parfait et l'imparfait social, entre l'idéal et le positif, le présent et le contingent; point de logique ardente et abrupte, aucune audace de paradoxe, nulle prétention d'amener les autres forcément à son opinion, telle était sa manière de voir et de faire. On conçoit que son caractère facile prêtait merveilleusement à cet esprit de tolérance et de laisser-aller qu'on pouvait prendre pour une sorte de quiétude égoïste. Il s'accommodait aux circonstances, aux événemens; il voulait bien appeller un sot en place, *monseigneur*, mais le sourire ironique était caché sous ses lèvres contractées. S'il sut mettre à propos un peu d'huile à sa girouette, et dire comme Bassompierre, je serai toujours le paroissien de celui qui sera *curé*, il le fit en homme qui se résigne, qui se conforme à l'ordre éta bli, plutôt par une conviction raisonnée que par insouciance ou calcul. D'ailleurs, Portal avait vécu dans les temps les plus orageux de la politique, c'est ce qu'il faut bien comprendre pour justifier la prudence observatrice et méticuleuse des hommes du siècle dernier. Avant la révolution, il était le médecin de plusieurs grandes familles nobles, puis il donna des soins à Camille Desmoulins, à Legendre, à Couthon, ce redoutable cul-de-jatte dont il a décrit la singulière maladie, puis à plusieurs grands de l'empire; enfin, il devint le premier médecin de Louis XVIII et de Charles X, excellent archiâtre, toujours disposé à médicamenter royalistes et révolutionnaires, à tâter le pouls des rois par la grâce de Dieu et des rois par la grâce du peuple. De pareilles péripéties médicales ne doivent pas surprendre; Portal croyait avec raison qu'un malade, quel qu'il soit, est un être qui souffre, et pas autre chose aux yeux du médecin; aussi répondait-il avec esprit aux railleries du duc de Duras, en disant : passez-moi Carnot et Cambacérès en faveur de Pie VII. Dans tous les rangs, à la ville comme à la cour, il garda toujours le sentiment des devoirs et de la dignité du vrai médecin. Certes, Gui-Patin, l'impitoyable railleur, n'aurait pas dit de lui : *Quidquid delirant MEDICI, plectuntur PRINCIPES.*

A cet éloge mérité, car on ne flatte pas les morts, j'ajouterai que dans ses rapports avec ses malades ou avec ses confrères, Portal se montra toujours d'une grande obligeance, et s'il ne put rendre tous les services qu'on lui demandait, c'est que les exigences surpassaient de beaucoup ce qu'il pouvait faire. Nullement

fier et hautain, sans morgue d'apparat et de position,
quoiqu'il aimât les honneurs et les distinctions, on ne le
vit point s'en pavaner outre mesure, s'enivrer de bruit
et de vanité. Quand le soleil du succès se leva sur lui
et ses entreprises, qui l'a jamais vu hausser à proportion son orgueil et ses prétentions? Il n'en devint ni
plus fastueux ni plus enclin à briller par son extérieur,
mais il conserva toujours l'exquise politesse de manières et de procédés qui lui était particulière. Son
amitié n'était pas de celles qui s'en vont avec les années ou les intérêts; la sienne fut constante, surtout
pour ceux qu'il avait connus autrefois; il ne concevait
pas qu'on pût s'en détacher; quitter ses vieux amis,
disait-il, quelle folie! comme si on savait l'endroit où
l'on en fabrique. Ce qui le recommande surtout à la
reconnaissance publique, c'est qu'il ne profita surtout
de sa haute position que pour faire le bien. D'une part,
il ne chercha pas à ressaisir, à une époque favorable,
les anciens priviléges du premier médecin, priviléges
si onéreux pour la profession et si lucratifs pour celui
qui en jouissait, lui aussi voulut choisir l'argent qu'il
gagnait; de l'autre, il fit tous ses efforts pour hâter la
nouvelle organisation médicale, organisation promise
depuis long-temps, si cruellement ajournée au détri-
ment de la santé des citoyens et de notre profession.

S'il ne put en venir à bout, au moins parvint-il à
fonder l'Académie royale de médecine, et je ne crains
pas d'affirmer que c'est là un des plus beaux titres de
la gloire de cet illustre médecin. Son projet a surpassé
de beaucoup le plan si admiré de Chirac, que l'ancienne Société royale de médecine n'avait qu'impar-

faitement réalisé. Ici, du moins, les trois branches principales de l'art de guérir sont fondues dans l'*unité* qui en fait la base et le symbole. Quoique l'Académie de médecine ait peut-être manqué à son origine d'une habile organisation, il n'en est pas moins vrai que cette société est aujourd'hui la plus populaire, la plus active et la moins pédante de toutes les académies. Très-difficile à conduire, impossible à maîtriser, le grand nombre de ses membres, qu'on a tant blâmé, est précisément le principe de son indépendance, parce qu'il la met à l'abri de tout despotisme individuel, de toute influence de coterie prépondérante. Qu'on fasse la part des inconvéniens, soit ; mais qu'on n'oublie pas non plus la somme des avantages. L'Académie de médecine n'est-elle pas un centre commun où tout afflue, et un point de départ pour répandre le progrès après l'avoir constaté ? N'est-ce pas une autorité d'autant plus grave et importante, qu'on est parfaitement libre d'accepter ou de récuser ses jugemens ? N'est-ce pas une assemblée où le principe d'égalité, de confraternité, d'association intellectuelle est le plus constamment appliqué à la profession ? Enfin, ne doit-on pas la considérer comme un gymnase médical ouvert à tous les talens, à toutes les réputations faites ou à venir, d'autant plus qu'avec ses portes ouvertes à deux battans, avec ses libres et vives discussions, avec les journaux, l'Académie est dans une *maison de verre* et s'en applaudit. Aussi Portal chérissait-il cet enfant de sa création ; on l'y recevait avec respect, on l'avait nommé président d'honneur perpétuel ; son buste est placé dans la salle des séances, et il légua à l'Acadé-

mie le portrait de Vesale, attribué au Titien, celui de
Lassonne, enfin un prix en faveur de l'anatomie pathologique. Il était d'ailleurs très-assidu aux réunions
de cette compagnie, ainsi qu'à celles de l'Académie
des sciences ; rarement il manquait là où il devait être,
même étant octogénaire. C'est une chose remarquable
que l'activité de ce médecin, à toutes les époques de
sa vie ; arrivé à cet âge où, comme dit Bordeu, l'on
vit de *repos et de sa gloire*, Portal continuait à vivre avec
l'ardeur d'un homme qui a son chemin à faire. C'était,
au reste, un de ces heureux mortels sur qui le temps
ne paraît pas avoir son effet ordinaire ; grave dans
l'adolescence, vert et bien conservé dans l'âge mûr,
encore ferme et vigoureux dans sa vieillesse, on le
voyait partout où il s'agissait de la science, et le *solve
senescentem*, etc., lui fut moins applicable qu'à tout
autre. Il avait en outre le singulier privilége de s'as-
soupir dans toutes les assemblées où il se trouvait,
sans cesser néanmoins d'être toujours au courant de
la question.

Quoique dans les dernières années de sa vie, la
clientelle de Portal eût considérablement diminué, il
n'en continua pas moins à s'occuper de tout ce qui
concernait la médecine ; c'était pour lui, par habitude
ou par reconnaissance, comme une sorte de divinité
à laquelle il devait rendre hommage jusqu'au dernier
moment. Aussi, combien se sont trompés ceux qui
voulant absolument trouver la cause d'une telle activité
dans une insatiable ambition, se scandalisaient, selon
leur expression, de voir Portal courir, à quatre-vingt-
huit ans, dans les antichambres et sur le parquet de

nos puissans du jour, avec un visage décrépit, un corps chancelant, des jambes débiles, osseuses, et une sonde dans la vessie? N'élevons pas trop haut le piédestal des hommes célèbres, mais aussi ne le diminuons pas sans de justes motifs. Non, cette activité était chez Portal comme un besoin, comme une nécessité de vivre pour la science et par la science, de ne pas être compté parmi les morts, quand sa tête et son esprit jouissaient encore d'une incontestable vigueur. Rappelons-nous que ce médecin publiait son ouvrage sur l'épilepsie en 1827, c'est-à-dire à l'âge de quatre-vingt-cinq ans. De pareils exemples sont-ils communs dans les fastes de l'art? J'ajoute que Portal n'avait pas la vanité de la plupart des vieillards, qui s'imaginent que tout décline avec eux, qu'il y a moins d'*amour,* mais plus de *gouttes* et de *rhumatismes* qu'autrefois. Sans renier le passé, son intelligence ne fut nullement la vassale des opinions surannées, et l'on ne remarqua que difficilement dans ses idées comme dans ses sentimens, l'ossification morale du cœur, ce grave et fatal symptôme de la vieillesse. De là, cette facilité à accueillir les jeunes médecins, à les favoriser, chose assez rare, car, en général, les hommes qui ont de l'avance dans une carrière, n'aiment pas ceux qui les suivent et qui marchent trop vite. Comme Portal se rappelait les obstacles qu'il avait eus à surmonter, il comprenait les labeurs des nouveaux arrivés dans la carrière, surtout aujourd'hui que la ruche sociale est si pleine, combien aussi les vérités nouvelles ont peine à s'élever, à se répandre! Il se glorifiait d'avoir lui-même contribué au progrès scientifique, car Portal se vantait; il n'avait pas cette modestie affectée, le mensonge des esprits communs, manége ordinaire à la médiocrité, qui appelle de fausses vertus au secours de petits talens.

Ce trait de son caractère tenait à l'ensemble même de ses qualités morales. En général, ce caractère était bon et faible, quelquefois indolent, jamais critique ni frondeur. D'un esprit perspicace, délié à ce point qu'on l'aurait cru subtil et rusé, si ses actions n'étaient pas là pour démontrer le contraire, Portal voyait bien et juste, et la passion n'offusquait point son jugement; il avait cette assurance, cet aplomb du bien-jugé que donne l'expérience. Sans vouloir jeter du fard sur ses rides et cesser d'être grave, on le vit toujours gai, railleur, aimant à raconter les anecdotes gaillardes du temps passé. Qui ne sait que le célèbre Boufflers se trouvant seul dans le cabinet de ce médecin, écrivit le quatrain suivant sur le premier livre qu'il trouva sous sa main :

> La malice qui rit sous cape,
> En fait le plus gai des docteurs :
> On trouve en lui le serpent sous les fleurs,
> Mais c'est le serpent d'Esculape.

On dit pourtant que dans les derniers temps de sa vie, Portal devint triste et mélancolique; rien ne prouverait davantage qu'il y a dans le cœur de l'homme une incapacité radicale de bonheur, ou bien songeait-il, sous le poids des années, combien de gloire, d'honneurs, de richesses et de luxe, il faut à la fin échanger contre un linceul et quelques pieds de terre !

Quant à son extérieur, quel est le médecin de la

capitale qui ne se rappelle Portal, ce parfait type du vieux médecin, l'homme-médaille représentant un autre âge de sa profession? Personne de la génération actuelle ne se souvenait de l'avoir connu autrement qu'on l'avait vu, c'est-à-dire toujours âgé. Sa mise fut d'ailleurs complètement en rapport avec sa manière d'être. C'était le costume des médecins d'autrefois dans toute sa rigueur classique : l'habit noir, carré, à manches rondes, à collet étroit et à larges basques ; la petite perruque à marrons, poudrée à frimas, le jabot, la culotte courte, les bas de soie et les boucles d'or. Toutefois, ce costume mi-mondain, mi-clérical, que Portal n'a jamais quitté, lui allait d'autant mieux que son physique y correspondait parfaitement. Grand, maigre, pâle et sec, tout os et tout nerf, la démarche grave et lente, tout annonçait en lui le savant qui a vécu, qui a vieilli dans une profession austère. On aurait pu dire de lui, comme d'un gentilhomme de la vieille roche, que c'était une excellente *conserve* de vieux médecin. Mais sa physionomie expressive, son sourire agréable, son œil d'un bleu chatoyant, son regard fin, pénétrant, scrutateur, décélaient l'homme exercé à la science du monde, habile, discret, ayant cette bienveillance prudente qui y regarde à deux fois avant de se changer en amitié. Du reste, sa maigreur, sa pâleur, et de plus sa voix éteinte, étaient si marquées, qu'elles avaient fait dire que l'illusion eût été entière s'il avait eu la fantaisie de jouer le mort. On rapportait même que s'approchant un jour à pas lents d'un de ses malades presque en délire, celui-ci s'écria : « *Fantôme, que me veux tu?* » Sa maigreur surtout était devenue, pour ainsi dire, proverbiale. Lorsqu'il fut nommé commandeur de la Légion-d'Honneur, au mois de novembre 1829, il en reçut brusquement l'avis, ce qui lui occasionna une telle émotion, qu'un médecin présent dit : « Certainement il y aurait eu une apoplexie, si le sang n'eût manqué. » Mais, malgré cette constitution, ou peut-être à cause de cette constitution, jointe à un régime sévère, à cet esprit de modération que Portal eut en tout, sa santé se soutint très long-temps, et il mourut âgé de plus de quatre-vingt-dix ans, le 23 juillet, en cet an de malheur et de choléra de 1832. Sa carrière médicale a été certainement une des plus belles, une des plus brillantes de notre époque ; il était de ces médecins qui complètent la dignité du talent par la dignité de leur vie. Heureux pendant sa vie, son nom est encore célèbre, et ce n'est point là une de ces réputations à courte échéance que le temps efface profondément et en peu d'années. Le nom de Portal, illustré par ses travaux, par ses bienfaits, par l'institution de l'Académie de médecine, ne tombera point dans l'oubli, ce gouffre immense et sans écho.

DUPUYTREN (Guillaume).

At pulchrum est digito monstrari et dicier: HIC EST!

(PERS., sat. I.)

L'existence de certains hommes célèbres est tellement remplie d'oppositions et de contrastes, qu'il semble qu'une fatalité pareille à celle d'Oreste y ait présidé : la vie de Dupuytren en est un exemple remarquable. Personne peut-être ne fut plus loué, plus vanté, plus admiré, et en même temps plus critiqué, plus déprécié que ce grand chirurgien. La flatterie épuisa pour lui tous ses mensonges, comme la satire toutes ses exagérations ; jamais célébrité ne fut plus en proie à l'envie et à la médisance. Si la fortune le combla de ses largesses, plus d'une fois aussi elle l'abreuva d'amertume : il fut riche et célèbre, il eut des places, des honneurs, des distinctions, et pourtant sa vie fut courte, pénible, laborieuse, largement empreinte du sceau du malheur.

Toutefois, en jetant un coup-d'œil philosophique sur ces étonnans contrastes, on ne tarde pas à découvrir qu'ils sont des conséquences inévitables de l'homme, de son caractère et de ses actions. Sous ce rapport, on peut dire que l'étude morale et physiologique de Dupuytren est une des plus curieuses, des plus instructives parmi les illustrations de notre époque. Dès son enfance, il fit entrevoir ce qu'il pouvait être et ce qu'il devint en effet. Presque enlevé à ses parens, devenu boursier au collége de la Marche, ce fut un enfant remarquable par sa facilité, par son aptitude à apprendre, par sa turbulence, plein d'une sève précoce et prompte à jaillir. Plus tard, quand la jeunesse eut développé ses facultés, il se montra bientôt tel qu'il était, c'est-à-dire un homme fait pour dominer, dans quelque carriere que ce fût. Il était de la famille de ces hommes redoutables chez lesquels le cœur ne dérange jamais les calculs de l'esprit. Avec un sens moral exquis et sûr, un esprit logique, lumineux, hardi, une pénétration vive, une de ces volontés inébranlables qui conçoivent et étreignent pour ainsi dire l'impossible, une trempe d'âme vigoureuse, habituée de bonne heure à lutter contre l'obstacle, Dupuytren devait s'avancer rapidement et se faire un nom dans la science. En effet, on le distingua dès ses premières études dans la médecine; mais en même temps on vit poindre ce *moi* hautain, dominant de si haut toutes ses actions, toutes ses pensées. Sa supériorité lui paraissait déjà léonine, et malheur à l'imprudent qui osait la lui contester! A dix-sept ans, nommé par concours prosecteur à l'Ecole de médecine, il fut réduit à un état de pénurie tel qu'il raccommodait lui-même ses hardes; car le besoin, ce maître sans merci, qui tient toujours l'aiguillon en activité, ne lui épargna pas ses durs avertissemens.

Néanmoins Dupuytren, loin de se décourager, concevait dès lors un bel avenir, un grand théâtre et une magnifique fortune. Soit pressentiment instinctif, soit conviction de son mérite, il avait déjà ce désir, cette ardeur de prééminence, cette prétention de dictature chirurgicale qui se sont ensuite si bien réalisées.

Cependant, il y avait alors un homme dont l'éclatante renommée l'importunait sans cesse ; cet homme était Bichat. Aussi, quand le 22 juillet 1802 mit fin à la carrière de ce rare génie, Dupuytren s'écria : *Je commence à respirer!* Ce n'était pas haine, ce n'était pas envie, c'était plaisir et soulagement de ne plus se sentir gêné, comme oppressé par une célébrité acquise, en peu d'années, presque par un condisciple, par un ami. Depuis cette époque, la réputation du jeune chirurgien commença à s'élever, et il fit tout son possible pour l'accroître. L'activité, soutenue par un mérite réel, fait l'effet d'un chiffre bien placé dans une multiplication, principe mis hardiment en pratique par Dupuytren. Savoir, esprit, travail infatigable, patience à toute épreuve, adresse, énergie, résolution, il y employa tout ce qui caractérise l'homme qui veut parvenir, l'homme qui n'est à l'aise qu'au-dessus de la foule, qui marche droit à son but, à travers tous les déboires, tous les obstacles, toutes les épines de la rivalité. On peut dire que c'est le temps où Dupuytren a peut-être le plus réellement travaillé, le plus amassé de travaux scientifiques, bien qu'il lui tardât d'être placé à sa hauteur. C'est alors qu'on trouve en lui le désir bien prononcé d'augmenter les richesses de la science, le soin d'en reculer les bornes, unis à cette ambition démesurée qui rend la veille ardente, trouble le sommeil, principe de cette force qui caractérise l'homme impatient de tout contrôle et jaloux de toute influence.

Dupuytren voulait être professeur à l'Ecole de médecine, occuper la chaire de Sabatier; c'était là son but avoué : mais, pour y parvenir, que d'obstacles à surmonter! Sa réputation avait grandi, ses prétentions aussi, et, avec celles-ci, le nombre de ses rivaux, de ses ennemis. D'ailleurs, sa manière d'agir et de parler n'était nullement faite pour lui concilier les esprits et les suffrages. A travers sa feinte douceur, il était aisé de découvrir ce qu'il y avait en lui d'avidité de pouvoir et de désir de s'élever. On lui suscita donc mille difficultés, occultes il est vrai, et par cela même d'autant plus dangereuses : mais Dupuytren surmonta tout; il se montra tellement supérieur, qu'il arracha la palme des mains de ceux qui la destinaient à d'autres. Il fut nommé à l'unanimité, et comme par acclamation. Ce mémorable concours eut lieu en 1812. Un pareil échelon l'exhaussa singulièrement, car dès lors il marcha de succès en succès; ils furent tels qu'en peu d'années sa réputation égala, surpassa même d'anciennes célébrités chirurgicales, tandis que la sienne n'a jamais été éclipsée par aucune. Parvenu à l'apogée de sa renommée, Dupuytren ne manqua ni à son génie ni à sa position; il se trouva de force à lutter contre le torrent des occupations où il était entraîné. Il y eut vraiment quelque chose de gigantesque dans cette intelligence, qui suffisait à tout par sa prodigieuse activité, par son labeur infatigable, par son ardeur dévorante, enfin par cette sorte d'ubiquité qui lui permit de tout embrasser comme de tout convoiter. Pendant près de vingt ans, Dupuytren fut toujours un des premiers à l'Hôtel-Dieu, quelle que fût la rigueur de la saison ; il y passait plus de cinq heures dans les plus dures fatigues du corps et de l'esprit. A peine était-il sorti, que de nombreux devoirs et une foule de malades l'appelaient de toutes parts. On conçoit difficilement cette activité sans mesure et cette vie sans repos. Etait-ce besoin naturel de mouvement et d'action? était-ce nécessité d'éloigner de son sein certaines pensées douloureuses? le problême est encore à résoudre ; on sait seulement que cet homme doué de tant de qualités, et dont la prospérité enflait si bien les voiles, ne fut pas heureux : il était de ceux qui ont une étoile pour la grandeur et pour l'infortune. Au reste, Dupuytren n'était nullement facile à pénétrer ; sa dédaigneuse réserve, son enveloppe de hauteur froide et méprisante ont fait que peu de regards sont descendus dans le secret de son intimité. A dire vrai, il y avait dans cette tête quelque chose de profond, de complexe. d'inexplicable, même pour ceux qui l'approchaient le plus. On doit donc, pour le bien connaître et l'apprécier, le décomposer en quelque sorte ; il faut l'examiner sous le triple rapport de professeur, de chirurgien et d'auteur.

Quiconque veut louer Dupuytren sans restriction doit le considérer comme professeur ; c'est là son triomphe, c'est là où il a excellé. On peut regarder comme une époque remarquable dans la vie d'un homme de notre âge, d'avoir vu cet illustre chirurgien au milieu de trois ou quatre cents élèves silencieux et attentifs, faire ses belles leçons de *clinique chirurgicale*. Certes il n'y avait rien là du professeur enveloppé de sa robe noire et de son hermine, rien du calcul et de l'emphase cathédratique.

Avec quel ordre, quelle méthode il séduisait ses auditeurs! avec quel art il savait les guider, les pénétrer des clartés de l'évidence, par son habile et vigoureuse logique, inculquer à tous une bonne, une solide instruction! Sa parole nette, calme et forte, expressive et lucide, fluante, facile sans prolixité, élégante sans recherche, toujours nourrie de choses et de faits ; la netteté des vues, le rare talent d'exposition et de déduction du professeur, son étonnante facilité à formuler ses idées, à les classer, à les exprimer, à rendre les objets sensibles, évidens, à frapper l'attention, à la fixer, à la diriger, donnaient à ces leçons un attrait singulier. Quoique Dupuytren ne fût nullement étranger à la science de *l'effet*, il n'était pas éloquent et s'en souciait peu ; les mouvemens à froid, l'animation verbeuse, certaine mélopée d'accent et de ton, lui étaient même antipathiques. Nul détail oiseux, nulle déclamation, aucune parure, tout était clair, précis, intelligible, tout tendait au fait, au but, à l'instruction. Quelquefois même Dupuytren avait une sorte de simplicité outrée ; il affectait de parler bas et lentement, parce qu'il avait aussi la prétention de se faire entendre à force de se faire écouter. Il se répétait souvent, afin, disait-il, d'avoir la chance d'être bien compris une fois. Tel était cet enseignement clinique si instructif, si admiré et si digne de l'être. On a voulu l'imiter depuis, mais inutilement ; près d'un acteur fameux, les *utilités* sont insupportables. Toutefois les élèves reprochaient au maître de ne s'occuper avec prédilection que des malades chez lesquels le succès avait couronné ses efforts, et de déguiser ses revers avec beaucoup d'adresse, bien qu'on pût citer nombre d'exemples du contraire. Un autre reproche, peut-être plus fondé, c'est que cet illustre professeur ne citait jamais personne, bien moins encore les chirurgiens français que les autres. A dire vrai, il avait un dédain exclusif et marqué pour tout ce qui n'était pas lui et de lui ; or, cette indifférence, ou plutôt ce scepticisme de tout et de tous, quand il s'agissait du talent de ses rivaux, avait évidemment sa racine dans le caractère naturellement altier de Dupuytren, méprisant profondément la pensée d'autrui, dans le passé comme inutile, dans le présent comme inférieure.

Ce que je viens de dire du professeur fait entrevoir ce qu'était le chirurgien. De l'aveu de tous, Dupuytren fut, à notre époque, le plus remarquable de sa profession. Très-peu ont possédé à un tel degré ce vaste et rare ensemble de qualités qui constituent le grand chirurgien, et ces qualités lui étaient pour ainsi dire spéciales, comme innées. Il eut surtout une admirable force de jugement, ce qui rendait son diagnostic si vrai, si affirmatif, qu'il frappait d'étonnement, bien qu'on le vît se tromper quelquefois, et qu'il n'eût pas cette vue de lynx, ou cette pénétration d'un *voyant,* dont on l'a qualifié. Du reste, dans l'observation et l'application des préceptes, c'était une exactitude d'analyse, une sûreté de bon sens pratique, une profondeur d'examen certainement très - rares. Quoique hardi, sans la moindre pusillanimité, Dupuytren n'opérait que le plus tard possible, quand il lui était bien démontré que c'était là le dernier appel de la maladie à l'art. Sa manière d'opérer était brillante, mais sans apparat, sans coquetterie de prestesse ; selon lui, la vraie règle était *sat citò si sat bene ;* aussi ne se hâtait-il que lentement, méthodiquement, et dans le but d'instruire les élèves. Quant à l'adresse, à ce coup-d'œil décisif qui voit ce qui est, mesure le possible et assure le succès, quant au sang-froid, à l'art de trouver des ressources imprévues, à l'art plus difficile encore d'assurer la guérison, de *bien conduire une maladie,* Dupuytren eut toujours une incontestable supériorité ; nul ne fut plus fidèle à l'antique et glorieuse devise de la chirurgie : *consilio manuque ;* c'est là ce qu'on ne lui contesta point, même ceux qui lassés de l'entendre appeler *le célèbre,* ne lui pardonnaient que difficilement sa brillante position. Cette justice fut d'autant plus remarquable, que Dupuytren n'avait pas la même équité. En effet, parvenu au sommet de sa réputation, il voulait être, non le chef, mais le tyran de la chirurgie française ; c'est alors que l'individualité la plus exclusive, la plus âpre, a dominé tout son être, dicté ses pensées, gouverné ses actions. Aussi, dans ses relations sociales, préférait-il de beaucoup les amitiés peu exigeantes, les dévouemens passifs et sans condition.

Cependant la justice oblige de dire que les hautes facultés du grand chirurgien qui nous occupe n'étaient pas de celles qui peuvent pour ainsi dire se transmettre. Dupuytren n'eut pas le génie qui découvre, mais il eut éminemment le génie qui applique ; or, celui-ci laisse peu de moissons à recueillir pour les générations suivantes, c'est précisément ce qui est arrivé. Avec un talent si élevé, avec une telle renommée, on s'attend à une imposante succession de travaux qui, ajoutant à la science, y tracent pour long-temps un sillon lumineux. Eh bien! il en est autrement pour Dupuytren; ce qui nous reste de lui, ce que ses biographes recueilleront avec soin, ne peut se comparer avec ce qu'on était en droit d'espérer. C'est ce qui a fait dire que ce grand homme n'était qu'un homme fameux. Sans nul doute, Dupuytren sera toujours un chirurgien hors de rang; on ne pourra jamais le confondre avec ces hommes dont la tombe fait une seule et même poussière de leurs œuvres et de leurs cadavres; mais qui oserait comparer ses travaux à ceux d'Ambroise Paré, de J.-L. Petit, de Desault, de Sabatier et de Boyer? Et comme la vie si courte des hommes est encore d'une plus grande durée que les jugemens et les affections de leurs contemporains, ne trouvez-vous pas que la réputation de ce grand chirurgien s'efface de plus en plus? Je ne sais, mais il semble que les ombres de l'oubli et de l'indifférence s'épaississent de tous côtés autour de son nom qui jadis brillait de tant d'éclat; et si ce nom n'était écrit au-dessus de la porte du musée consacré à la mémoire de Dupuytren, on peut douter qu'il parvînt à une postérité éloignée. A quoi bon cette grande réputation? Pourquoi cette existence si brillante qui a tant promis pour laisser si peu! Il est étonnant que cet homme, doué de tant de qualités, n'ait pas compris qu'au-dessus de l'entraînement de la foule, du bruit, de la fortune, il y a le culte de l'art, la foi de l'artiste, la fin sacrée du progrès. Après tant de travaux, il s'est arrêté tout à coup, contribuant peu au mouvement de la science, et il aurait pu dire ce que Canova se disait à lui-même dans une pareille circonstance : «Vous avez marché, vous n'avez pas monté.» Dupuytren fit beaucoup pour une grande et passagère célébrité, il ne fit rien ou presque rien pour une gloire durable.

En étudiant avec soin ce chirurgien célèbre, on peut expliquer, jusqu'à un certain point, ce défaut de rapport entre ses travaux, sa haute intelligence et le petit nombre des résultats produits. Dupuytren eut beaucoup plus de talent pour l'instruction et tout ce qui exige le secours de la parole et de l'action, que pour un travail lent, suivi, appliqué. En second lieu, il avait embrassé tout le cercle chirurgical; ce n'était pas un de ces hommes qui se vouent à une idée, ne vivent que pour la produire et la réaliser; lui voulut tout connaître dans sa profession et s'y distinguer, d'où il résulte qu'il ne contribua au progrès que çà et là, sur quelques points de la chirurgie. Ajoutons que poussé à être le premier en tout, il voulut aussi le devenir par une grande fortune; or, ce dessein l'occupa sans cesse, d'autant qu'il y était porté naturellement par son caractère.

En général, le trait le plus distinctif, le plus marqué de ce caractère était l'orgueil; mais un orgueil colossal, incommensurable, un orgueil vraiment titanique, qui ne pouvait souffrir d'être approché, coudoyé par un autre orgueil. Comme infusé dans le sang, comme inhérent aux organes, aux fibres, cet orgueil se manifestait en tout, dans les manières, dans le ton,

dans le geste, dans l'air froid et hautain, dans le sourire, jusque dans le silence dédaigneux, le calme sar-
donique, si souvent reprochés à cet homme extraordinaire. Une pareille disposition morale contribua sans
doute à stimuler Dupuytren : ce fut une des causes de
son éminent mérite, mais elle le conduisit nécessairement à l'ambition démesurée. Il y a des hommes
dont les passions ont l'haleine courte et le vol bas,
qui possèdent beaucoup de moyens pour se faire valoir, et infiniment peu pour valoir quelque chose. Dupuytren fut, au contraire, l'homme qui veut et qui
peut, et il valait infiniment. A ses grandes qualités,
il joignait un de ces égoïsmes dévorans que rien ne
peut satisfaire, que l'obstacle indigne comme une in-
sulte, la résistance comme une provocation, et qui
absorberaient en eux tous les biens, tous les honneurs,
s'ils avaient une puissance égale à leur ambition âpre
et jalouse. Tel se montra Dupuytren dans la condition
sociale qui lui était échue ; il désira une grande célébrité, il voulut tous les honneurs, toutes les dignités
de la profession, enfin, acquérir une immense fortune.
C'est alors qu'on observa en lui ce qui se voit chez les
hommes de cette trempe : son esprit raide et fier, devenait souple et flexible quand il était nécessaire de
l'être. Personne n'eut plus que Dupuytren le talent de
se métamorphoser, l'art de dompter la fortune par la
force, par l'adresse, par la patience, par le travail,
par la constance et une attention vigilante. Il calculait
tout, prévoyait tout ; un regard, un sourire, une incli-
nation de tête, une poignée de main, tout cela avait
une intention, un but, un intérêt. Habile à saisir toute

espèce de nuances, il avait une manière d'être avec l'élève, une manière d'être pour le public, une autre pour le prince, une quatrième pour les personnes de la haute société, une cinquième pour les personnes appartenant à d'autres classes. Avoir le cœur dans la tête, et, dans toutes les circonstances de la vie, tenir *les jetons à la main,* était une maxime qu'il sut constamment mettre en pratique.

Quiconque l'observait pendant quelque temps était surtout frappé du contraste de ses manières. En général, Dupuytren avait les formes agréables, mais par combinaison, nullement par une douceur naturelle ; son sourire ne passait jamais jusqu'à son regard, son affabilité n'était qu'apparente et calculée ; c'était une politesse à fleur d'eau, et le roc au fond. Parfois il se décidait à prendre l'accent protecteur comme une charge de sa position éminente. Mais combien il fut loin de posséder cette cordialité qui flatte et donne à la politesse les apparences de l'amitié ! Fier et altier, personne n'entendait mieux que lui, quand il voulait, la froideur déconcertante, l'air de hauteur et d'écrasant dédain, le ton glacialement impertinent. Eh bien ! ce même homme n'était plus reconnaissable dans certaines circonstances. Se communiquer, avoir du laisser-aller, cela passait sa nature ; mais il savait se contenir, se maîtriser dans l'occasion. Adroit jusqu'à se faire modeste, habile jusqu'à se faire humble, il ne négligeait pas plus les petits moyens que les grands. S'agissait-il d'atteindre un but, d'obtenir une place, une dignité, non seulement il mettait dans la balance le poids de son nom, de ses travaux, de son incontestable mérite,

mais il avait recours aux petites ressources d'un savoir-faire d'assez bas aloi. Il s'élevait, il s'abaissait,
il se glissait selon les exigences du cas ; il se faisait
grand et superbe, il s'adoucissait, se rapetissait, il se
faisait un homme tout à tous, un homme franc et rond,
même un bonhomme, s'il le fallait absolument, toujours selon la circonstance, la personne et l'évènement.
C'est ainsi que sous Louis XVIII il adopta, comme
ce monarque, de longues et larges guêtres ; sous charles X il se fit dévot. Aussi plus tard voulant parvenir
à l'Académie des sciences, il fit valoir avec raison ses
titres scientifiques ; puis il obtint une lettre du roi
Charles X ; enfin, il sollicita des suffrages par des
voies indirectes, et qui n'étaient pas des mieux choi-
sies. La tenue et la dignité sérieuse de ses habitudes,
ou plutôt les grandes proportions de son talent allaient
si peu avec ces petits moyens, que c'était chose pénible à voir que l'air insinuant, la souplesse pateline,
l'orgueil câlin d'un homme si haut et si irritable.

Ce qu'il a dû souffrir dans mainte circonstance doit
facilement s'imaginer, bien que l'ambition pousse à
tout, explique tout. Et pourtant ces souffrances se multiplièrent à mesure que cette ambition trouvait plus d'occasion de se satisfaire ; il n'en pouvait être autrement.
Par sa renommée, par sa haute existence chirurgicale,
Dupuytren fut admiré et exalté outre mesure. La tourbe
des flatteurs, *mane salutantum,* ne lui manqua pas, car
les neuf dixièmes des hommes sont les valets du succès.
Mais aussi combien de blessures profondes et multipliées n'a-t-il pas reçues ! que de mécomptes, de déboires, d'ennuis n'a-t-il pas eu à essuyer ! A la hauteur

où il était parvenu, qui n'aurait pensé qu'il méprisait
certaines attaques quelquefois méritées, souvent aussi
faibles que lâches ou absurdes? et pourtant il n'en fut
rien. Sa susceptibilité était extrême, et l'on ne doit
pas s'en étonner, car, au fond de cette susceptibilité,
se retrouve toujours le ver de l'orgueil. Manquant peut-
être de cette noble fierté de l'âme qui foule aux pieds
tous les serpens de la terre, comment aurait-il pu
supporter, sans se plaindre, les inévitables malheurs
de la célébrité? au contraire, il les aggrava par ses
dédains, par l'affectation de s'isoler de ses confrères ;
aussi la critique l'irritait comme une injure, le blâme
même l'importunait comme une intolérable nouveauté.
Qu'on juge ce qu'il dut éprouver quand, se croyant
blessé dans ses affections domestiques, il sut que l'opinion publique, aidée de commentaires malveillans,
lui était peu favorable ; lorsqu'on osa rappeler cette
circonstance douloureuse de sa vie, dans une solennité publique ; lorsqu'il fut injurié et frappé en plein
amphithéâtre ; lorsqu'on critiqua amèrement sa méthode de traitement dans l'assassinat du duc de Berry,
etc. ; les railleries, les sarcasmes, les mots à double
sens, et tout cet arsenal inventé par l'envie, par la
sottise, par l'esprit de dénigrement, le blessèrent au vif
et profondément. Toutefois, chaque blessure saignait
secrètement ; car, en raison de son orgueil, de sa force
de caractère, Dupuytren sut presque toujours se contenir, se montrer ferme et digne. Il affecta jusqu'à l'indifférence, avec le même aplomb qu'il jouait la modestie quand il y trouvait de l'utilité ou quelque satisfaction d'amour-propre. C'est là une de ces échappées,

un de ces replis de caractère qu'on trouve chez la plupart des hommes qui confondent trop souvent la finesse
madrée avec l'habileté. Qu'en arriva-t-il? Que Dupuytren fut estimé à la valeur que lui-même se donna.
Il eut des admirateurs, il eut des familiers, peu ou
point d'amis; on sentait trop qu'il y avait là du cœur
au cœur une barrière infranchissable. La couronne
chirurgicale lui fut décernée, mais il apprit que cette
couronne, ainsi que toutes les autres, n'était pas sans
épines; on enviait son génie, son talent, ses dignités,
sa fortune; mais qui donc ignorait qu'au-dessous **de**
cette brillante surface se trouvaient l'angoisse et le
chagrin? On le regardait comme une sorte de puissance dont il fallait se garder d'être l'ennemi, avec
l'impossibilité bien reconnue d'en être jamais l'ami;
tout le monde lui tendait la main, mais personne ne
la lui serrait; on l'admirait, on le craignait, on le
plaignait tout à la fois, singulière destinée d'un homme
incontestablement supérieur. Demandez maintenant
pourquoi sa vie a été remplie de travaux, de luttes,
d'agitation, de joies vives et d'amers chagrins.

Ajoutons que, comme les esprits orgueilleux, susceptibles, irritables, Dupuytren était souvent inégal
et bizarre. A la lettre, et selon l'expression vulgaire,
on ne savait quelquefois par quel bout le prendre; il
faisait le bien et le mal par boutades et par caprice.
Si, dans certains cas, on put le taxer de fausseté, de
dureté, d'autres fois il fut d'une loyauté exemplaire,
d'un désintéressement inouï; s'il se trouva peu disposé à obliger ceux qui l'entouraient, on le vit un jour
se lever à quatre heures du matin pour aller à Bi-

cêtre, solliciter la voix de feu Murat en faveur d'un de ses amis.

Cette bizarrerie de caractère influait également sur sa manière d'être en général, et même sur son extérieur. Qui ne se rappelle ses étranges guêtres à une certaine époque, son éternel habit vert râpé, sa barbe rarement faite, son tablier placé jusque sous ses aisselles, le petit pain qu'il mangeait en courant dans un assez triste cabriolet de place? etc. C'était là son cachet d'originalité, cachet plus ou moins marqué, mais dont aucun homme de génie n'a pu s'affranchir.

Toutefois, cette affectation de simplicité, ce fastueux étalage de modestie, s'alliait facilement en lui à l'esprit de superbe; parvenu à tout dans sa profession, il ne chercha plus qu'à devenir un capitaliste. Les distinctions scientifiques lui convenaient; il aimait surtout le titre de *baron;* on peut lui pardonner cette faiblesse, chez lui du moins le mérite incontestable dissimulait la niaiserie héraldique du titre. Mais maintenant que les billets de banque sont en hausse et les parchemins en baisse, il voulut aussi dominer par les richesses, et il y parvint, quoique toujours par l'immense talent qu'on lui reconnaissait dans son art. Ce grand chirurgien vécut dans sa jeunesse avec le sentiment pénible de la supériorité de son talent et de l'infériorité de sa fortune, de là le poignant désir de s'enrichir; mais il toucha bientôt à l'écueil où échouent tant de gens: l'ambition insatiable. Dupuytren devint riche, très-riche, et rêva sans cesse aux moyens de le devenir davantage; doué des plus éminentes qualités, il ne put jamais s'élever au dessus des intérêts matériels, et leur donna une trop large place dans son esprit. Ayant appris qu'Astley Cooper possédait plus de six millions, tous ses efforts tendirent à ne point rester en arrière, même sur ce point, de son illustre rival. C'était là, pour ainsi dire, son idée fixe, la force occulte et fatale qui le poussait, son rocher de Sisyphe qu'il roulait sans cesse et presque sans espoir. Ce qu'il avait lui paraissait tellement hors de proportion avec ses plus légitimes prétentions, qu'étant déjà malade, il écrivit, dit-on, de l'Italie, à un de ses amis, que se sentant fatigué par de longs travaux, il était résolu à se retirer, après avoir consacré encore quelques années à l'exercice de la chirurgie, pour se faire un *petit bien-être,* et il avait déjà cent-cinquante mille livres de rente! Conçoit-on une pareille soif de l'or, un désir de lucre si constamment irrité? A quoi servent donc l'esprit, le jugement, le savoir, si c'est pour arriver à un tel résultat? Pourquoi ce dédain de la foule, ce front superbe, ces sentimens altiers, s'il s'agit de déroger ainsi à la haute mission d'ouvrir de nouvelles routes à la science? Etait-il nécessaire de faire tant de bruit, de sacrifier son repos et sa santé pour devenir un simple *entasseur d'argent,* pour être dans le nombre de ces importances pécuniaires de la profession, parmi lesquelles Leroy, ce fameux vendeur de purgatifs, n'est pas une des moins considérables?

Mais dans cette fougue d'amasser que manifesta Dupuytren, surtout pendant les dernières années de sa vie, que devenaient la science et le progrès? Bien moins jaloux d'inscrire son nom dans les fastes de l'art que dans le grand livre de la dette publique, il ne fit plus rien de remarquable. Sans doute, le grand chirurgien se voyait dans plus d'une occasion; ses belles leçons de clinique se continuaient, et on s'y pressait encore; mais si quelques-uns de ses élèves aussi instruits que laborieux, attachés à la gloire du maître, eussent négligé de les recueillir, il n'en resterait qu'un souvenir confus. Par lui-même, Dupuytren ne publia rien, sinon une assez chétive production, en 1832. C'est une lettre qu'il adressa à un banquier renommé, et dans laquelle ce docte, cet illustre chirurgien assure gravement que le choléra-morbus asiatique peut se guérir avec une simple décoction de tête de pavot. Certes, pour arriver là, on doit croire que le sens médical, ordinairement si juste et si profond chez cet homme célèbre, avait singulièrement baissé. Cet effet provenait-il de sa continuelle préoccupation de s'enrichir? on l'ignore. Cependant, par une sorte d'ironie de la fortune, ces richesses tant désirées ne furent pas pour lui un baume consolateur. Si Dupuytren tomba dans l'erreur commune que l'or est un talisman qui produit infailliblement le bonheur, l'expérience prouva que ce talisman fut pour lui sans vertu; mais qui dit passion dit illusion. Le bonheur est une affaire de caractère plutôt que de situation, bien que celle-ci puisse y contribuer. Or, Dupuytren n'était pas organisé pour être heureux, peut-être ne le fut-il jamais.

Et cette espèce de dérision du destin dont il fut la victime devint aussi complète que possible; car doué d'une constitution forte, sa vie fut néanmoins assez courte. Qui a vu Dupuytren dans la plénitude de son existence, a pu se faire l'image d'une force virile exu-

bérante sous beaucoup de rapports. Le large développement d'un front hardi, la prestance d'un corps
vigoureux, la finesse du regard, quelquefois profond,
méditatif, comme chargé de pensées; la mobilité des
traits, un langage doux, calme, impérieux, fascinant,
toujours précis et logique, frappaient aussitôt l'observateur. La belle physionomie de Dupuytren avait le
caractère de l'activité réfléchie et d'une haute puissance intellectuelle. Un siècle de vie et de santé paraissait réservé à une telle constitution; le sort en
décida autrement. D'une part, une activité sans bornes, des travaux continuels; de l'autre, la douleur
morale concentrée, et par cela même sans pitié, alté-
rèrent ce corps robuste, si bon serviteur de l'âme et
de l'esprit. D'assez bonne heure, Dupuytren acquit un
embonpoint qui gêna ses mouvemens; sa physionomie
perdit sa vivacité, et l'on remarqua bientôt ce développement matériel de la face, signe presque certain
de diminution intellectuelle; aussi ne tarda-t-il pas à
être frappé, quoique légèrement, d'apoplexie. Dès lors
on put suivre pas à pas le déclin de cet astre chirurgical. Dupuytren perdit de plus en plus; sa tête dé-
pouillée et blanchie par les angoisses de l'ambition,
son corps usé par des labeurs sans fin, par la lime du
chagrin et de la contrariété; en un mot, la décadence
attristante d'un organisme autrefois si énergique, firent
présager ce qui arriva bientôt. Peu de temps après
son retour d'Italie, il fut atteint d'une maladie qu'il
méconnut, lui dont le diagnostic était si pénétrant: les
bains de mer qu'il prit furent tout à fait contraires,
et un hydrothorax se déclara. Quoique lents, les pro-

grès de la maladie ne s'arrêtèrent pas, mais ce grand
chirurgien supporta son mal avec calme et résignation. Son cœur, devenu bienveillant et doux, sut pardonner comme il espéra qu'on lui pardonnerait. Jusqu'au dernier moment, il conserva le plein exercice
de son intelligence, et, selon la judicieuse remarque
du professeur Bouillaud : « Bien que trois fois sillonné
par la foudre apoplectique, son robuste et vaste cerveau a vraiment été *l'ultimum moriens.* » Il succomba
le 8 février 1835, à l'âge de 58 ans. Les phrénologistes
découvrirent, dit-on, à l'inspection de son crâne,
l'organe de la *destructivité,* organe qui l'aurait porté à
se faire chirurgien, afin de voir couler le sang plus
souvent ; c'est aussi là l'instinct du tigre ; il serait difficile de ravaler à un plus bas degré la chirurgie, cet art
si noble, si éminemment conservateur. Dupuytren devint chirurgien parce qu'il était fait pour l'être, parce
que son génie le poussait à de hautes conceptions.
Sans doute il eut des torts, des erreurs, des passions ;
toujours inquiet du succès qu'il avait ou du succès
qu'il attendait, il ne sut ni s'arrêter ni se borner ; avec
trop de fierté, trop de dédain, il ne sut s'accommoder
ni avec la vie telle qu'elle est, ni avec les hommes tels
qu'ils sont. Dire autrement, ce serait manquer à la vérité, écrire l'histoire *fardée* des hommes de mérite.
Sa carrière n'a pas été tout ce qu'elle devait être ;
mais si son nom ne se trouve pas *dans le plus pur froment des mérites de l'humanité,* avouons que, quoique
réputé heureux, il a souvent porté une lourde et douloureuse croix. Le grand maître de ce monde, le malheur, qui marche derrière toute félicité humaine, comme

l'ombre derrière la lumière, lui fut il donc épargné? La voix des *insulteurs* de son triomphe ne s'est-elle pas fait entendre assez haut et assez long-temps? L'envie, à qui tout est proie et pâture, ne l'a-t-elle pas blessé de ses traits les plus envenimés? Après tout, néanmoins, quand la tombe est scellée, on peut dire hautement que Dupuytren fut un grand et incomparable chirurgien, que son génie est une de nos gloires nationales, que son testament, qu'on ne peut comparer cependant à celui de la Peyronie, ce vrai chef-d'œuvre de munificence et de bonté, honorera long-temps sa mémoire et son nom. Oui, la vie de cet illustre chirurgien, bien écrite et bien comprise, est peut-être la plus haute leçon de philosophie pratique qu'on puisse donner aux hommes de sa profession; s'ils savent la comprendre, ils y puiseront de grands et salutaires avertissemens.

***

La lettre suivante, dont nous donnons le *fac simile*, a été adressée par Dupuytren, à notre excellent et honorable confrère, M. Ribes.

que le plus grand désir et le plus
grand besoin de vous voir, mon cher
confrère, pour une affaire qui
peut être utile à vous deux.
je désirerais beaucoup avoir —
l'honneur de vous voir pour
conférer avec vous sur cet objet,
je vous demande un rendez-vous
pour le jour, le lieu et l'heure
qui vous conviendront.

à vous et tout dévouement

G. Villeneuve

15 janvier 1808.

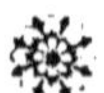

LES DEUX MÉDECINS.

PREMIER DIALOGUE.

——⁂——

LA SCIENCE.

—

EMPEYROS.

Je le vois à regret, mon ami, mes conseils sont inutiles; j'ai beau faire et beau dire, votre goût l'emporte toujours. Vous quittez à peine vos études solitaires et vos méditations; prenez garde, il y a péril pour le médecin à rester dans la sphère des abstractions, et mon opinion est fondée sur d'incontestables vérités.

PHILOMATHES.

Je vous remercie de vos conseils, et suis sensible à des reproches partant d'une vieille amitié, mais ils me touchent peu. Savez-vous pourquoi? c'est que je ne conçois pas le péril dont vous me parlez; vous confondez toujours les principes, les abstractions, si vous voulez, avec les chimères, les illusions.

EMPEYROS.

En effet, à mes yeux la différence n'est pas très-grande. Faut-il encore vous répéter que la base de notre science est et sera toujours l'expérience? Sans elle, il n'y a rien d'assuré, rien à prétendre ni dans le présent ni dans l'avenir; c'est elle qui fait et constitue le médecin : *studio doctor, experientiâ medicus.*

PHILOMATHES.

Ah, nous y voilà! l'expérience! Et qui vous dit le contraire? Mais cette expérience est-elle donc autre chose que le résultat d'une sagace et profonde méditation sur ce qu'on a vu, sur ce qu'on a entendu, sur ce qu'on a fait, sur ce qu'on a observé, etc., *ars tota in observationibus,* plus la réflexion, plus la méditation?

EMPEYROS.

Sans contredit ; mais quand on ne voit pas ou qu'on ne voit que peu de choses, quand on ne fait rien ou presque rien, convenez-en, l'expérience est bien restreinte, à peu près nulle. Voir, examiner, inférer, expérimenter, jamais *imaginer,* voilà la bonne théorie. Connaître et traiter des maladies, est-il d'autre moyen pour devenir médecin habile? Les quatre murs d'un cabinet d'étude ne sont pas les limites du monde scientifique, à moins de se condamner à ressasser de vieux sophismes de médecine. Ne pensez-vous pas qu'il est une foule de choses qu'on ne trouve point dans les livres, souvent même les plus importantes, parce qu'elles sont les plus réelles, les plus positives ? c'est là pour nous le véritable enseignement.

PHILOMATHES.

Mon cher ami, il y a trois sortes d'enseignemens, ayant chacun leur utilité : il y a l'enseignement par les livres, l'enseignement par la pratique, l'enseignement les yeux fermés et les mains dans les poches; ce dernier est parfois le plus étendu, le plus utile, et certainement le plus *nôtre.* Il s'agit de savoir celui que vous préférez. Qui vous dit que tel homme, enveloppé

dans sa robe de chambre, plongé dans son fauteuil, ne déploie pas des forces mentales bien
autrement importantes à la science que celles
qui s'étalent dans une pratique active et *galo-
pée,* selon le mot de Bouvart.

EMPEYROS.

Je ne suis pas convaincu de ce que vous dites.
Quant à moi, la pratique me paraît préférable à
tout : voir et faire, tel est mon principe. L'étude
continuelle, assidue, me semble, comme la fantaisie d'un oisif, une véritable superfétation dans
la vie du praticien. Ce n'est ni aux abstractions de
l'intelligence ni aux éclairs de l'imagination que
vous reconnaîtrez le mérite d'un bon médecin;
l'imagination surtout est, pour ainsi dire, le démon domestique et fascinateur du philosophe et
du médecin : du tact, de la pénétration, beaucoup
de justesse dans l'esprit, de précision dans les
idées, voilà quels sont les caractères de ce dernier.

PHILOMATHES.

Mais qui a préparé, fécondé cette justesse de
l'esprit, si ce n'est l'étude, le savoir et la réflexion? Et si le progrès a lieu, s'il nous est permis de pénétrer dans cette terre promise de la
science, n'est-ce pas à l'imagination, au génie
qu'on le doit? Il est utile de creuser un sillon

par la pratique, mais il ne faut pas s'y borner, s'y renfermer, en un mot, rester à l'absurde fixe de la routine. *Voir et faire*, comme vous dites, sont beaucoup ; mais *conclure*, voilà l'essentiel, c'est la base même de la science. Or, on conclut en méditant ; c'est par cette sagesse de conception, cette vigueur de pensée, cette force de raisonnement qu'il est possible de faire jaillir la lumière de ce dur rocher qu'on nomme *la raison humaine*. La méditation, voilà le moyen de s'éclairer. *Ferme les yeux et tu verras*, comme l'a dit un philosophe, n'est pas un paradoxe aussi formel qu'on le croirait.

EMPEYROS.

Mon ami, vous exagérez mon opinion : je suis loin de nier les bons effets de l'étude, de la méditation dans le cabinet ; je n'en blâme que les excès, qui ne mènent à rien, ou, ce qui revient au même, à cette métaphysique obscure, sœur ambitieuse de la physiologie, et qui prétend toujours au premier rang. Au fait, une idée n'existe pas, au moins dans sa valeur, tant qu'elle n'est pas réalisée : le véritable créateur n'est-il pas celui qui féconde ce germe ? Qu'est-ce qu'une découverte à laquelle manquent les applications ? Que penser d'une théorie sans la pierre de touche de la pratique? N'est-ce pas une simple conception idéale toujours dans le vague? Je dis plus : une idée riche, puissante, et qui n'a pas l'acte pour expression, est une idée stérile. En médecine, qui n'a rien vu, qui n'a rien fait ne sait rien, telle est ma conclusion. Du reste, je vous en avertis, j'ai fort étroite cette partie du cerveau destinée à recevoir les choses qui ne sont pas claires, les brouillards de la métaphysique.

PHILOMATHES.

Vous avez raison sous un point de vue : cependant, le moyen d'obtenir cette pensée profonde, originale, est certainement l'étude et la réflexion. Vous en blâmez l'excès ; mais où placer les bornes? quand faut-il s'arrêter et dire : Je touche la limite? L'art n'est qu'une idée exprimée, car très-souvent on est forcé d'aller de l'idée au fait. Le monde médical a ses régions inconnues qui attendent un nouveau Colomb : mais pour y parvenir, il faut tantôt s'appuyer sur les faits connus, tantôt s'éclairer pour ainsi dire de *l'illumination soudaine*, sorte d'impression vive, claire, rapide, qui du fond de l'intelligence fait jaillir une heureuse idée, un principe coéternel à la vérité ; le génie de l'inspiration est de la force, le génie de la réflexion est de la patience, l'histoire des sciences en est la preuve. Un *à priori* élevé découvre parfois un horizon immense, qu'on ne peut ni connaître ni parcourir que successivement, et en tâtonnant avec le terre-à-terre de l'analyse et du détail. Dans une de ses lettres, John Hunter écrit à Jenner: « Pourquoi *penser?* Pourquoi ne pas expérimenter? » C'est que ce dernier n'est souvent que le complément de l'autre, et les travaux de Hunter lui-même en sont une preuve très-remarquable. L'idée mène à tout, et les hommes vraiment supérieurs savent une foule de choses qu'ils n'ont jamais apprises.

EMPEYROS.

Penser, méditer dans son cabinet pour voir clair dans sa pratique, tout cela, mon ami, me semble douteux, parce que tout cela me paraît être dans le vague et l'obscur. Quant à moi, je ne compte guère sur cette inspiration du *mens divinior,* dont vous faites tant de cas, et sur ceux qui l'emploient; il faut voir là des espèces de devins formulant des oracles, plutôt que des explorateurs rigoureux et précis. Le progrès incontestable et réel n'est dû qu'à l'expérience et aux expériences, au fait, au visible, au palpable, si vous l'aimez mieux. Vouloir dans une science de faits parler métaphysique, abstraction, c'est graver sur le piédestal d'un sphynx ignoré la grammaire d'une langue inconnue. D'ailleurs, cette manière engendre toujours des opinions intolérantes, qui restreignent le champ de l'observation, qui imposent certaines doctrines, et souvent compriment le ressort du progrès.

PHILOMATHES.

Pas autant que vous le croyez; toujours est-il que les principes, les solides principes ne sont trouvés, élaborés que par un long travail de méditation; de là le progrès. Agir autrement, c'est se maintenir dans une sorte d'activité toujours stérile, parce qu'elle est sans but; voilà ce qui arrive aux praticiens vulgaires et routiniers. Pour les hommes qui pensent peu, le progrès semble toujours difficile; ils n'ont d'esprit que pour concevoir des obstacles, des impossibilités, ou nier les entreprises des autres; ils professent une sorte de culte pour les bornes. La condition stationnaire est à leurs yeux une sorte d'idéal de prudence et de sagesse : ils confondent sans cesse l'immobilité avec la persévérance; ils condamnent toute tentative comme impuissante, tout effort comme une folle hardiesse, et toute espérance comme une illusion ; jamais ils ne savent ni voir ni comprendre une lumière vive et féconde qui luit à l'horizon. Dispensez-moi des exemples ; vous savez bien qu'ils ne manquent pas plus à notre siècle que dans ceux qui l'ont précédé.

EMPEYROS.

Arrêtez-vous, de grâce, mon cher ami ; comment ne voyez-vous pas que dans ces élucubrations de l'esprit, ces profondeurs métaphysiques, il est fort à craindre de substituer les élans de l'imagination, ou les témérités de la conjecture, à la connaissance des faits, aux résultats de l'observation et de l'expérience pratique. Cela est si vrai, que pour un médecin théoricien qui par hasard aura conçu une bonne idée, combien n'y a-t-il pas de songe-creux, d'enthousiastes, de fanatiques, en un mot, de rêveurs ? voyez-vous là le progrès ?

PHILOMATHES.

L'excès en tout est un défaut ; mais vous conviendrez que si, dans certains cas, l'imagination étend par trop le cercle des idées, l'application des règles, purement et simplement, le rétrécit outre mesure ; pour avoir dédaigné de s'abreuver aux doctes sources, presque toujours on arrive aux vues étroites, à la routine. Vous vous moquez des abstractions et des abstracteurs ; vous remarquez qu'il en est bien peu d'utiles à la science ; mais ne peut-on pas dire la même chose des praticiens? Où sont les bons, les grands, les remarquables? N'y a-t-il pas toujours dix maçons pour un architecte, trente gâcheurs pour un maçon? Pour un homme arrivé à une pratique ingénieuse et hardie à force de lumières, combien de véritables machines à recettes, ayant la religion de la consigne dont le principe est d'agir sans penser! Ne vous étonnez donc pas qu'il y ait tant de théoriciens qui rêvent et n'agissent pas ; les rêveurs dont vous parlez font quelquefois le destin de la science.

EMPEYROS.

Eh bien! très-honoré confrère, puisque vous m'y forcez, je vous dirai que les meilleurs, les plus profonds de vos théoriciens, hommes d'affirmations et non de démonstrations, n'ont jamais fait que des systèmes, toujours des systèmes. La plupart se sont essayés à ce jeu de l'esprit qui consiste à être paradoxal pour être piquant, à être absolu dans ses principes, pour convaincre les autres qu'on a trouvé le vrai, à être emphatique pour frapper les imaginations. Mais qu'est-il arrivé? Ces systèmes ont paru et ils ont passé, le champ de la science est jonché de leurs débris. Et ce qu'il y a de remarquable, c'est que chacun des systématiques prétendant avoir deviné le secret de la nature, donnait sa théorie comme la clé du sanctuaire, comme le dernier mot de la science ; voyez pourtant ce qui en est de ce tableau fantastique. A vrai dire, l'histoire de la science n'est que celle des illusions, des mécomptes et des erreurs des systématiques.

PHILOMATHES.

Il ne s'agit que de s'entendre. En médecine, comme dans les autres sciences, les vérités absolues, universelles, sont hors de notre pouvoir. Dans la profonde nuit où nous sommes des causes, la nature intime de cette chose mystérieuse qu'on nomme le *principe vital,* quel qu'il soit, nous étant inconnue, les *primordia* de chaque maladie sont couverts pour nous d'un voile impénétrable, nous l'avouons sans hésiter. La science de la vie est la science de sa cause, mais nous ne pouvons former ici que des jugemens de vraisemblance, de probabilités, et cela en tout ce qui concerne la nature. Un illustre membre de l'Académie des sciences, M. Biot, n'a-t-il pas dit : *Nous sommes tous ici des étudians.* Ainsi, demander la pleine lumière, la claire vision des choses, la connaissance du *vrai immuable,* c'est demander une intelligence hyper-naturelle ; il faut donc se résigner à ce qui est, et dire avec Heinsius : *Quantum est quod nescimus!* Toutefois, il est pour nous des vérités contingentes, relatives, progressives, servant de base à notre savoir; ce sont ces vérités qu'il s'agit de lier, de coordonner, de présenter sous des rapports plus ou moins étendus, d'après la manifestation des phénomènes ; voilà ce qui forme les doctrines, ce qui constitue la science a une époque donnée. Chacune de ces doctrines, comme on l'a observé, contient une portion d'erreurs, une portion de vérités; le temps et le progrès en font ensuite le départ. Qu'il y ait là une arène illimitée qui s'ouvre aux intelligences supérieures, aux imaginations vives qui cherchent, explorent, inventent, qui frappent leurs idées à des marques particulières, il n'y a pas grand mal, car soyez sûr qu'il en restera toujours quelque chose d'utile. Sous ce rapport on peut dire que tout est nouveau, que tout est vieux, car la nature est inépuisable. Ainsi il y a des sciences commencées, il n'y en a point, et probablement il n'y en aura jamais d'achevées ; rien de plus vrai, et vous en sentez maintenant la raison. Ce serait beaucoup de pouvoir reconnaître, d'assigner les limites au-delà desquelles il n'y a plus de bases réelles pour les investigations scientifiques. Mais parce qu'une doctrine se refuse à toutes les solutions, faut-il toujours la dédaigner? Non, sans doute, mais elle a sa destinée providentielle. La haute intelligence qui, depuis des siècles, comprit tout d'abord l'*effort* de l'organisme contre la maladie, la réaction médicatrice et ses mille formes, a rendu d'immenses services à la science; pourtant ce principe paraît plus d'une fois contradictoire aux faits; on cherche en vain l'accord intime du dogme et de la réalité phénoménale.

EMPEYROS.

Comme tous les systématiques, vous prenez les choses de très-haut, puis le reste vous paraît facile. Les praticiens ordinairement ne vont ni aussi vite ni aussi loin; la raison en est simple, c'est qu'ils sont arrêtés à chaque pas par les exceptions de la doctrine. En général, tout chef d'école veut placer la science sous la tyrannie d'un principe absolu: mais quand on arrive aux applications, la nature et le système ne

marchent plus d'accord : on croit avoir posé les
limites de la science, on ne fait que constater
l'inanité d'un fantôme. Pourquoi cela? c'est
qu'on ne torture pas les principes dans les faits
comme dans les phrases. Alors, que faire? abandonner la doctrine à son destin. C'est le parti
que nous prenons, nous autres praticiens ; peut-
être nous manque - t - il certaines facultés élevées, sublimes ; peut-être n'avons - nous qu'un
esprit simple, froid, qui, privé des divines
clartés de l'enthousiasme, ne pénètre pas au-
delà de la surface des phénomènes.

PHILOMATHES.

Point d'ironie, mon cher confrère, le sujet
est grave, et, comme dit un ancien, *seria seriè*.
Je vous l'accorde, il n'est pas de systématique
qui n'ait fondé un principe initiateur et comme
exclusif pour base de sa doctrine, mais cela devait être. Chacun d'eux a cru qu'il avait saisi,
puis établi à jamais une sorte de certitude absolue : de là une conviction si profonde, une
affirmation si positive, j'ai presque dit un orgueil si rassuré. Les idées fondamentales établies
leur paraissent si claires, si évidentes, si formelles, et les conséquences si parfaitement sou-
dées au principe, qu'il semble que la vérité même

les ait inspirés. S'il en était autrement, savez-vous ce qu'ils seraient? de véritables imposteurs. D'ailleurs, l'homme est un, et les fondateurs de doctrines ont voulu imprimer à la science ce signe profond et éternel qu'elle tient d'Hippocrate, *l'unité*. Si le sol de la science, comme vous le dites, est jonché des débris de leurs œuvres, n'est-il pas également vrai qu'ils ont creusé ce sol à de grandes profondeurs, qu'ils ont élucidé des principes et posé des bases, qu'ils ont remonté aux lois, étudié les causes, discerné les rapports, que parfois ils ont soulevé la science jusqu'à d'inaccessibles sommets, pour la faire briller de splendeurs inconnues? Toute science est mal assise si elle ne l'est sur des abstractions, c'est-à-dire sur des lois, formulées d'après les rapports des phénomènes. Les faits sont les données de la nature, mais la science, qui est l'ouvrage de l'homme, part de ces données pour s'établir. C'est ainsi que les théories, quoique passagères, exposent le passé, fécondent le présent et préparent l'avenir; elles constituent le seul élément unificateur de la science.

EMPEYROS.

C'est beaucoup dire, c'est beaucoup louer.

Une chose certaine, néanmoins, c'est que tous les systèmes ressortent du tribunal des praticiens; il n'est pas de théorie, pas de doctrine qu'ils n'aient renversée, dont ils n'aient formulé le *deleatur* dans un temps donné; ils en sont les juges, ils en sont les prêtres et les sacrificateurs. Ce qu'ils approuvent reste et se perpétue, ce qu'ils repoussent est condamné; c'est par eux que la nature donne ou refuse cette sanction de l'expérience sans laquelle les meilleures théories ne vivent pas, et n'apportent aucun fruit à la science. Ils savent faire descendre les questions scientifiques des hauteurs de la théorie dans les réalités des applications. Que sont devenus, je vous prie, tant de systèmes qui se promettaient l'éternité, tant de solutions définitives du problème des maladies? Les praticiens sont venus, ils ont expérimenté, le système et les illusions ont disparu.

PHILOMATHES.

N'en soyez pas si fier, croyez-moi; car, avant de juger ces doctrines, bien souvent il les ont adoptées avec une ferveur imprudente. En effet, qui est-ce qui a donné de la valeur aux systèmes qui tour à tour ont régné dans la science à diverses époques? Les praticiens. Où trouver les sectaires, les admirateurs, les enthousiastes de tout système combiné avec art? C'est parmi les praticiens. Séduits, dominés par l'apparente et dangereuse simplicité des idées systématiques, c'est par eux que la transfusion de ces idées a lieu jusque dans les derniers rameaux de la science. Presque tous le praticiens se groupent sous la bannière d'un chef d'école qui a su les entraîner par un certain éclat. Leur esprit, courbé sur le patent et le positif, ne saisit guère l'ensemble des phénomènes qu'à l'aide d'une intelligence qui long-temps d'avance a relié les faits pour en tirer des principes. Galien, qui avec sa méthode fut le guide des praticiens pendant seize cents ans; Van-Helmont, qui ne voyait pas de malades; Stahl, qui n'en voyait que peu et ne s'en souciait guère; Boerhaave, qui ne se livra à la pratique qu'après la publication de sa doctrine; Brown, mort en prison à cause de ses dettes; Rasori, toujours plongé dans ses idées et ses explications théoriques; Broussais, qui n'eut jamais de clientelle civile, sont pourtant les princes de la médecine. Ils ont gouverné, dirigé, conduit les esprits; il est peu de praticiens qui n'aient écouté leur voix, adopté leurs principes, parlé leur langage, quelquefois même avec un singulier empressement et une étonnante servilité. C'est ici qu'il faut bien distinguer le dévouement aveugle et absolu, du dévouement intelligent et conditionnel, ce que beaucoup n'ont pas fait. Qu'est-ce que l'*humorisme*, le *vitalisme*, le *contro-stimulisme*, le *physiologisme*, etc., si ce ne sont les idées, les vues, les conceptions des systématiques qu'on a l'air de réprouver? La science en est imprégnée, saturée, et je puis dire fécondée. Chaque époque de l'histoire de la médecine n'est-elle pas la manifestation ou la phase d'une *idée?* En général, les praticiens exclusifs ont le défaut de se traîner dans les petites considérations du faire journalier; et néanmoins mentalement, comme à leur insu, ils agissent toujours d'après les principes des fondateurs de doctrine; c'est un culte qu'ils peuvent oublier mais non pas abjurer. Je ne prétends pas nier à mon tour que ces illustres médecins aient trop abondé dans leur sens, que franchissant souvent certaines bornes de la vérité, ils n'aient torturé les faits, poussé l'*analogie* jusqu'à l'*identité* en beaucoup de choses, qu'ils n'aient cru à l'infaillibilité de leur doctrine. Qui ne reconnaît ici le défaut des hommes de génie? Toutefois, ils ont apporté un immense tribut; et de leurs idées, de leurs recherches variées, étendues, la science s'est établie et formée. Chaque abeille fait son alvéole, mais l'harmonie des travaux fait la ruche. Telle est l'image de la médecine, à la considérer depuis son origine jusqu'à nous.

EMPEYROS.

Comment ne voyez-vous pas qu'au fond vous partagez mon sentiment ? Si dans les travaux dont vous parlez, il y a quelques choses utiles, nous en avons fait notre profit, mais il a fallu le contrôle vérificateur de l'expérience, et vous savez dans quelles mains il est placé. Il y a telle idée séduisante qui ressemble à la vérité comme la dorure à l'or, mais le creuset de l'expérience démontre aussitôt la différence. Mon ami, croyez-le bien, en médecine, les applications sont tout : elles constituent les réalités, tandis que les idées ne sont que l'espérance ; ne vaut-il pas mieux parfois abandonner l'éternelle thèse du nouveau, de l'incertain, pour rester dans le possible et le vrai ? Souvenez-vous du reste que la réalité est parfois une source inépuisable de nouveauté. Rien de mieux d'extraire des vues individuelles ce qu'elles peuvent avoir de juste, d'utile, de concordant, mais il convient de ne pas aller au-delà. Vous me semblez d'ailleurs un peu injuste envers les praticiens, surtout ceux de notre époque. Jamais on ne vit tant de réserve pour les explications, tant de soins pour remonter à la cause des maladies. Les observations cliniques, les recherches chimiques, les expériences sur les animaux, les investigations cadavériques, ont certainement éclairé les praticiens. Si ces praticiens craignent le vague et l'obscur, s'ils aiment les vérités qu'on puisse pour ainsi dire voir, toucher, palper, faut-il les en blàmer? Se fonder sur le raisonnement, partir des limbes d'une théorie hypothétique, sont des moyens qui ont peu de succès de nos jours; les croyans ne vivent plus de raisonnement et d'extase, ce qui est déjà un progrès. Les praticiens en sont là; ils veulent sinon la certitude absolue, au moins une somme de probabilité issue des faits, puis basée sur les applications, évaluée d'après les résultats: nier les principes qu'ils ont adoptés, c'est rester en dehors de la civilisation *médicale* actuelle.

PHILOMATHES.

Je les en félicite de tout mon cœur. Mais pour éviter un excès, il faut se garder de tomber dans un autre. Autrefois on négligeait trop l'étude des lésions anatomiques, maintenant cette étude est trop exclusive. Le cadavre dit bien des choses, mais il reste muet sur une infinité d'autres, précisément sur ce qui consti-

tue la vie dans ses phénomènes les plus importans. Etudier l'homme dans le cadavre, c'est le
chercher où il n'est plus, de même que prétendre le connaître d'une manière entièrement
abstraite, c'est le chercher où il n'est pas encore. Au-delà des organes, il y a des forces et
des lois; c'est là où il faut aller, si l'on veut
pénétrer jusqu'aux causes. Weitbrecht a parfaitement raison quand il dit : *Res MERE
anatomicæ, PER SE frigidæ sunt et jejunæ*,
« que la science anatomique seule est froide et
vide d'intérêt. » Ces principes si éminemment
utiles commencent à se faire jour; on reste
frappé, dans beaucoup de cas, de l'*insignifiance
décourageante* des altérations anatomiques comparées aux effets qui ont eu lieu ; c'est qu'il faut
remonter plus haut. L'inflammation organique
est-elle toujours et essentiellement la maladie
elle-même? non sans doute; c'est la cause
souvent cachée de l'inflammation qui est la
véritable maladie, l'organe en est le déposi-
taire, l'instrument et la victime. Qui ne sait
qu'on a défini la maladie, le *cri* de l'organe
souffrant? Ceci est trop restreint. Ne vaut-il pas
mieux considérer tout état pathologique dans
son ensemble par les phénomènes sympathiques,
l'expression morbide de la vie consensuelle, de

l'organisme? Ce caractère peut s'appliquer à toute maladie, car il en est où le cri de la souffrance a lieu sans qu'on puisse déterminer l'organe. Selon Béclard, « il n'y a pas plus de phénomènes morbides sans organes altérés que de fonctions sans organes réguliers, que de phénomènes sans corps, que de mouvement sans matière. » (*Anatomie générale.*) Cela est vrai ; mais on peut dire aussi qu'il n'y a pas plus de phénomènes morbides d'organes altérés, sans cause primitive, que de fonctions sans lois, que de facultés sans principes régulateurs, que de mouvement sans moteur, ou que d'effets sans cause. Seulement les uns sont à la surface, les autres au-delà. Le véritable *substratum* de la modification morbide se trouve toujours dans celui des forces vitales comparées à l'état normal. Cela posé et admis, on ne se perdra plus dans des investigations cadavériques infructueuses, dans une épaisse broussaille de petits faits, de petites observations, de petites expériences ; car remarquez qu'en divisant trop, tout échappe au regard, à l'esprit, tout devient confus et obscur, *confusum est quidquid in pulverem sectum est.* (SENEC.)

EMPEYROS.

Mais à vous entendre, on dirait que l'autopsie

cadavérique est notre unique ressource. N'est-il pas vrai que chez certains hommes, la faculté d'investigation a toute la force et la netteté d'un sens qui révèle ; mais ne cherchez guère ce sens que chez les praticiens. Ils sont en outre aidés par l'observation clinique et la statistique. Les vrais praticiens voulant se rendre compte, autant que possible, de ce qu'ils ont fait, pour les conduire à faire mieux encore, ont fondé la statistique, établi des *moyennes* qui puissent guider dans le grand et difficile problème d'une maladie à connaître et à guérir. En médecine, comme ailleurs, il ne suffit pas de raisonner, il faut compter, entendez-vous, compter, aligner des produits calculés ; régler avec des additions le compte du progrès médical, est le seul moyen de s'assurer de sa réalité. Les argumens chiffrés ont une force intrinsèque qui résiste à bien des subtilités ; elles sont des démonstrations, des théorèmes.

PHILOMATHES.

Tout cela est bon, très-bon, pourvu qu'on n'en fasse pas une méthode absolue. Pourtant, je vous l'avoue, je me défie de cet air de précision rigoureuse donnée à des objets dont nous ignorons la nature. Le chiffre est un merveilleux instrument de vérités ou d'illusions scientifiques; il ne faut donc ni l'accepter ni le repousser d'une manière absolue. On peut se perdre dans un labyrinthe immense de logarithmes statistiques, sans rencontrer une seule vérité. Le vice des fausses réalisations qu'il donne est habilement dissimulé par un certain artifice logique, mais dont l'effet est de peu de durée. C'est là le défaut reproché, comme vous savez, à la statistique médicale; on y voit et on y trouve tout ce qu'on veut y trouver. Les tables de chiffres ne prouvent donc absolument rien, c'est le tonneau des Danaïdes; on y jette tout ce qu'on veut, et tout y passe; il y a aussi des hypothèses chiffrées, des calculs où l'imagination joue le premier rôle.

EMPEYROS.

Pur sophisme toujours répété et toujours réfuté. Ce que vous dites, très-cher confrère, ne peut s'adresser qu'à des enthousiastes, à des ignorans qui comptent toujours et ne pèsent jamais; le vrai statisticien ne se contente pas d'énumérer, il ne perd jamais de vue l'ensemble des causes, des phénomènes, des effets, mais il veut des résultats précis, positifs; c'est la méthode philosophique du *plus* ou du *moins*, très-applicable à la médecine. Cette méthode, malgré ses imperfections, a toujours un côté utile, en ce qu'elle fournit des probabilités, qu'elle prouve qu'on a vu et traité des malades. Mais dites-moi ce que la science peut espérer d'un homme qui passe sa vie à étudier, qui vit perpétuellement en tête à tête avec son idée, au cas qu'il en ait une : qui, compilateur avec amour, ne se sert que des livres des autres, en oubliant le plus instructif de tous, le malade, et qui dit en lui-même *je suis un savant ?*

PHILOMATHES.

Vous confondez toujours le vrai avec ce qui n'en a que l'apparence. Il est certain que la *fausse érudition* usurpe parfois les honneurs du *vrai savoir ;* c'est un malheur qui n'est que trop commun, voilà tout. On croirait, selon vous, qu'il n'est pas de penseur dont l'intelligence ne soit engagée dans un fantastique dédale de paradoxes, toujours prêt à s'isoler sur les hauteurs stériles de l'absolu, ou bien à s'enfoncer dans le vide, à la recherche du chimérique. Encore une fois, détrompez-vous : rien de plus rare aujourd'hui. les esprits sont trop clairvoyans ; ce rêveur ne ferait illusion qu'à lui-même (1). Il

1 « Notre expérience nous a démontré que les sophismes les plus subtils ne trompent que les sophistes,

y a dans la science, la vérité matérielle et la vérité métaphysique ; cette dernière tient sans contredit le premier rang par son importance et sa stabilité, il faut donc être continuellement à sa recherche ; vivifier et spiritualiser la science de cette manière, c'est lui donner pour des siècles une impulsion progressive. Celui qui solitairement, la plume à la main, a su reconnaître l'irritabilité ou l'*excitabilité,* en saisir les lois, les formes, les effets, en combiner les rapports avec les stimulations ou les innombrables agens modificateurs de l'économie, a fondé ainsi une théorie dynamique des phénomènes de la vitalité régulière ou anormale ; celui-là, dis-je, a rendu les plus éminens services à notre art. Maintenant, qui s'aviserait de comparer un tel génie avec le médecin voyant des malades du matin au soir, et les traite plus ou moins empiriquement ; ou qui se borne à décrire minutieusement les caractères extérieurs, le siége anatomique et tous les accidens pittoresques d'une maladie ? Il y a ici la différence d'un principe supérieur aux essais informes et fractionnés

et presque jamais ceux qui se servent de leur seule raison. » DESCARTES, *Règles pour la direction de l'esprit.*

d'une pratique vulgaire. A qui doit-on cette différence? à l'étude, à la méditation, au calcul de l'avenir dans les résultats probables des faits bien observés. L'histoire le prouve : un médecin philosophe, portant dans la science, comme les philosophes de l'antiquité, un génie ardent, profond, unitaire, dominera toujours la grande majorité des praticiens.

EMPEYROS.

J'admire vos raisonnemens, mon ami, mais ils me trouvent incrédule. Vous avez beau dire, je suis très-médiocrement frappé de respect devant la statuette de ces grands hommes de bibliothèque, toujours craignant de salir dans la poussière de la réalité, des ailes qui ne doivent sillonner que les régions de l'abstrait et de l'infini scientifique. D'ailleurs, pour un petit nombre qui par hasard rencontre le *vrai,* combien d'autres gâtent et maculent inutilement du papier! Que direz-vous de cette foule d'auteurs qui de toutes parts font gémir la presse et les éditeurs, de cette inconcevable production d'ouvrages éphémères que la spéculation des libraires ou les fausses ardeurs d'esprits superficiels font naître chaque jour? Un médecin manque de malades, alors il écrit; il s'imagine avoir fait un ouvrage, parce qu'il a fait un livre. Ignorant les faits, n'ayant rien vu, rien fait ou à peu près, il se sert de phrases qui trompent l'oreille par un semblant d'explication. Passez-moi la comparaison, il laisse l'aiguille de son esprit flotter sans cesse dans sa mobilité, comme une boussole affolée par un courant électrique. Stérile en idées, redondant en paroles, tantôt il se pare d'un certain appareil d'érudition, tantôt il affecte le style élégant, fleuri, comme si le véritable sens de l'esprit n'était pas le sens commun; puis il livre son œuvre à l'impression, dans l'intention, dit-il, de proclamer une découverte, d'éclaircir plusieurs points importans, ou tout au moins *de combler une lacune.* L'extrait de naissance du livre est constaté dans le journal de la librairie; quelques annonces, une ou deux réclames, puis l'œuvre disparaît à jamais; que le poivre et la cannelle lui soient légers! Vous savez le cas que je fais de ces fades et ennuyeux paraphraseurs de banalités scientifiques; quant à leurs livres, j'use largement de la maxime connue : *je les rends courts en ne les lisant pas.*

PHILOMATHES.

Vous prononcez là un *verdict* bien rigoureux. D'ailleurs, vous vous laissez toujours emporter par vos préventions contre les théories et les hommes d'étude. Mais pourquoi ne pas faire de justes distinctions? Le véritable savant est celui qui étudie et ne rêve pas, qui examine avant de prononcer, et veut connaître sur un sujet donné tout ce qui a été dit par ses devanciers. Ce savant recherche, examine avant de produire; lui aussi va à l'école des faits et de l'expérience; se tenant sans contrainte ni asservissement à l'opinion des maîtres, il ne s'en sépare que vaincu par l'évidence la plus démontrée. Sa tâche ne consiste pas à ne voir qu'un seul côté des choses, pour en tirer des conclusions hâtives; son devoir est d'approfondir, d'oublier tout, même le succès du moment, pour ne désirer, ne rechercher que la vérité. Or, vous conviendrez que de pareils hommes ne ressemblent guère à ceux dont vous tracez le portrait burlesque; leur savoir, leur gravité, leurs travaux, leurs écrits, méritent certainement l'estime des contemporains, comme celle de la postérité.

EMPEYROS.

Cette estime, moi, je la réserve entièrement pour les praticiens qui ont bien voulu consigner dans des livres les résultats de leur expérience :

je la refuse aux frelons scientifiques, *à ces oisifs* qui écrivent par métier ou par besoin. Un médecin, faiseur de livres, MEDITANS NUGARUM ET TOTUS IN ILLIS, capable de dilater un mince opuscule en deux ou trois volumes, m'a toujours paru un singulier confrère. C'est à mes yeux un aussi étrange phénomène que certains érudits d'autrefois, pâles, étiolés, ces savans, *useurs de chandelles,* selon le dicton anglais, ayant pour but de deviner la science et non de la pratiquer, gens qui dévorent beaucoup de livres et n'en digèrent aucun.

PHILOMATHES.

Chacun a son avis; le mien est qu'un praticien sans étude, sans lecture, sans théorie ou à peu près, donne ainsi la preuve d'une intelligence bornée, de la faiblesse de ses conceptions médicales. Toujours cramponné au matériel de la science, manquant de vues profondes, étendues, il ne connaît de la médecine que le métier et non l'esprit élevé; perdu dans les ornières de la routine, de l'habitude ou tout au moins du train commun de la pratique, tout lui paraît nouveau parce qu'il ne sait rien, qu'il ne peut lier le présent au passé; il ignore à jamais les profonds et intimes rapports de cet admira-

ble triangle formé par le médecin, le malade et
la maladie. Toujours aller, toujours haleter,
toujours chercher à remplir et sa poche et son
coffre, la médecine n'est à ses yeux qu'une affaire qu'il s'agit d'exploiter le mieux possible.
Assurément de tels hommes ne feront pas faire
de grands progrès à la science ; zéro est le
compte-rendu de leur expérience ; or, faites-
vous cas de celle-là ?

EMPEYROS.

Mais, mon cher confrère, ce n'est pas un
portrait que vous venez de faire, c'est une ca-
ricature. Oserez-vous nier l'existence d'une foule
de praticiens, uniquement praticiens, aussi re-
commandables par la noblesse de leurs sentimens que par leur savoir, leur habileté, qui n'attachent de prix à la théorie, s'il en est une bonne,
qu'en raison de sa valeur pratique ?

PHILOMATHES.

Je m'empresse de les reconnaître et de les
honorer. Mais ignorez-vous aussi qu'il est des
hommes studieux, et qui ne sont nullement étrangers à l'expérience ? J'en conviens, ils ne font pas
grand cas d'une analyse matérielle poussée à l'extrême. Soit que la matière produise la vie, soit que

la matière, comme il est plus probable, soit elle-même vivifiée, ils inclinent davantage vers le *dynamisme*, vers les forces vitales considérées dans l'unité motrice qui régit les actes multiples de l'économie, plutôt que sur des recherches organiques; mais leurs travaux n'en donnent pas moins une haute impulsion à la science. Ils savent, en outre, qu'une idée heureuse, un germe de découverte qui, pour le moment, ne sont pas pratiquement utiles, ne se fécondent, ne pressent, ne débordent qu'aux heures de solitude et de recueillement. C'est là où se trouvent ces anticipations prévoyantes de l'avenir de la science, parce que c'est là qu'on se livre à ces délibérations intérieures où l'intelligence agite et pose les questions les plus difficiles. N'est-ce pas le calme patient, la puissance méditative, la concentration dans sa propre pensée qui enfantent les œuvres durables? Vous le savez, mon ami, quand il s'agit de gloire, de progrès, il ne faut pas être pressé, il faut être sûr.

EMPEYROS.

D'accord; mais où sont ces œuvres, surtout à notre époque? *rarissimi nantes.* Dans la solitude du cabinet, avouez qu'il est bien difficile de distinguer les illusions de l'amour-propre de la conscience du vrai talent : c'est le point délicat des écrivains, et je dis des plus distingués. Ils sont trop disposés à croire que leurs opinions ont une portée qu'on cherche en vain, à donner aux créations de l'esprit ce qui n'appartient qu'à la réalité ; aussi leur manque-t-il souvent le cachet d'exactitude et de rigueur qui annonce l'homme qui pense d'après lui, selon sa propre expérience. **Quant à moi**, toujours méfiant des phrases, je suis tout l'opposé de ce personnage d'un des romans de **Walter Scott**, de **Dominus Simpson**, le pédagogue de **Guy Mannering**, s'écriant toujours PRODIGIEUX! Je veux un livre qui ait une valeur clinique, je veux un livre qui sente l'*hôpital* et l'*amphithéâtre*, par conséquent sans emphase et sans hypothèse. Ceux-là ne sont pas très-communs, quoiqu'on dise le contraire. Un livre infiniment rare aujourd'hui, c'est celui qui apprend quelque chose, qui contient du nouveau, du réel, du vrai. En voici un, par exemple (*il prend un livre dans la bibliothèque et en lit quelques passages*): eh bien! que pensez-vous de cette médecine métaphysico-romantique ? **N'est-il pas** évident que l'auteur a trop d'esprit pour avoir le sens commun, qu'il n'a rien observé par lui-même? des idées, des vues, des phrases, rien au-delà. O folle du logis, te voilà bien! Si j'avais l'honneur d'être journaliste et critique, j'épargnerais peu ces hommes à suffisance *livresque,* comme dit Montaigne. Pour les apprécier, je me servirais d'une balance analogue à celle qu'inventa Depiles pour les peintres. Vous savez que ce critique judicieux avait fixé le *summum* de la perfection à soixante-dix degrés; on en approchait plus ou moins, mais il manquait toujours quelque chose. Au moyen de sa balance, Depiles pesait jusqu'à un scrupule le talent de chaque artiste. Elle se divisait en quatre parties, savoir : la *composition,* le *dessin,* le *coloris* et l'*expression.* Ne pourrait-on pas également diviser le talent d'un auteur médecin en quatre parties : le *savoir,* l'*expérience,* le *style* et les *résultats* positifs? Entre nous, je crois que bien des écrivains seraient trouvés légers dans cette cruelle balance.

PHILOMATHES.

Je le crois comme vous, mon ami; cependant, ne pensez-vous pas que s'il était possible d'établir une pareille balance pour les praticiens, on ne trouvât aussi beaucoup de déchet? Je fais en outre une remarque, c'est qu'en parlant des praticiens, on a dit : *Terra peccata eorum occultat;* mais il n'en est pas de même pour un pauvre auteur ; chez lui, tout est en relief, tout est visible, comme chez le peintre, dès-lors la critique a beau jeu. Au reste, il y a livres et livres, comme il y a praticiens et praticiens, nous pouvons nous faire cette concession mutuelle. Un vrai praticien se forme avec le temps, de l'activité, beaucoup de jugement et une hardiesse prudente. D'un autre côté, le rude labeur d'un bon livre exige une longue incubation du sujet, le talent de saisir le caractère trois fois saint de la vérité, une pensée féconde qui part des faits pour s'élever aux idées ; car sachez qu'on est novice dans la science des faits tant qu'on n'a pas assez de lumières pour les bien voir, ni assez de sagacité pour les bien juger. Il faut de plus une logique sévère, cette plénitude et force de sens qui séduit et captive la raison, l'art des déductions légitimes, une doctrine simple, grande, quoique une et bien liée, et non cette petite monnaie de principes propres tout au plus à faire l'appoint de doctrines à l'usage des praticiens vulgaires. Si l'habileté et le coup-d'œil s'acquièrent dans la pratique, l'étude solitaire donne une plus grande activité à l'intelligence. Pourquoi dédaigner ce silence mystérieux du cabinet qui pénètre l'âme et éclaire l'esprit, cette aptitude qui repose sans énerver? Croyez-moi, voilà ce qui rend la curiosité plus vive, l'application plus profonde, la persévérance plus soutenue; ce qui donne cette continuité d'attention à laquelle est attachée la supériorité du génie. Zimmermann dit quelque part : « Plus les yeux voient, plus l'esprit voit aussi. » Le contraire est tout aussi vrai : plus l'esprit comprend, plus les yeux aperçoivent. Rappelez-vous cette belle définition de Buffon, « que l'imagination est la faculté qui agrandit les sensations. » Il est vrai que cette imagination peut s'interposer entre les faits et l'intelligence qui les observe; mais bien des fois l'homme studieux, aidé de la réflexion, écarte ce prisme trompeur; il mûrit et éclaire sa pensée, il en tempère les hardiesses, il en règle et en assure l'élan. J'en atteste tous les bons auteurs qui font la gloire de la médecine.

EMPEYROS.

Vous plaidez votre cause avec une dialectique pressante et animée, mais ne craignez-vous point d'affubler vos épaules d'un manteau de sophiste? Prenez-y garde. Tout en admettant le parallèle que vous venez de faire, je mettrai toujours les praticiens au premier rang. Pourquoi cela? C'est qu'ils sont des savans de choses, et que les autres ne sont que des savans de phrases et de rhétorique. Les premiers seront donc considérés comme les chefs de la science, les autres n'en sont que les secrétaires; l'élixir de leurs méditations consiste à inscrire ce qui se fait; ils tiennent pour ainsi dire les registres du temple, mais ils ne sont pas les prêtres du dieu. Quoi que vous en disiez, il y aura toujours une distance immense entre des vérités formelles, axiomatiques, et de simples conjectures; entre les produits d'un esprit qui ne juge que d'après les autres, et ceux du praticien qui voit par lui-même; entre ce que je nomme l'*iatro-platonisme* et la méthode expérimentale; entre les résultats d'une conjecture et ceux d'une observation directe.

PHILOMATHES.

Voilà un raisonnement qui touche de près à l'orgueil. Nous avons fait l'observation que parmi les écrivains, il y a bon nombre de praticiens; on peut dire même, qu'à moins de circonstances particulières, tout praticien qui n'écrit pas est coupable ou d'égoïsme, ou d'impuissance. En définitive, où voulez-vous donc chercher l'expérience des siècles? Elle est déposée dans les livres, et elle n'est que là. Puis, pourquoi supposer que l'écrivain se laisse toujours emporter par l'imagination, qu'il remplace toujours ce qui est par ce qu'il croit être? Tout homme qui se respecte n'écrira jamais que d'après des observations réitérées; il soumet tout à la vérification du jugement et de l'expérience, et, pour me servir du langage philosophique, il ne néglige ni l'épilogisme *rationnel,* ni l'épilogisme *empirique;* l'un et l'autre sont un *criterium* qu'il emploie selon la circonstance.

Le parallèle que vous me reprochez est, selon moi, tout à l'avantage des hommes d'étude. Un mauvais praticien est bien plus dangereux qu'un mauvais livre; le premier fait le mal réellement, immédiatement; le second l'enseigne seulement, et l'enseigne d'une manière nullement convaincante. Un mauvais livre passe et s'oublie vite, car ce vieux fossoyeur qu'on appelle *le Temps* est impitoyable sur ce point. Un mauvais praticien, sans doctrine, sans principes ou à peu près, médicastrant au hasard, peut vivre un siècle; or, jugez si son *obituaire* sera chargé de victimes! Maintenant, changeons la thèse. Un bon praticien fait le bien dans son art, mais pour un temps très-limité; il emporte avec lui son tact, sa pénétration, son expérience; le souvenir qu'il laisse dure à peine quelques années, puis un oubli profond pèse sur son nom, comme une lourde pierre pèse sur son cadavre. Mais un bon livre exerce une influence favorable dès son apparition, et sur les générations futures. Ainsi, un praticien habile n'est utile que pendant sa vie; un médecin qui laisse un bon livre est utile indéfiniment; il *actualise* son savoir pendant des siècles. Les mettrez-vous sur la même ligne, leur accorderez-vous le même rang de valeur?

EMPEYROS.

Vous parlez sans cesse de bons livres; mais vous oubliez donc ce que j'ai dit, c'est qu'il n'y en a pas d'autres que ceux des praticiens qui, lancés dans la carrière, ont exécuté les préceptes expérimentés par eux-mêmes, qui ont vu, de *leurs propres yeux vu*, ce *qu'on appelle vu*. Je ne fais nul cas de ces théories arrangées, compulsées, à principes fixes, issues de la tête et de la plume d'un auteur, véritables *piperies* médicales, à l'usage des ignorans et des paresseux. S'il m'était permis de m'adresser à un de ces fabricateurs de médecine écrite, je lui dirais: debout! à l'œuvre! cesse d'écrire, de raisonner, songe aux réalités; cours au lit du malade, et là essaie la vérité de tes principes, vois s'ils soutiendront la force de l'*épreuve*. Agis, combine, applique ; à peine auras-tu *vu et fait,* que bien des clartés nouvelles jailliront dans ton esprit. Tu saisiras les mille formes d'une maladie, la variété de ses symptômes, qui parfois se contredisant, engendrent le doute sur le diagnostic et la terminaison. Tu comprendras les difficultés, les résistances, les hésitations, et, en même temps, les moyens, les ressources, les succès et les revers. Ne pensez-vous pas comme moi, mon ami, que le sens de ce mot, *pratique,* est immense, profond? Nest-ce pas là, en effet, où est la véritable lutte de l'art pour aider ou combattre les tendances de la nature, pour connaître la puissance ou l'insuffisance de nos moyens? N'est-ce pas là le véritable creuset où l'or pur et fin de la vérité se sépare du plomb vil de l'erreur? Allez-vous comparer de tels résultats avec ceux de ces aventuriers de la pensée, que des mécomptes multipliés n'empêchent pas de rêver encore, de rêver toujours? Qu'obtient-on par des théories, par d'insipides et vulgaires scolarités? Ce que les algébristes appellent la *racine carrée d'une quantité négative,* autrement dit, des promesses illusoires,

ou des chimères, ce qui certes sera toujours fort
loin de la *médecine de l'expérience*.

PHILOMATHES.

Eh bien! qui vous dit le contraire? Alors,
que signifie votre enthousiasme dithyrambique?
pas autre chose que mon opinion sous une autre forme. Encore une fois, il ne s'agit que de
s'entendre. Si par expérience vous ne savez que
voir, rassembler sans fin ni relâche des faits
isolés, variés, multipliés, vous ne fonderez rien;
d'une poignée de sable ou de sel on ne fait jamais une corde, un lien quelconque. On tombe
dans l'empirisme pur, et, comme le voulait
Pringle, *le moins raisonné possible*. Si, au contraire, on entend par expérience, une *méthode*
pratique éclairée, s'élevant à la certitude rationnelle par les faits, on arrive nécessairement aux
théories, à la synthèse, l'instrument créateur
de la science. Il y a la certitude du positif *abstrait*, et la certitude du positif *concret*, en médecine comme en philosophie. De nos jours, on
parle sans cesse des faits: c'est le mot qui frappe,
le mot à effet, le condiment universel de tout
travail médical : mais, en y réfléchissant, on
trouvera que c'est tourner dans un cercle vi-

cieux. Les faits sont tout ou peu de chose ; c'est leur interprétation qui donne à la science sa forme et son caractère ; c'est là cette puissance vivifiante qui ordonne aux faits de parler, d'avoir un sens, de révéler ce qu'ils contiennent de vérités. Qu'est-ce qu'un fait quand l'idée n'est pas dessous? Il faut donc non seulement rechercher les faits, les réunir, les étudier un à un ; mais la raison de ces faits, mais le sens de ces hiéroglyphes vivans, éternels, voilà la grande difficulté, le redoutable écueil de notre curiosité. Les hommes les plus profonds sont ici trompés par l'apparence, le visible et le palpable, et beaucoup finissent par recourir au *quid divinum*, cet aveu d'impuissance ; car, remarquez qu'il ne faut pas seulement saisir les rapports de simultanéité ou de succession des faits, mais leurs rapports de causalité, d'origine commune, pour arriver à former un tout dont les parties s'enchaînent et se coordonnent sous la loi d'un principe. Le corps humain est, comme vous savez, quelque chose de plus que l'assemblage ou la somme d'une multitude d'organes ; c'est un *concert* de fonctions, un admirable ensemble de fins et de moyens, un immense système de proportions, de rapports, de sympathies, puis *spiritus intùs alit*. De là cette nécessité de passer des faits individuels aux faits *collectifs;* de ceux-ci à de plus hautes générali-sations, et, s'il est possible, arriver aux principes des principes eux-mêmes. Ainsi, nous avons l'*anatomie descriptive,* ensuite on a fait l'*anatomie générale:* espérons qu'on fera un jour l'*anatomie élémentaire,* peut-être même l'*anatomie atomistique :* qui sait si le principe générateur des formes animales ne sera pas connu? Personne n'oserait assigner les dernières limites à l'esprit humain. On a découvert le moyen de s'élever dans les airs, d'être transporté dans l'espace avec une inconcevable rapidité ; pourquoi ne trouverait-on pas un jour ou la méthode ou l'instrument qui nous révélera la loi des affinités moléculaires organiques, qui nous fera pénétrer dans nous-mêmes et nous apprendra le comment de notre être, puisque nous sommes à jamais condamnés à en ignorer le pourquoi?

Toujours est-il, mon ami, que c'est la philosophie des faits qui en règle l'importance, qui en détermine l'utilité : c'est alors qu'ils portent leur doctrine, comme l'arbre porte son fruit; et plus le génie embrasse de faits, en les interprétant, en les élaborant avec profondeur, plus il les frappe du sceau d'or de la vérité. Avouons toutefois que la transformation des faits en principes exige une puissance, une force de conception assez rare. Rien de plus difficile, comme je l'ai dit ailleurs, que de poser des principes ou des axiômes renfermant la somme complète de toutes les valeurs des faits analogues. Voir par les yeux de l'esprit cette chaîne qui lie les phénomènes, n'est pas aussi facile que de voir, de compter, de mesurer ce qui frappe les sens : aussi les grands initiateurs dans la science de la vie sont-ils rares, et se comptent par siècles. Toutefois leurs travaux ont contribué à élever l'édifice, à en poser les premières assises ; leurs erreurs ont même été utiles dans ce sens, qu'elles ont indiqué ce qu'il fallait éviter, véritables *expiations philosophiques* en l'honneur et au profit de la science à venir. Mais d'où vient, à l'époque actuelle et dans notre science, cet affaissement de la pensée, cette étroitesse de vues, cet éloignement *systématique* de toute théorie résumée en principe? c'est qu'on ne s'attache qu'aux phénomènes contingens, superficiels : on répugne à passer de l'ordre des faits dans l'ordre des idées. La crainte de tomber dans l'abstraction et l'hypothèse domine les esprits. On voudrait une doctrine définitive et culminante, capable de répondre à tout, d'expliquer

tout, c'est-à-dire qu'on voudrait l'impossible.
Qu'en résulte-t-il ? que les quantités fractionnaires l'emportent et se multiplient, que l'en-
combrement des détails est porté à l'extrême,
et que nul point d'arrêt, aucun appui ou guide
n'est offert aux esprits. Le mouvement est réel,
incessant ; mais comme il est sans direction positive, le progrès reste problématique, parce
qu'il n'est jamais rigoureusement apprécié ni
constaté ; la médecine, je l'ai déjà dit, ressemble à un roman dont chaque médecin est l'auteur.

EMPEYROS.

J'aurais beaucoup de choses à vous répondre ;
mais je m'arrête, parce qu'au fond notre opinion
n'est pas très-opposée, seulement chacun de
nous abonde trop dans son sens. Vous ne faites
pas difficulté de croire qu'étudier, toujours étudier sans agir, c'est vouloir une science sans
base, puisqu'elle manquerait de preuves et de
démonstrations directes. De mon côté, j'avoue
que dans tout art, une théorie complète et rationnelle, d'après les faits acquis et convenablement interprétés, est le guide indispensable
dans les applications. Il faut que les théories
jaillissent de l'expérience, qu'elles en conser-

vent toute la force, toute la vitalité, toute la lumière, autrement dit, que la méthode expérimentale et la synthèse philosophique se confondent dans l'*unité* de la science pratique. Voilà,
si je ne me trompe, votre manière de penser.

PHILOMATHES.

C'est, en effet, la conclusion la plus raisonnable où nous devions arriver. Toutefois convenons, mon cher ami, que selon la diversité
des goûts, peut-être aussi d'après les circonstances, les uns, esprits vifs, hardis, se livreront
davantage à l'étude, aux recherches théoriques;
les autres, esprits graves et froids, aux applications positives, en un mot à l'art en lui-même.
Le mal n'est pas grand, et le champ de la science
n'en sera que mieux cultivé. Mais il ne faut pas
dire *racca* à son frère, quand il suit une marche
différente de la nôtre, pas plus que s'arroger
arbitrairement la prééminence scientifique.

EMPEYROS.

Il est pourtant un point dont nous n'avons pas
parlé, et sur lequel je suis très-peu disposé aux
concessions. C'est que la science étudiée pour
elle-même tient toujours ses adorateurs dans

l'isolement et l'obscurité. Au contraire, l'art donne en quelque sorte la forme et l'existence. C'est la pratique qui met la médecine en rapport avec la société; c'est par elle qu'on acquiert un rang, des honneurs, de la fortune, en un mot, elle constitue la profession.

PHILOMATHES.

Ceci, mon cher confrère, est une autre question, et certes elle ne manque pas d'intérêt. Nous la discuterons une autre fois, et probablement comme la première, sans le *tumet jecur... difficili bile*. La bonne foi dans les discussions est le vrai moyen de les terminer promptement. Adieu.

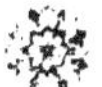

LES DEUX MÉDECINS.

DEUXIÈME DIALOGUE.

—·⊁⊁—

LA PROFESSION.

—

EMPEYROS.

Quoique nous soyons tombés d'accord, à peu de chose près, sur certains points de doctrine, vous conviendrez, mon cher confrère, qu'il en est un hors de toute contestation; je vous l'ai dit, c'est l'art seul qui constitue la *profession*. La médecine n'a de rapports sociaux, n'existe réellement aux yeux du public que par l'exercice de l'art, en un mot par la pratique.

PHILOMATHES.

Sans doute : mais que signifie cette prétention? Cela ne change rien à l'état de la question : l'art, dont vous êtes le champion exclusif, sans la science dans toute son étendue, n'est que pur empirisme ; un peu plus loin, il devient routine, plus loin encore, il devient charlatanisme. Voudriez-vous aller jusque là ?

EMPEYROS.

Vous ne le croyez pas vous-même, j'honore trop ma profession pour la ravaler à ce point. Cependant, en ce qui concerne la médecine, je soutiens toujours que la profession, ou l'art en exercice, donne une grande facilité pour rassembler des matériaux. On peut ensuite les choisir, les trier ; la beauté, la solidité de l'édifice n'en seront que plus remarquables. Au fait, qu'est-ce qu'un brevet de capacité médicale, s'il n'est pas relevé par les preuves que fournissent l'art et l'expérience, si par la profession on n'a pas rassemblé de bons matériaux, cherchés, trouvés dans l'histoire vivante des maladies elles-mêmes?

PHILOMATHES.

Il n'y a qu'une petite difficulté, c'est qu'en rassemblant des matériaux, au cas qu'on le veuille
bien, on ne s'en sert nullement et l'on ne peut
pas s'en servir; d'importantes conditions manquent pour atteindre le but. Digérer les faits et,
comme disaient les anciens, les convertir *en suc
et en sang,* est une chose difficile pour les praticiens très occupés; l'action dévore leur vie
et leur temps. Toujours haletans, toujours dis-
traits par la nécessité du déplacement, par la
variété des objets, ils le sont encore par le désir
de conserver, d'acquérir de la célébrité. La réputation, les cliens, les places, les honneurs,
les bruits du monde, en faut-il davantage pour
oublier la science? Si elle ne l'est pas tout à fait,
on attend, pour s'y consacrer plus tard ; or, en
attendant, on gagne de l'argent; dès lors, on
s'abandonne aisément le long de la pente, en se
disant qu'on n'aura qu'à vouloir pour regagner
le faîte. Ce très-habile sophiste qu'on appelle
esprit de lucre, finit par l'emporter. Bientôt le
temps manque, le corps se lasse, l'esprit se fatigue, l'âge vient, les habitudes se contractent,
et l'on finit par s'en tenir aux matériaux; à quoi
bon? il ne faut pas plus avoir sa science en ma-

nuscrits, que sa noblesse en parchemins. Que d'espérances n'avons-nous pas vu avorter! que de belles facultés dispersées au vent de la fortune! que d'aigles tombés du ciel dans la vallée obscure de l'oubli! Si l'on fouillait dans le porte-feuille de beaucoup de praticiens, on y trouverait une foule d'observations, de croquis, d'essais, de projets d'ouvrages, des réflexions jetées au hasard. Que leur a-t-il manqué? Le temps, les forces, une volonté persévérante. Aussi l'un d'eux disait-il : mes idées, ma doctrine, je les ai en masse, mais c'est la maison pour les loger qui me coûte à bâtir.

EMPEYROS.

A merveille! Ne dirait-on pas, à vous entendre, que les praticiens n'ont rien écrit, n'ont rien laissé, que tous sont livrés à l'accroissement de leur fortune, de leur bien-être matériel; les voilà destitués de l'intelligence, du culte des grandes choses et des belles pensées scientifiques. Je m'en suis expliqué de manière à vous prouver le contraire; d'ailleurs, mon ami, ouvrez les yeux, étendez le bras, et les meilleurs livres que vous prendrez dans votre bibliothèque ont certainement été écrits par des praticiens. Je vous l'ai dit, ils font peu de cas de l'hypothèse; pourquoi se battre sur une toile d'araignée qui va être balayée dans un instant? De là, dans leurs ouvrages, ce fond de réalité, de sincérité, qui émane de toutes les pages et qui ressemble si peu à la fabrication moderne de beaucoup de livres.

PHILOMATHES.

Je me suis mal expliqué, mon ami, ou vous m'avez mal compris : je parle *d'impossibilité*, mais non pas *d'incapacité*. Parcourez l'histoire des grands praticiens dont vous parlez; ne sait-on pas que la plupart ont produit leurs œuvres avant d'exercer la profession, ou bien après avoir renoncé à la pratique, ou bien encore qu'ils se sont servi de leurs amis ou de leurs élèves ? Cette dernière méthode est même assez commune de nos jours. On édite sa doctrine, son livre par procuration; seulement on met son nom au frontispice du chef-d'œuvre, c'est ce qu'un de mes amis appelait un ouvrage *bicéphale*. De cette manière, on passe pour auteur, sans avoir les ennuis de l'étude, et surtout sans abandonner les honneurs, les profits d'une vaste clientèle. Je le sais, il y a des exceptions, et il faut d'autant plus les honorer.

EMPEYROS.

Votre sévérité touche à l'injustice. Encore vaut-il mieux ce bruit, cette agitation, qui, en définitive, attestent la profession, que de rester dans les molles et oisives douceurs de l'étude et du cabinet. Rien ne ressemble davantage ou à la paresse ou à l'impuissance de se faire connaître. Ce qu'il y a de singulier, c'est que ces rêveurs qui, la plume à la main, s'éloignent du public, dédaignent la profession et disent adorer la science, s'estiment comme de hautes et profondes intelligences. Couverts d'un pan du manteau sacré, dans l'enivrement de leur importance enflée jusqu'au ridicule, ils se croient les hiérophantes privilégiés de la science pure et sublime; leurs livres et leurs noms doivent vivre dans la postérité. Dieu sait pourtant ce que devient cet orgueil, issu de *scribomanie:* lisez les catalogues d'autrefois, et dites-moi combien de livres imprimés avec une encre très-délébile, combien de réputations d'auteurs ont survécu et dont nous avons conservé le souvenir?

PHILOMATHES.

Croyez, mon cher confrère, que tous n'ont pas cette outrecuidance dont vous parlez: ce qui n'empêche pas qu'un ouvrage bien fait et bien écrit, de bon sens et en bon style, ne demande du soin, du temps et du travail. Or, comment voulez-vous qu'un praticien fort occupé trouve le temps de perfectionner son œuvre? il n'a reçu qu'une dose de forces et il ne saurait se multiplier. Soyez convaincu que tout ce qui est réellement bon, utile, exige, pour planer de haut sur son sujet, une méditation assidue, l'art de creuser aux sources, d'examiner les principes, de les envisager sous toutes les faces, d'après tous leurs rapports, car rien ne s'improvise dans la science. Mais une grande et active clientelle absorbe nécessairement un espace de temps, une somme d'attention, de fatigues, des veilles dérobées aux travaux de la pensée, à l'application intellectuelle ; si ce n'est pas là aliéner son avenir de célébrité scientifique, mon erreur est complète. Il y a ici un problème insoluble et implacable. Quant à cette vanité d'auteur dont vous parlez, que voulez-vous? Il faut pardonner à cette pauvre nature humaine, qui conserve toujours quelque chose de sa boue primordiale. La juste appréciation de soi-même est chose difficile : il y a toujours un point faible dans les âmes les mieux trempées. Pensez-vous donc que les hommes entièrement livrés à

la pratique soient exempts de pareille faiblesse?
loin de là ; plus le nom retentit dans le présent,
plus on s'abuse sur le temps qu'il retentira dans
la suite. Un sentiment de pitié ne prend-il pas
en voyant ce que sont devenues ces immenses
renommées de praticiens, alors si hautes, si
enviées, ces célébrités granitiques, qui s'éclipsent si vite? On les cherche, et elles sont à peine
indiquées dans l'histoire de la science. Voici l'*in-
dex funereus* de Devaux ; combien de noms obs-
curs, ignorés, perdus, et qui ont brillé autrefois
du plus vif éclat! Savez-vous ce que c'est que le
Coq, ce chirurgien qui jouit sous François Ier
d'une immense réputation ? Connaissez-vous
Simon Pimpernelle, *famosus consultor,* et rap-
pelé par Richerand ? qu'est-ce que Henri Bi-
nard, Louis Hamelin, Simon Lescot, Jean Suif,
chirurgien du cardinal Richelieu, et dont il est
parlé dans l'ouvrage de Tallemand des Réaux?
A la même époque, on vantait tellement un certain Thognet, *inter ævi sui chirurgos fama in-
signis,* qu'à sa mort on lui fit une magnifique
épitaphe dont voici les derniers vers :

Son art et son savoir garantissaient les hommes
    Bien souvent de mourir.
Mortels, pensez à vous, dans le siècle où nous sommes,
Puisque Thognet n'est plus, qui pourra nous guérir!

Or, qui connaît le grand, l'illustre, l'incomparable Thognet, cet homme qui avait un si grand empire sur la mort? Il en est de même de beaucoup de médecins praticiens, leur gloire fut viagère. Personne aujourd'hui ne sait ce qu'était le fameux *Dumoulin;* son nom n'est resté traditionnellement que par les richesses que ce médecin avait acquises, et par son célèbre syllogisme financier (1). Un peu de ce bon sens dont le ciel est plus avare qu'on ne croit, suffit pour discerner la vérité et remettre chacun à sa place.

EMPEYROS.

Tout ce que vous voudrez ; mais je soutiens que la *profession,* c'est-à-dire la science vivante et agissante, est plus honorable que la science obscure et stérile ; la première est véritablement le corps et l'âme de la médecine, tandis que l'autre n'en est que le fantôme. Que serait, je vous prie, pour l'être souffrant, le médecin théoricien ? rien, ou à peu de choses près. Faut-il

---

(1) Monsieur le docteur, reviendrez-vous voir le malade? — Oui, si vous me payez. — Voulez-vous qu'on paie sur le champ? — Oui, si vous voulez que je revienne. Ce *specimen* d'une forte logique n'est pas encore passé de mode.

des secours prompts, réels, actifs, aux malheureux, les praticiens seuls sont prêts et les prodiguent : voilà la véritable charité d'action. Pendant ce temps, le savant fort à l'aise, ignoré du
public, tapi dans son cabinet, étudie et médite;
il se lance dans les hautes spéculations de la
philosophie. Comme le vulgaire est indigne
d'attirer son attention, tout le labeur retombe
sur les praticiens.

PHILOMATHES.

A Dieu ne plaise que je veuille nier l'utile
activité des praticiens; mais je remarque que
vous vous faites des savans une étrange idée.
Vous les supposez toujours inactifs, autrement
que par l'esprit et le cerveau. Eux aussi, en bien
des cas, sont prêts à soulager le pauvre; bien
plus, croyez-vous que dans la haute pratique,
celle qui se fait dans les classes supérieures, on
pense beaucoup aux malheureux ? Détrompez-
vous; ce n'est du reste ni dédain ni mépris, à
beaucoup près, il y a faute de temps et d'occasions. Toutefois, n'est-ce pas le praticien à petite position, à modeste clientèle, qui se trouve le
plus souvent en contact avec les indigens? n'est-
ce pas lui qu'ils connaissent, qu'ils voient,
qu'ils invoquent, sur lequel ils comptent et ja-

mais en vain? En effet, il a de bonne heure accepté cette mission qui associe en quelque sorte le médecin à la providence de Dieu, mission d'autant plus sainte qu'elle est plus cachée, plus laborieuse, moins rémunérée.

EMPEYROS.

Mais la mission des praticiens dans les classes riches manque-t-elle donc d'élévation ? **Ne mettez pas tout, je vous prie, dans un des plateaux de la balance. Eh bien!** quand il serait vrai que les médecins qui ont su se créer une *belle position ,* ne s'adressent qu'aux grands et aux opulens, n'ont-ils pas aussi des obligations à remplir, et ces obligations ne sont-elles pas les mêmes, à quelque hauteur sociale qu'on les place? La religion du devoir est partout pour le médecin. Quand ce ne serait que pour assurer la dignité de la profession , la considération qu'on lui doit, il ne faudrait nullement dédaigner ce service. Le profane vulgaire est dans tous les rangs: il est donc important que des médecins haut placés dans la société, fassent sentir la différence qui existe entre le mérite réel et le masque effronté du talent, entre le vrai sanctuaire de la science et ces étables d'Augias obstruées par le fumier du charlatanisme.

Avec de bonnes qualités faire de bonnes affaires, voilà le problème, il n'est nullement insoluble; mais il faut pour cela plus que de la
médecine théorique, dogmatique, directement
émanée du cabinet et de la bibliothèque. L'esprit,
l'adresse, le savoir-vivre, la science des hommes
et du monde, celle de l'humanité dans ses malheurs, dans sa petitesse et ses misères, sont indispensables. Faire la médecine est aussi un cours
d'expériences sur le corps et sur le cœur humain.

PHILOMATHES.

Il y a beaucoup à dire, mon ami, sur ce sujet, et beaucoup à distinguer. Je ne dirai pas
comme un poète de cette science du monde,
tout le secret ne gît qu'en un peu de grimace.
Toujours est-il qu'elle exige des concessions,
jamais de résistance : du liant, du miel, de
l'huile, beaucoup; de la force, du caractère, de
la gravité, point. Or, je ne sais si une pareille
science est bien efficace pour combattre les
erreurs, les préjugés du public, si elle a eu tant
de succès que vous le dites, dans votre com-
plaisante glorification; il est permis d'en douter.
Est-ce là d'ailleurs le but qu'on se propose d'atteindre ? Songez donc que vous êtes dans une
époque où la devise du surintendant Fouquet,

quo non ascendam? est dans toutes les têtes médicales ; ou tout individu ne cherchant qu'à briller, à paraître, à monter et à s'enrichir, use à cet
effort un temps, des forces considérables, et se
soucie fort peu de votre théorie à l'usage des
grands et des puissans. Sitôt qu'on a franchi les
bancs de l'école, on exerce sa profession du
mieux qu'il est possible ; on veut en élargir le
cercle, faire sonner son nom, gagner de la réputation pour gagner de l'argent ; voilà le *nec
plus ultrà* de notre sagesse professionnelle. Agir
autrement passerait pour une sorte de don qui-
chottisme philosophique passablement ridicule,
et dont peu sont capables ; il y aurait trop à faire
et surtout trop de temps à perdre.

EMPEYROS.

Cela est possible ; au moins conviendrez-
vous que si un médecin fort occupé ne peut
acquérir cette science profonde, cette assiduité
de méditation nécessaires pour augmenter la
masse immobile des idées acceptées et des faits
stationnaires, au moins gagne-t-il sous le rapport
du tact, de l'expérience, de l'habileté. Cherchez
encore, et vous trouverez que d'autres qualités lui
ont conquis un nom, une célébrité, une position.
Ne les dédaignez pas ces qualités : heureux au

contraire qui les possède. Selon Mirabeau, *on ne vaut que ce qu'on s'estime;* il a raison : dès lors on cherche à s'élever, on s'ingénie, on a et l'on montre du talent. On peut entrer dans le monde par la porte de la pauvreté, porte étroite et basse, mais pas assez cependant pour que l'espérance n'y passe avec la force, la jeunesse, le talent et l'adresse. Oui, il y a des ignorans qui réussissent, mais ils ne sont pas des sots; faire sa fortune, c'est aussi faire un chef-d'œuvre d'esprit et d'intelligence.

PHILOMATHES.

Entendons-nous, très-honorable confrère. Le corps des praticiens ressemble vraiment au métal de Corinthe, c'est un singulier mélange. Personne ne s'avisera de mettre en doute que plusieurs ne sont parvenus au rang qu'ils occupent que par le droit chemin du travail et de la probité. Il y a ici, comme on dit, *l'accord d'un beau talent et d'un beau caractère.* Mais écoutez-bien les échos de la voix publique, et vous comprendrez combien il y a de tons faux et discordans dans ces mille bruits de la renommée. L'un a tout uniment profité des hasards, il a eu d'heureuses chances sorties du cornet de la fortune, tout l'aide et le favorise: qu'il se

laisse aller, il n'est bon qu'à devenir millionnaire. L'autre, hâbleur, fanfaron, soufflé d'orgueil et d'impudence, comptant dans son avoir
ses recettes de honte, ramasse à pleines mains
un or couvert de la fange [du charlatanisme;
c'est l'exploitation scandaleuse de la crédulité
publique. Un troisième, souple et adroit, ne
doutant de rien, heurte, pousse, grimpe et arrive; son esprit d'intrigue lui sert de capital, et
il le fait valoir. Nul plus que lui ne possède le
secret de l'annonce et de la réclame; il dispose
de la crécelle des journaux; il s'est baissé, age-
nouillé, faufilé; il a sauté, il a rampé, qu'importe, il est parvenu; le succès a tout lavé, tout
justifié, il a une robe d'innocence. Le public le
veut ainsi, direz-vous; moi je réponds par ce
mot d'un philosophe : *le public n'est pas une
raison.* On connaît d'ailleurs sa mobile et va-
cillante opinion. Je ne le sais que trop, le public le veut ainsi, et c'est l'éternel désespoir
des hommes de cœur et de mérite. Mais alors
dans cette mêlée, comment faire la statistique des vrais savans, des capacités hypocrites
ou des consciences véreuses? A notre époque
de décomposition morale, au milieu de cette
foule d'hommes agissans, remuans, bruyans,
qui s'imposent à la multitude, comment distin-

guer les notabilités supérieures, les notabilités de la médiocrité, les notabilités de la médecine avilie? Qui donc pourra et osera les séparer, les montrer, les signaler? Dans ce culte ardent de l'égoïsme et de l'argent qui n'a pour mobile que le *moi,* et pour Dieu que le succès, est-il si aisé de distinguer les adorateurs du vrai, du juste et de l'utile? Voyez où nous arrivons avec ces grandes qualités pour faire fortune, et que vous vantez si hardiment. Au reste, quittons ce sujet, il est trop délicat, on y marche sur des charbons ardens.

EMPEYROS.

J'y consens de grand cœur: toutefois, vous avouerez qu'en exerçant la profession, on est toujours sur la brèche avec le public. C'est sur les praticiens que retombe l'insupportable poids de la responsabilité morale et légale infligée aux médecins. La responsabilité est l'*atra cura* du médecin praticien. Ignorez-vous l'injustice, les préjugés, l'ingratitude, les exigences du public? Quelles sont les victimes? toujours les praticiens. Se guider d'après les préceptes de l'art, agir sous l'inspiration d'un esprit ferme, d'une âme libre et indépendante ne suffisent pas. *La mort n'a jamais tort,* et ce cruel proverbe atteste ce que les praticiens ont à redouter dans leur pénible carrière. Les hommes studieux qui n'ont pas voulu ou n'ont pas pu se faire une nombreuse clientelle, sont au moins exempts de ces déboires journaliers. Où est le médecin qui, dans le cours de sa vie agitée, n'ait pas été poursuivi, obsédé, la nuit, le jour, par l'idée d'un malade près de succomber, par celle d'une famille qui lui imputera faussement la perte d'un être chéri, par la calomnie, qui saura bien envenimer cette plaie? Oh! s'il était possible de dérouler l'histoire morale d'un vieux praticien, que d'ennuis, de chagrins, de douleurs ne découvrirait-on pas au fond de son cœur honnête et sans reproche !

PHILOMATHES.

Je partage vos sentimens, mon ami; cependant remarquez que la responsabilité dont vous parlez s'étend sur tous ceux qui exercent la médecine, dans les rangs les plus bas comme dans les plus élevés. D'ailleurs cette responsabilité offre de douces compensations quand le succès répond à l'œuvre; la profession, qui est pleine de douleurs, est pleine aussi de consolations; il est plus d'un docteur regardé comme le *deus salvator* dans certaines familles. Vous parlez du médecin studieux; et lui aussi est chargé d'une lourde responsabilité ; à chacun sa croix. Il travaille depuis longues années à un ouvrage, c'est là où il place l'espérance de son avenir et peut-être d'un peu de fortune. L'importance du sujet, l'intérêt des recherches, l'originalité de la pensée, la profondeur et l'étendue des aperçus, la vigueur de la méthode et le lumineux enchaînement des déductions en sont les bases; il a tâché d'y joindre la beauté de la forme, cette grave élégance, cette austère chasteté de style, si convenables aux œuvres scientifiques; il n'ignore pas que la force ou la grâce de l'expression ajoutent à l'excellence de la pensée. Mais l'indifférence et l'oubli l'attendent, ou bien on le livre à la haine calculée d'une critique malveillante, injurieuse, tantôt arrogante et injuste, tantôt basse, flagorneuse et outrageusement hyperbolique. Où sont les dédommagemens? Dans un avenir douteux et lointain. J'ajoute que quand un praticien est parvenu à une certaine hauteur de réputation, la responsabilité est beaucoup moins lourde pour lui; dans plus d'une occasion il a son franc parler ; on l'estime, on le révère ; son talent, sa réputation répondent pour lui. Le grand dauphin, père de Louis XVI, de Louis XVIII et de Charles X, ayant fait appe-

ler le célèbre Levret pour accoucher la dau-
phine, lui dit : « Eh bien! monsieur Levret, cet
accouchement va vous faire une réputation. —
Monseigneur, lui répondit Levret, si ma réputation n'était pas faite, je ne serais pas ici. »

EMPEYROS.

En supposant qu'il en soit ainsi que vous le
dites des soucis d'un homme studieux, travail-
lant à un bon livre, qu'il ne s'agisse nullement
de cette science creuse et vide, de cet océan de
sophismes connu sous le nom de *métaphysique
scientifique,* où il y a si peu de clartés à attendre, si peu de bases à espérer, je ne pense pas
qu'il y ait de parité possible entre lui et le praticien pour se faire connaître. Avec sa *profés-
sion* seule, obtenir de la réputation, percer le
triple rang des solliciteurs de la renommée, est
la chose peut-être la plus difficile dans l'état actuel de la société. Du moment que l'homme attend
son bien-être de l'opinion des autres, tout lui
devient obstacle; il faut qu'il se prouve, qu'il se
transmette à eux en quelque sorte. Il ne lui
suffit pas d'être, c'est sa satisfaction person-
nelle; pour les autres, l'essentiel est de paraître
ce qu'on est réellement, et de les en convaincre.
Cela est tellement vrai, que celui qui paraît sans

être, l'emporte toujours sur celui qui est et ne
paraît pas. Ceci n'est pas plus un paradoxe
qu'une subtilité ; car les hommes ne donnent
leur faveur qu'à ceux qu'ils croient la mériter,
notamment dans notre profession. Ainsi pour
le praticien, *être* et *paraître,* voilà le double but
à atteindre ; or, croyez bien qu'on n'y parvient
pas sans peine et sans effort, sans douleur, sans
marcher dans un sillon d'épines. Encore n'y
réussit-on pas toujours: il est souvent nécessaire que la fortune vous soulève de sa main
puissante, vous montre aux autres et vous impose à leur confiance.

PHILOMATHES.

Ce que vous dites me semble vrai. Oui, il y a
un art légitime de faire valoir la part de talent
qu'on a reçue de la nature, la portion de lumière et de savoir acquise par le travail : mais
ce que vous ne dites pas, mon ami, c'est que
beaucoup de gens possèdent le talent de l'apparence et manquent de la réalité ; l'essentiel, le
point capital est de bien ajuster le masque. Tant
pis pour eux ! direz-vous. Moi je réponds : Tant
pis pour le public ! tant pis pour la dignité de
la profession ! Il y a des savans timides qui,
ayant le cœur droit et l'esprit gauche, ne par-

viennent à rien, tandis que d'autres, dont la juste devise de la clochette, *tinnit, ergo vacuum,* leur serait si applicable, s'emparent audacieusement de la confiance du public, et disent : chacun sa part ; à nous l'argent et les places, à vous la science et la vertu. Le charlatanisme est indélébile dans certaines consciences, comme le ver dans les mauvais fruits. D'où je conclus, avec votre belle théorie d'avancement, que l'art de perdre son temps est plus favorable à la fortune que celui de le bien employer.

EMPEYROS.

Que voulez-vous? Quoi qu'on dise et qu'on fasse, il est prudent de prendre le monde comme il est et comme il va, de s'abandonner au train des choses qu'on ne peut régler. En général, les hommes sont cupides et avares, trompeurs et trompés, sots et méchans ; quant à moi, je partage l'opinion de Ducis, « que l'inutilité du premier déluge empêche sans doute Dieu d'en envoyer un second. Alors, qu'y pouvons-nous? On a beau faire, n'est-il pas vrai que l'on vit dans l'atmosphère morale de son siècle? Quand il s'agit de choses populaires et mondaines, il faut employer des moyens mondains et populaires, ne point fonder ses chances de succès sur

des qualités modestes et cachées que les grossiers
organes du vulgaire ne sauraient apercevoir. Un
savant ne peut parvenir à une grande clientèle,
tant pis pour lui, c'est un maladroit; un autre,
plein d'adresse et d'activité, d'entregent et de
ruse, en vient à bout, c'est là le jeu ordinaire de
la vie humaine. Comme le public, on ne doit y
voir qu'une sorte d'*ordalie* ou jugement de Dieu.
Tout se réduit à ceci : un savant à pied va beaucoup moins vite qu'un homme habile en voiture. L'expérience est positive; la changerez-vous?

PHILOMATHES.

Votre philosophie est par trop facile, mon
cher confrère. Mais n'est-ce pas chose dangereuse que s'asseoir, se poser dans ce commode
et futile sophisme? D'ailleurs, il n'est nullement
question ici des résultats, mais des moyens. Si
ces derniers sont justes et honnêtes, vous avez
parfaitement raison; mais vous élargissez singulièrement la voie. Quoi! vous oubliez que si
tous désirent de la réputation, de la richesse,
il en est qui, difficiles sur les moyens, veulent choisir l'argent qu'ils gagnent. Comptez-
vous pour rien les *saintes agitations de la conscience,* comme dit Bossuet, qui heureusement
ne sont pas mortes dans tous les cœurs? Vous

confondez trop les répugnances avec l'impossibilité, et vous arrivez à ce sophisme, ou plutôt à cette excuse des parvenus : *Ils sont trop verts.* Sans doute ; mais pour sauter à la grappe il faut les qualités du renard, la convoitise, la souplesse, l'astuce et le manége. Eût-on même emporté cette grappe tant désirée, on n'en est pas moins ce qu'on était et apprécié comme tel, c'est-à-dire un véritable renard. Libre à vous, mon cher confrère, si vous en avez le courage, de sauter à la grappe ; quant à moi, j'y ai renoncé sans dépit et sans humeur. Je maintiens de plus que quiconque agit autrement n'est plus le digne rejeton du divin vieillard de Cos ; l'*esprit médical* s'est retiré de lui. Qu'importe, du reste, l'esprit et l'adresse, le beau n'est qu'à la surface, car il n'y a d'hommes éminens que ceux qui le sont par le cœur. C'est temps perdu, je le sais, de prêcher, de redire de pareilles vieilleries, on n'en tient nul compte ; les escamoteurs de succès, ceux qui agissent pour éblouir et tromper le public, les taxent de poésie, de fiction, de pures niaiseries. Un écu de cent sous, multiplié autant que possible, voilà l'intention, le but, la fin suprême, l'apogée de la sagesse moderne ; c'est ce qu'on appelle agir en homme raisonnable, et bien mener sa barque : au fait, il n'y a rien de plus réel, de plus évident, de plus positif qu'un écu de cent sous prolifique. Pétrone raconte qu'un Romain fit graver sur son tombeau cette épitaphe : *Straberius repose ici.... il est venu de peu ... il a laissé 3oo millions de sesterces.... jamais il n'a voulu entendre les philosophes; porte - toi bien, et imite-le.* (PÉTRONE, 71.) Oh! combien d'imitateurs de ce Straberius!

EMPEYROS.

Je le vois et le regrette, vous n'avez pas compris toute ma pensée. J'ai dit que pour obtenir une grande clientèle, quels qu'en soient les moyens, remarquez bien ceci, il faut de toute nécessité se condamner à de rudes travaux, légitimes ou non, utiles ou sans valeur : d'une part, s'occuper de la science ; de l'autre, s'occuper du public, s'agiter, s'enquérir, boire la ciguë de l'ennui à chaque instant et sans grimace, faire sonner son nom haut et souvent, connaître à fond son siècle, les idées, les mœurs, les hommes de son temps surtout, cet art qu'on appelle *venatio ægrotantium*, n'espérer de longtemps nulle indépendance, nulle liberté, être les esclaves du public, les serviteurs des ignorans, enfin s'exposer courageusement aux traits de l'ingratitude et de la malignité. Quant à certains moyens particuliers, je suis tout à fait de votre avis, c'est à la raison qu'il convient de les faire voir, et surtout à la conscience de les enseigner. Que le cercle soit petit ou étendu, les obligations restent les mêmes : faire *le bien* et *honorer* la profession. Malheureusement beaucoup de gens, pour qui la morale est une convention, la vertu un conte de curé, ne font pas grand cas de ces avertissemens ; ils sont à l'épreuve de tout, et ne connaissent que trop la préexcellence de l'argent sur le mérite. *Le succès toujours croissant* de leurs moyens dans l'art de tromper et d'empoisonner le public, voilà ce qui les occupe : aussi, comme la base légale d'une répression efficace nous fait défaut, le caustique du mépris public les trouve insensibles. Il ne faut pas s'en étonner dans une société où l'intérêt est le mobile de toutes choses, où le *moi,* se drapant sous des apparences d'honneur et de probité, fait infiniment plus de cas de son corps que de son âme, de son petit doigt que de sa conscience. Toutefois, je maintiens mon opinion, qu'il y a d'énormes difficultés pour se créer une grande clientèle, soit pour en remplir dignement les devoirs, soit pour l'exploiter à la honte de l'art. Je soutiens même que cette clientèle acquise exige une activité, un travail, une force d'esprit et de corps dont se font très-peu d'idée les hommes qui préfèrent à tout le silence et le travail du cabinet.

PHILOMATHES.

Oh! pour cela, vous prêchez un converti. Louis, le célèbre secrétaire de l'Académie de chirurgie, a dit que, dans notre profession, on meurt de *faim* ou de *fatigue* : aujourd'hui, beaucoup en sont à peu près au premier point, et le petit nombre au second. Ces derniers sont-ils réellement et intrinsèquement plus heureux? A mon avis, la question n'est nullement décidée. Il est certain qu'une grande clientèle est une grande servitude : on y perd incontestablement le premier des biens de ce monde, la liberté; et cet esclavage est d'autant plus dur, qu'il est de tous les instans. Je le dis sincèrement, les courageux confrères qui ont accepté ce fardeau méritent d'être remarqués; il faut les plaindre, les honorer, et surtout ne pas envier leur sort. En effet, quelle vie, mon Dieu, que celle-là! quelle glèbe à retourner! quel rocher de Sisyphe à pousser! N'avoir pas un jour, pas un instant dont on puisse dire : Il est à moi! Voir passer tout le temps de sa vie, tous les beaux jours du printemps et de l'été sans avoir goûté le plaisir de vivre à son heure et à son loisir, d'être à soi et aux siens ; se lever tous les matins avec le même poids à soulever, le même sillon à creuser ; se coucher, se nourrir, se reposer, quand on peut, et toujours avec la certitude de recommencer le lendemain, et après, et sans fin ! A moins d'être malade, ne pouvoir échapper à ces rudes travaux, mais y être attaché, parqué, enchaîné toute sa vie ! Avoir perdu le sentiment du bien - être intime, du repos, de la solitude ; renoncer aux exquises et pures jouissances de l'esprit et des arts, ou du moins ne les goûter que par instans et comme furtivement ; vivre du matin au soir et à jamais avec les malades, par les malades et pour les malades, qui, à raison de la réputation acquise et de l'espérance qu'ils en conçoivent, ne vous laissent ni paix ni trève ; assister sans cesse à des scènes de désolation qui vous brisent ou qui vous bronzent l'âme et le cœur..... voilà, certes, un succès dont la perspective est infiniment plus flatteuse que la possession elle-même ! Non, on ne sait pas assez de quelle somme de patience, de fatigues, de courage et de résignation il faut être doué pour endurer le supplice d'une active et forte clientèle. C'est là une existence très-peu digne d'envie ; et je conçois la

vérité profonde de ce mot de notre ami le docteur ***, qui, apprenant dans ce sens les rapides
progrès d'un de ses jeunes compatriotes, disait :
Il réussit si bien que j'ai pitié de son bonheur.

EMPEYROS.

Voilà un tableau bien sombre, et vous l'a-
vouerez, mon ami, un tant soit peu chargé. Toutefois, on ne saurait nier qu'il y a un côté vrai ;
mais c'est précisément ce qui doit faire un éternel
honneur aux praticiens. Leurs travaux, leurs ennuis, leurs fatigues deviennent alors une consé-
cration perpétuelle, un sacrifice sans fin de leur
existence ; c'est ainsi que la médecine est un
véritable apostolat, et l'apostolat conduit quelquefois au martyre. Appliquer avec intelligence
les préceptes de son art, faire le bien, puis dormir quand on peut, voilà une rude, mais belle
destinée : le corps et l'esprit se fatiguent ; mais
quand le cœur est satisfait, lorsque la conscience
vous dit secrètement : *Tu as fait ton devoir,* la
vie n'est pas sans jouissance et sans félicité.
D'ailleurs, pour ne rien cacher, le mal n'est pas
aussi grand que vous le faites, et il existe un
baume excellent pour adoucir les plaies que vous
avez énumérées, c'est qu'on gagne beaucoup
d'argent. Or, vous avouerez qu'une pareille

compensation n'est pas à dédaigner; beaucoup de gens, soyez-en sûr, voudraient avoir les ennuis dont vous avez parlé, et au même prix.

PHILOMATHES.

Dans ce sens, vous avez parfaitement raison. Avec de grandes places, une clientèle riche et nombreuse, on gagne de l'argent, beaucoup d'argent; il n'y a qu'une difficulté, c'est qu'on ne s'en sert pas. On l'accumule à un, à dix, à vingt, à cent degrés; mais pour l'individu qui fouille et creuse la mine, c'est absolument comme si cet argent n'était pas. Montaigne nous en avertit, c'est le *jouir* et non le *posséder* qui constitue la vraie richesse. Qu'importent donc des millions, s'ils ne sont bons que par eux-mêmes, par une puissance purement intrinsèque, et non pour un bonheur réel, évident, incontestable! Je conçois l'argent qui se métamorphose en indépendance, en repos, en plaisirs, en jouissances, en bonnes œuvres; autrement, je nie son pouvoir, et je dis comme Vauvenargues : « Il est faux qu'on ait fait fortune, quand on ne sait pas en jouir. »

EMPEYROS.

Tout ce que vous voudrez; mais ce qu'il y a de certain, c'est que nul n'est indifférent aux

moyens d'acquérir de la fortune et d'en acquérir le plus possible; agir différemment ne se
conçoit même pas. Or, la profession ici offre
d'incontestables moyens. Quoi! en êtes-vous à
ignorer ce qu'est de nos jours cette énorme
puissance, l'argent, puissance qui représente
tout, qui crée l'indépendance, qui dompte les
volontés et les consciences, qui fait fléchir l'orgueil humain, qui, en raison de sa proportion
et selon la hiérarchie des vassalités sociales, dit
à l'un commande, et à l'autre obéis. Remarquez
encore que cette puissance, comme la renommée, *vires acquirit eundo,* ou plutôt *crescendo;*
dès-lors, par la loi d'une attraction particulière,
elle règle la considération, elle établit le rang,
donne la position, et par dessus tout les droits
politiques, si vous y tenez. Aujourd'hui, chaque médecin donne son temps au jury, ses veilles
à la garde nationale, son denier au fisc, son
sang ou celui de ses enfans à la patrie. Tout
l'écrase et le heurte. Où trouvera-t-il une suffisante compensation? Dans la fortune; alors les
choses changent entièrement d'aspect. Avec de
la richesse, on se place et on brille aux sommités de la société; l'or! c'est la considération,
c'est le respect, c'est la puissance; être compté
parmi les plus imposés, n'est-ce pas aujourd'hui

le *summum* de perfection pour un homme qui pense bien ? Le plus grand tort d'un homme de mérite est de naître et de vivre besoigneux. Il est tel médecin industriel, sans savoir et sans cœur, qui parviendra à un degré d'estime et de valeur sociale où vous n'arriverez jamais avec votre amour pour l'étude, pour la science en elle-même et votre très-modeste clientèle.

PHILOMATHES.

Nous sommes plus d'accord dans le fond que vous ne pensez, mon cher confrère. C'est une idée par trop ridicule de dire que l'argent ne sert à rien ; aussi je ne veux pas le moins du monde, en affichant une austérité pharisaïque, cracher sur le piédestal du veau d'or, je serais vraiment l'homme extraordinaire du siècle ; loin de là, le refrain de la chanson, *les gueux sont les gens heureux*, m'a toujours paru faux et absurde. Toutefois, je soutiens qu'une grande et fructueuse clientèle est un insupportable poids à supporter. Si on arrive par le droit chemin, il faut des travaux immenses et sans fin, user sans plaisir une existence sans repos. Si on parvient par le chemin sale et bourbeux du charlatanisme, une intrigue assidue, active et rampante, un front d'airain, une âme à l'épreuve de la

honte sont indispensables. Et puis, est-il bien
vrai qu'aucun aiguillon de la conscience, aucun
remords ne se fasse sentir? qu'il n'y ait nul
reproche secret? Je ne sais, mais quand on a
mis le pied dans la fange, on ne s'en tire pas
sans souillure; malgré soi on se dit: *l'honneur
est comme une île escarpée et sans bords*, etc.,
etc. Il est vrai que le coffre une fois bien garni,
le public n'en fait pas grande différence; pourvu
qu'on s'enrichisse, la sottise et l'aplatissement
du vulgaire sont à peu près les mêmes. *Lucri
bonus odor, ex re quâlibet*, rien de plus connu.
Mais alors, aux yeux de l'honnête homme, et
pour le médecin qui se souvient de l'origine illustre de sa profession, la plupart des avantages
de la richesse dont vous parlez diminuent singulièrement de prix. Puisque les résultats sont
égaux dans l'opinion publique, ira-t-il donc se
mêler à la troupe grossière des marchands du
temple, tenter la fortune par toute espèce de
moyens? Quant aux droits politiques, ils prouvent en ma faveur. Comme un sac d'écus est le
symbole placé au sommet de l'échelle sociale,
il en résulte que chacun fait ses efforts pour
l'atteindre; on a trouvé le moyen de tarifer la
valeur individuelle du citoyen par francs et par
centimes. Dès-lors, la bassesse et l'infamie do-

rées sur tranche changeant de nom, il en résulte que le saltimbanque, le charlatan enrichis qui ayant fait pour vivre le métier de tuer les autres, ont les mêmes et incontestables prétentions ; où sont maintenant les droits de la science et du vrai mérite ? Si vous aimez ces honneurs, si vous attachez quelque prix à la liberté, à l'égalité, ces sublimes niaiseries ou chimères politiques, je vous en avertis, vous pouvez avoir pour concurrent heureux quelque vendeur de remède qui voudra, lui aussi, s'en passer la fantaisie. Il y a des exceptions, mais elles confirment, loin de détruire, les tristes vérités que j'énonce ici. Une chose bien remarquable, c'est que, dans tous les temps, les hommes les plus distingués de notre science, les plus grands agitateurs de l'esprit médical, ont vécu dans la médiocrité ; tels furent Paracelse, Van-Helmont, Stahl, Brown, Rasori, Broussais, Haller, Bonnet, Morgagni, etc. Il n'y a peut-être qu'une exception, Boërhaave ; mais, en étudiant sa vie, on voit que la fortune lui est venue pour ainsi dire malgré lui ; aussi, comme le remarque Fontenelle, avec sa pénétrante finesse habituelle : « Il n'y a pas eu de sa faute à devenir si riche. » Toujours est-il que celui qui vit autrement manque presque toujours son avenir de célébrité :

on était né pour être grand homme, on meurt spéculateur habile.

EMPEYROS.

Je le vois, il n'y a pas moyen de vous ramener au véritable point de vue sur l'objet de notre discussion ; décidément,

« Convertir un docteur est une œuvre impossible. »

Votre manière d'argumenter me paraît manquer de justesse, dans ce sens que vous tombez dans l'exagération. D'après votre opinion, il semblerait que s'enrichir, c'est se condamner aux travaux forcés, c'est se mettre un carcan d'or au cou ; en un mot, c'est ne pas vivre, respirer, agir comme les autres. Détrompez-vous, mon cher ami, votre erreur est complète, en voici la preuve notoire : c'est que ceux qui sont dans le cas dont vous parlez ne se plaignent jamais, tandis qu'on entend gémir continuellement ceux qui sont dans une position contraire ; beaucoup de ces derniers portent souvent leur encens à Baal et à tous les faux dieux. Ce qu'il y a de certain, c'est que bien peu de personnes partageront vos idées et surtout vos craintes. Quant à moi, je crois celui qui a dit : « Oh ! qu'il fait bon être malheureux avec trente mille livres de rentes ! » Je vous souhaite un pareil guignon.

PHILOMATHES.

Eh! pourquoi ne serait-on pas malheureux avec trente mille livres de rentes ? on l'est bien avec soixante, avec cent et au-delà; il y en a plus d'un exemple dans notre profession. Voltaire, comblé de gloire et de richesses, écrit à un de ses amis : « Je vous souhaite une vie tolérable, car pour une vie heureuse c'est trop fort. » Sa vie à lui était à peine tolérable. En effet, quel que soit le degré de l'opulence, tout part du cœur, de l'âme et de l'esprit, car les infirmités sont les mêmes pour tous ; et même plus la fortune vous caresse, plus il semble que les maux infligés par la nature semblent insupportables et accablans. Telle est l'influence énervante de la richesse, elle rend insensible au bien et très-sensible au mal ; en sorte que le compte des angoisses est souvent égal au compte des écus. Ajoutons que la haine, l'envie, la calomnie, odieux serpens dont il faut braver la colère et le venin, s'acharnent à tout ce qui est hors de ligne. Cela est vieux, mais cela est vrai, mon très-honoré confrère, éternellement vrai, et soyez certain que le fouet de ces furies ne frappe pas toujours en vain.

EMPEYROS.

Je l'avoue, et les exemples ne manquent guère parmi nous ; mais vous conviendrez aussi que, quand on a acquis une bonne et grande clientèle, bien des obstacles sont levés, bien des difficultés aplanies. Outre les jouissances du luxe, les agrémens de l'opulence, qu'on ne dédaigne que par orgueil, et qu'on aime dès qu'on y touche, ne peut-on obtenir les plaisirs de l'étude quand on les veut ? n'a-t-on pas le bonheur de faire le bien puisqu'on en a le pouvoir ? Il est beau de gagner son pain ou sa fortune par le travail comme l'homme, et par les bonnes œuvres s'élever aux cieux comme l'ange. Or, la richesse aide à tout, couvre tout et peut tout. C'est un malheur, dira-t-on; à qui la faute? Encore une fois, nous n'avons pas fait la société telle qu'elle est ; nous ne sommes pas les inventeurs de cette vaste machine aux petits et vils ressorts. Vous parlez de vérités toujours anciennes et toujours nouvelles; eh bien! en voici une qui a ce double caractère : *avoir, c'est être;* qui n'a rien n'est rien. Aujourd'hui plus que jamais, cette vérité bien comprise, bien méditée, vous en apprendra davantage que tous les marchands de science et d'esprit in-octavo ou tout autre format. Ouvrez les yeux et les oreilles dans le monde, et la conviction vous pénétrera jusqu'au cœur.

PHILOMATHES.

Je suis tout aussi insensible à votre invitation que peu touché de vos argumens. Je n'ai pas nié la puissance actuelle de l'argent, ce serait nier l'éclat de la lumière en plein midi. Ma conviction formelle est que cette puissance une fois acquise par les médecins probes et honnêtes, ou par des faiseurs d'affaires médicales, toute différence cesse dans le public et aux yeux de la loi. Otez le million, souvent il ne reste qu'un sot ou un intrigant ; replacez le million, il y a considération, force et puissance. C'est toujours l'idole de bois doré qui paraît au loin radieuse et imposante; vue de près, pesée à sa valeur, ce n'est qu'un bois pourri, vermoulu. Je soutiens en outre que les travaux, l'activité sans fin d'une grande clientèle usent le corps et fatiguent l'esprit, pour ne pas dire plus. Que venez-vous me parler des plaisirs de l'opulence! belle ressource vraiment! Le luxe, ce sentiment confus et déréglé de besoins factices, en général, est la passion des petites âmes: il rétrécit l'esprit en l'attachant à des choses de peu d'importance, en

l'habituant infiniment trop à une foule de jouissances. Les chercheurs d'or et les hommes-chif-
fres en sont là, leurs médecins le savent bien. Ce
luxe avec son équipage d'acteur, son harnais de
comédien, peut-il réellement influer sur le bonheur, ôter une colique, calmer une douleur morale, alonger la vie d'une minute? Non, sans aucun doute. Dès-lors qu'a besoin, je vous prie,
un homme judicieux, ayant le sentiment droit
des choses réelles de la vie, de tables somp-
tueuses, de ces bronzes, de ces glaces, véritables colifichets du royaume babiole, brillans
grelots de la folie humaine, qui ne conviennent
qu'aux femmes et aux enfans, aux coquettes et
aux étourdis? Je dis plus, je soutiens que la
médecine, cette sœur de la philosophie, doit
toujours conserver un caractère grave, quelque
chose d'austère, incompatible avec les futilités
d'un monde superficiel. Mettez en regard de
tout cet attirail mensonger la paix, le repos,
l'indépendance, les jouissances du foyer domestique, les douces *flâneries* de l'étude, la
libre possession de soi-même, de sa vie, de son
temps, et la comparaison sera tout en faveur de
cette dernière situation. Faut-il donc, pour y
parvenir, de grands soins, des travaux immenses? nullement; une fortune à égale distance

du besoin et du superflu, proportionner ses désirs à cette échelle, voilà tout le secret. Avec de la modération, quand on a peu, on ne manque de rien. Aller plus loin, c'est se heurter contre l'impossible, et, comme l'a dit un poète :

Le bien, c'est de l'aisance, on en jouit en paix ;
Le mieux, c'est l'infini, que l'on n'atteint jamais.

Ne raillez pas, mon ami, les plaisirs de l'esprit, ces joies de l'intelligence, les plus grandes après celles de la charité, ce sont aussi les plus sûres, les plus durables ; l'objet de ces plaisirs est immense, comme l'empire de la vérité, illimité comme le monde et infini comme la nature elle-même. Rien n'est donc au-dessus de ces félicités solitaires de la méditation et de l'étude, qui ont enchanté les plus grandes existences, doté les générations d'œuvres toujours glorifiées, parce qu'elles répondaient aux éternelles sympathies de la science et de l'humanité ; *vivitur ingenio, cætera mortis erunt.* D'ailleurs la carrière est toujours ouverte, car jamais la science n'a dit son dernier mot : il y a toujours beaucoup à faire où l'on a fait le plus, et le plaisir d'ajouter est un plaisir de qualité supérieur à celui de l'argent. Croyez-moi, cette vie idéale de la science vaut bien l'autre, quoique moins fastueuse ; elle donne de ces momens d'inexprimable sérénité dont on ne perd plus le souvenir (1). Vous avez raison, on peut faire du bien quand on possède la richesse, mais ce n'est qu'une condition secondaire : ouvrir la main ne suffit pas. Un esprit juste, un bon cœur, une inépuisable charité, voilà les sources de cette vie de l'âme ; c'est ainsi que l'amour de l'art offre à nos yeux un rayon échappé de l'amour de Dieu pour l'humanité. Je connais un pauvre prêtre dont le mobilier vaut bien cent écus, et qui répand d'immenses bienfaits. Rappelez-vous l'histoire de Charles de Villiers, ce modeste chirurgien, cet excellent homme : voici le dernier vers de son épitaphe :

Il ne fut jamais riche, et fit toujours du bien.

EMPEYROS.

Votre paradoxe, car il est impossible de juger autrement votre opinion, n'est pas soutena-

(1) Aussi plus d'un savant l'a-t-il préférée. John Hunter, quittant à regret ses instrumens de dissection, disait à son ami Lynn : « Il faut bien que j'aille gagner cette *damnée de guinée* (damned guinea), si je ne veux pas en manquer demain. » (*Voyez* sa Vie, par Drewry Ottley, traduction de M. Richelot.)

ble. Croyez-le bien, très-honoré confrère, il est, parmi les hauts praticiens secondés par la fortune, des hommes de sens et de jugement. Eux aussi ils aiment les vrais plaisirs ; ils savent en jouir à propos et avec discernement ; mais avec leur opulence ils ont encore des plaisirs que vous n'avez pas, vous homme d'étude, de science, de petite fortune, et ils auront les vôtres quand ils voudront. D'ailleurs, en ont-ils besoin ? Il y a dans une grande clientèle je ne sais quel mouvement, quel entraînement qui soutient et charme, une sorte d'enivrement qui plaît. Le nom qu'on a, le bruit qu'on fait, les honneurs qu'on obtient, l'argent que l'on gagne, dédommagent et au-delà de ces studieux loisirs que vous exaltez tant. Ces loisirs ne privent-ils pas en outre de ce spectacle toujours grand, toujours instructif, toujours curieux , de voir dans tous les rangs, sous les lambris dorés du banquier, comme dans le grenier du prolétaire, la nature humaine lutter avec la douleur, et pour la dompter ou l'éloigner, implorer le secours de notre art ? Puis, comme la franchise est le trait distinctif de mon caractère , je vous dirai confidentiellement qu'il existe dans l'art de gagner de l'argent, de l'augmenter, de l'accumuler, un plaisir secret de l'intelligence, une satisfaction intérieure tout à fait particulière. Plus le chiffre s'élève, plus ce genre de bonheur s'accroît et s'enracine. Ce plaisir est sans secousse, sans violence, sans exacerbation, mais aussi il est de tous les instans, et dure toute la vie. Essayez-en, mon ami, avant de lui lancer l'anathème de votre dédain.

PHILOMATHES.

Allons, taisez-vous, *apage sophista!* Êtes-vous donc assez peu mon ami pour me conseiller un bonheur qui, d'après votre aveu, est une sorte d'entraînement et de mouvement perpétuel? Et pourquoi ce bruit fatigant, enivrant, étourdissant, qu'on nomme renommée? pour marcher sans fin ni repos à la conquête de l'argent. En vérité, n'est-ce pas se condamner à vivre d'une manière violente et forcée? n'est-ce pas ressembler à certains esclaves des anciens, condamnés aux mines, *ad metalla?* Ce n'est ni mon but ni mes goûts. La folie humaine est de confondre la richesse avec le bonheur : de là cette manie furieuse de se ruer sur l'or, d'en chercher parfois jusqu'au fond des plus sales égouts : de là cette vie acharnée au gain, à la vanité, cette fièvre d'ambition, ces appétits de luxe, ces aspirations vers la haute fortune qui étreignent aujourd'hui tant de cœurs ; de là encore, il faut le dire, cette servitude de l'homme qui pense envers celui qui possède. Le bonheur vrai n'est pas dans l'abus de quelques passions exclusives, mais dans la satisfaction mesurée et harmonique de tous les goûts, dans l'expansion intégrale des forces de l'âme humaine. Croyez-moi, tenir peu de place et faire peu de bruit a bien aussi son charme : essayez de cette vie à votre tour, et je vous assure que vos regrets ne seront ni grands ni prolongés. Quant à la jouissance secrète ou sournoise, mais continuelle, d'accumuler l'argent, elle est possible ; cependant, vous conviendrez que cette jouissance négative, petite, mesquine, ressemble fort à l'avarice, passion basse et triste, qu'on a grand soin de déguiser. Il est bon, en effet, de cacher l'absurdité par l'obscurité. Gagner de l'argent uniquement pour le compter, pour l'empiler, est un bonheur de faux aloi. En bonne conscience, les travaux dédommagent-ils des déceptions ? le but vaut-il la poursuite ? Mais si *les beaux yeux de la cassette* ont tant de charmes pour vous, soyez sûr que ce genre de plaisir sera pour vos héritiers un grand sujet de satisfaction, peut-être de moquerie : et je dirai comme Baglivi, quoique dans un autre sens :

Vera dico, experta dico, sanctaque affirmo.

EMPEYROS.

Ah! si jamais ces mots, *prêcher dans le désert,* eurent une application réelle, ce sont assurément vos assertions, ou plutôt vos homélies philosophiques ; elles ne convaincront qui que ce soit, soyez-en sûr. Non seulement l'opinion générale vous condamne, mais encore l'expérience et la vérité. La plaie vive est la plaie d'argent. On n'en meurt pas, dit-on, cela est douteux ; et si les causes secrètes de toutes les maladies nous étaient connues, celle-là tiendrait, sans contredit, une large place dans le cadre nosologique ; on la retrouverait parmi nous ; car le grand, l'éternel obstacle, la *concurrence,* est tel maintenant qu'il faudra peut-être adresser à la foule des médecins ces horribles paroles de Malthus : « Il ne fallait pas faire la folie de naître, puisqu'il n'y a pas de place pour vous au banquet de la vie. » Aussi, à tous les argumens que je vous ai exposés, je veux en ajouter un dernier, qui me semble péremptoire : c'est qu'en supposant qu'on ait ces goûts d'étude, de repos, d'indépendance, auxquels vous attachez tant d'importance, n'est-il pas temps de les satisfaire quand on s'est mis à l'abri du besoin ? Ne convient-il pas de faire ses réserves pour l'avenir, afin *d'appâter commodément ses vieux ans et les adoucir*, comme dit si bien Montaigne? Tous les praticiens lancés dans une grande et fructueuse clientèle pourront jeter l'ancre quand ils voudront, s'abandonner aux jouissances privées, cultiver les sciences et la philosophie, enrichir la médecine de leurs observations pratiques; ils auront alors l'*otium cum copiâ*, que vous n'avez pas ni ceux qui pensent comme vous, s'il y en a.

PHILOMATHES.

Et pourquoi donc les hommes dont vous parlez ne se retirent-ils jamais du monde et des affaires? Pourquoi en voit-on si peu qui, parvenus à un chiffre colossal, disent : c'est *assez*, maintenant du repos ou des loisirs scientifiques? C'est que plus on a , plus on veut avoir, cela est gravé au fond du cœur humain. Il est même d'observation que les petites épargnes se font plus difficilement que les grandes ; car, selon le proverbe anglais, « gardons bien les sous, les schelings se gardent eux-mêmes. » On se donne la tâche de gagner un million ; le million obtenu, on en veut un autre, puis un troisième, s'il est possible. La convoitise s'irrite et s'avive par les moyens mêmes qu'on prend pour l'apaiser ; la maladie dure jusqu'au dernier souffle, jusqu'au dernier battement du cœur et des artères. On dirait qu'un démon secret, inexorable, semble toujours dire : il te manque ceci, puis cela, garde-toi bien de t'arrêter ; la fortune est mobile, capricieuse, elle ouvre les mains, tend les tiennes et ne songe qu'à cela. Alors on déploie toutes ses ressources pour gagner davantage. Aux moyens ordinaires, multipliés, variés, combinés de toutes sortes, on ajoute l'emploi même du revenu, comme capital reproductif, le calcul de l'intérêt des intérêts, ce qu'on appelle en termes de banque et d'agio *faire suer les écus*. A ces puissans motifs vient s'ajouter la crainte d'être négligé, oublié, effacé, de voir d'autres confrères s'emparer du public ; alors on continue à suivre cette voie douloureuse, toujours avec l'espérance de finir par le repos. Mais qu'arrive-t-il? on meurt, harassé de fatigue et de vieillesse, sur un monceau d'or. O misère du bonheur des riches ! Vous voyez que la fortune ne traite, même avec ses amis, qu'à des conditions dures. Cette direction forcée de l'existence est à peu près générale, et les désintéressemens se comptent. Dans les temps passés, je ne connais que deux médecins illustres qui aient agi différemment, Harvey et Haller; or, l'on sait ce que la science doit à leur génie. Mais aussi le premier fut-il long-temps raillé, baffoué, regardé comme un *disséqueur de grenouilles;* le second, avant sa grande réputation, comme un pauvre érudit, sans pratique et sans fortune. De nos jours, rien de plus rare que ces retours au culte pur de la science. L'habitude de s'enrichir une fois prise, il est difficile de s'en défaire, et cet étrange phénomène physico-moral ne s'observe que très-rarement. Avec douze millions et un anévrisme au cœur, Astley Cooper prend le parti de la retraite, mais il ne peut y résister, il reprend le joug et succombe. Je pourrais citer beaucoup d'autres exemples, comme vous l'imaginez facilement.

EMPEYROS.

Je vois, mon ami, que nous ne pouvons nous entendre. Toutefois, en considérant la question sous toutes ses faces, il est probable que nos opinions se rencontreraient sur plus d'un point. C'est un axiôme vulgaire, mais éternellement vrai, que savoir s'arrêter à propos est une grande preuve de jugement, de supériorité intellectuelle; ensuite, que la renommée, si brillante vue de loin, a ses misères, comme la célébrité ses enmis ; enfin que toute couronne a ses épines. Si le non succès a ses tourmens, ses faiblesses, ses mécomptes, il y a aussi les douleurs du trop réussir ; mais il faut deux choses pour les avouer, l'expérience et la sincérité.

PHILOMATHES.

Vous avez raison ; cependant je vous répéterai ce que j'ai dit dans notre entretien précédent, c'est que tout médecin suivra dans sa profession le penchant, le goût particulier qu'il a reçu de la nature, penchant que les circonstances pourront ensuite ou comprimer ou favoriser. Quoi qu'il en soit, je conviens que chacun doit, autant qu'il est en lui, rechercher le bien-être, améliorer sa position ; le besoin, je dis plus, le *devoir* du succès est imposé à tous ; mais il ne faut ni pousser trop loin ce succès, ni se laisser aller aux éblouissemens par de brillantes apparences. Le cachet de toute sagesse pratique sera toujours de mesurer ses moyens, de borner ses désirs et dissiper ses illusions : c'est ainsi qu'on apprend à se soumettre à la nécessité, à consentir à sa destinée, puis à attendre en paix le dernier arrêt de la Providence.

FIN DU PREMIER VOLUME.

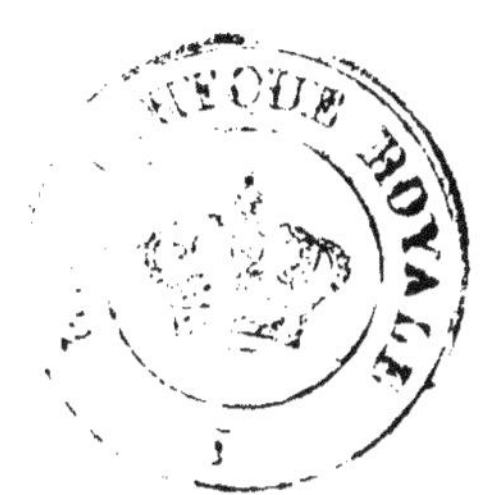

Table

DES MATIÈRES DU PREMIER VOLUME.

	Pag.
AVERTISSEMENT	j
DE LA SANTÉ	1
§. 1er. Considérations générales.	id.
II. Principe fondamental de la santé.	39
III. Conséquences et applications du principe fondamental de la santé.	82
DE L'ECLECTISME EN MÉDECINE ET DE SES CARACTÈRES.	150

Pag.

Principe général et inductions pratiques relatives a la convalescence dans les maladies aigues 193

De l'Imagination comme cause du progrès scientifique 216

    1re Lettre au docteur V★★★ . . . . *id.*
    2e   *idem.*   238

Mémoire sur l'emploi des feuilles de plomb dans le pansement des plaies et ulcères en voie de cicatrisation 258

Galerie médicale 303
    Ire *série.*— CORVISART . . . . *id.*
                  HALLÉ 320
                  BOYER 334
                  CHAUSSIER 347
                  BOURDOIS DE LA MOTTE 362
                  PORTAL 377
                  DUPUYTREN 394

Les deux Médecins 415
    Ier *Dialogue.* — LA SCIENCE . . . . *id.*
    IIe   id.   LA PROFESSION 462

FIN DE LA TABLE DU PREMIER VOLUME.